Desafios do

Corpo Pilates®

Dados Internacionais de Catalogação na Publicação (CIP)
(Câmara Brasileira do Livro, SP, Brasil)

Siler, Brooke
Desafios do corpo Pilates : na academia, em casa e no dia a dia / Brooke Siler ; tradução Angela Santos. — São Paulo : Summus, 2009.

Título original: Your ultimate pilates body challenge : at the gym, on the mat, and on the move.
ISBN 978-85-323-0520-6

1. Exercícios físicos 2. Pilates - Método 3. Saúde - Promoção I. Título.

09-1867 CDD-613.71

Índice para catálogo sistemático:

1. Pilates : Exercícios físicos : Promoção da saúde 613.71

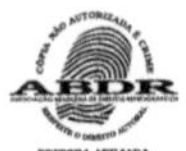

Desafios do

Corpo Pilates®

na academia, em casa e no dia a dia

Brooke Siler

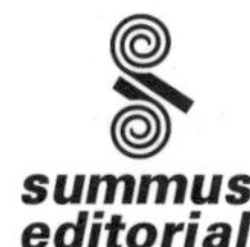
summus editorial

Do original em língua inglesa
YOUR ULTIMATE PILATES BODY CHALLENGE
At the gym, on the mat, and on the move

Editora executiva: **Soraia Bini Cury**
Editoras assistentes: **Andressa Bezerra e Bibiana Leme**
Tradução: **Angela Santos**
Capa: **Acqua Estúdio Gráfico, com base no layout original**
Diagramação: **Acqua Estúdio Gráfico**

Como qualquer prática física, os exercícios de Pilates devem ser acompanhados por um profissional do método. Para ter acesso à lista de professores credenciados, visite o site www.pilates-studio.com.

Summus Editorial
Departamento editorial:
Rua Itapicuru, 613 – 7º andar
05006-000 – São Paulo – SP
Fone: (11) 3872-3322
Fax: (11) 3872-7476
http://www.summus.com.br
e-mail: summus@summus.com.br

Atendimento ao consumidor:
Summus Editorial
Fone: (11) 3865-9890

Vendas por atacado:
Fone: (11) 3873-8638
Fax: (11) 3873-7085
e-mail: vendas@summus.com.br

Impresso no Brasil

Dedico este livro aos meus rapazes do mágico 24 de fevereiro,

MEVIN E SEBASTIAN.

Que diferença um dia faz.

Agradecimentos

Obrigada a minha agente mulher-maravilha, Debra Goldstein; a Frances "Tubarão" Jones, por seu discernimento na hora de escrever; ao talento das minhas assessoras de imprensa da Sarah Hall Productions (e a abelha-rainha Sarah em especial); a Marc Royce, cujo talento rivaliza com o dos mestres e humilha os santos.

Agradeço a Katy Robins por sua maravilhosa produção de moda; à aficionada em beleza Claudia Pedala; à inquebrantável ilustradora Meredith Hamilton; a minha editora, Trish Medved.

Agradeço especialmente às modelos: Hallee Altman, Meredith Sheppard, Marie Gruss-Sherr e Chris Cady.

Agradeço a Beth Boyd, Tedd Drattell e à equipe re:AB® por tocarem o estúdio durante a minha ausência. É ótimo trabalhar com vocês, e sem vocês este livro não existiria. Obrigada!

Também gostaria de agradecer às seguintes empresas por terem cedido roupas e acessórios: Capezio, Danskin, Fit Couture, Marika, PANYC, Kara Janx @ 30 Van Dam e Shiva Shakti.

Por último mas não menos importante, agradeço às famílias Katz, Schlachter e Siler por me acolherem. Amo vocês.

Agradeço a minha segunda família, os Lieber, por seu amor incondicional, pelo apoio e pela generosidade.

Obrigada a Delia, por sua paciência, fé e enorme dedicação.

E obrigada a minha mãe, por sua coragem, seu estilo, seu espírito e seu enorme coração. Eu a amo, admiro e valorizo muito.

A tradutora agradece a preciosa colaboração de Bergson Queiroz e Gilberto Cará.

Sumário

Prefácio

Joseph Pilates (1880-1967) foi um homem visionário, criador de um método de trabalho corporal que ele próprio considerava muitas décadas à frente do seu tempo, para o qual previa uma divulgação universal. Hoje podemos constatar que estava correto. O método Pilates está presente no Brasil em muitos lugares, como centros de condicionamento físico e de ginásticas posturais, escolas de dança, consultórios terapêuticos e centros científicos de pesquisa universitária.

A pesquisa científica baseada no método Pilates pode ser também encontrada em locais tão diversos como Canadá, Turquia e Hong Kong. O fato de o método criado por Joseph Pilates poder se combinar, se transformar e se atualizar em contato com as variadas técnicas corporais e com a pesquisa científica atual testemunha a importância e a vitalidade do seu ensinamento.

Brooke Siler, que já nos mostrou no seu livro *O corpo Pilates* a visão tradicional do método, na parte de exercícios originalmente feitos no solo, executados sem o auxílio de equipamentos, agora amplia os horizontes e revela novos caminhos e desafios. A autora apresenta tanto exercícios de tradição – criados por Joseph Pilates para que fossem praticados com os equipamentos de sua invenção, sendo posteriormente traduzidos por ele próprio e por seus discípulos diretos em exercícios no solo – como também aqueles derivados da sua experiência como instrutora de Pilates em contato com as atuais práticas de condicionamento físico.

Aspectos fundamentais do Pilates, como o controle do "centro de força", localizado no tronco, e o exercício feito com a prática simultânea do fortalecimento e do alongamento, são combinados por Brooke Siler com o trabalho aeróbico e rotinas de treinamento físico baseadas no "treinamento intervalado", potencializando os resultados tanto do método Pilates como do condicionamento físico rotineiramente praticado em academias.

É importante lembrar que novas combinações de exercícios e métodos de trabalho corporal podem trazer grandes benefícios e renovar nossa saúde física, mas também nos proporcionam novos desafios, que são enfrentados com maior sucesso quando contamos com o auxílio e a supervisão de especialistas da interface entre saúde e exercícios de condicionamento físico.

Bergson Queiroz

Certificado no método Pilates (The Pilates Guild, Nova York), fisioterapeuta e mestrando em Ciências da Reabilitação pela Faculdade de Medicina da Universidade de São Paulo (FMUSP)

Bem-vindos aos Desafios do Corpo Pilates!

Como muitos sabem, o Pilates é um desses maravilhosos fenômenos que surgiram nestes últimos anos, na consciência coletiva, como uma "nova tendência". Poucas pessoas se dão conta, no entanto, de que o Pilates traz consigo quase cem anos de história.

Criado por Joseph H. Pilates para fortalecer seu corpo frágil e doentio, o método foi posteriormente adaptado de modo a incluir equipamentos específicos que pudessem ajudar pessoas incapazes de suportar seu próprio peso corporal. Foi introduzido em Nova York nos anos 1920 como o segredo por trás do alongamento, fortalecimento e reabilitação de bailarinos, acrobatas, artistas, e então desapareceu por algumas décadas, permanecendo conhecido apenas por uma pequena população interessada em condicionamento físico. Hoje, esse grupo inclui indivíduos que buscam aumentar seus músculos e torná-los mais fortes e maleáveis, estimulados pela mídia, ou pessoas acometidas por alguma deficiência.

Sofisticado ou simplificado, no cerne do movimento Pilates da atualidade ainda bate o coração do Pilates de outrora. Concebido para utilizar a arte e a ciência do controle muscular – o que Joseph Pilates denominava de *Contrologia* – com a finalidade de ajudar na obtenção de um corpo com uma boa aparência, que permita que a pessoa se sinta bem e que se sustente por toda uma vida, o Pilates não tem idade, cor ou sexo; uma vez incorporado ao seu subconsciente, reúne o prazer do movimento à eficiência do trabalho corporal mais desafiador.

> Estes exercícios, quando corretamente executados e dominados, a ponto de passarem a fazer parte das reações inconscientes, transmitirão graça e equilíbrio às atividades rotineiras. Os exercícios de Contrologia

> construem um corpo forte e uma mente saudável, capazes de realizar as tarefas do dia a dia com facilidade e perfeição. Também garantem grande reserva de energia para esportes, atividades recreativas e situações de emergência. (*Return to life through contrology*, Joseph H. Pilates e William John Miller. Nova York: J.J. Augustin, 1945, p. 14.)

Muitos de vocês podem ser velhos amigos, leitores de *O corpo Pilates*; outros, espero, são novos amigos, que abriram este livro na expectativa de aumentar sua consciência corporal e seu potencial físico. Finalmente, que sejam bem-vindos os leitores que ainda não estão em forma ou que estiveram um dia e agora, de alguma maneira, misteriosamente, sentem-se como se estivessem vivendo no corpo de outra pessoa; eu sei bem o que isso quer dizer. Enquanto escrevia este livro, tive um bebê e de repente me senti na pele de meus alunos. Assim, ao escrever e reescrever, ler e reler a filosofia deste texto, também vivenciava novamente esse trabalho partindo do solo.

Comecei a escrever *Desafios do corpo Pilates* antes de engravidar. Por quê? Porque observei uma tendência alarmante. Todo dia recebia clientes que realizavam um bom trabalho e, então, deixavam de lado a postura básica e o alinhamento obtidos antes mesmo de chegarem à calçada. Comecei a pesquisar e encontrei um problema duplo: os clientes limitavam-se ao trabalho realizado nas sessões e não aplicavam o que aprendiam no estúdio ao se levantarem do chão. Ao se levantarem do chão? Sim, porque o Pilates é mais do que os exercícios realizados no estúdio. Trata-se de responsabilidade pessoal, cuidado pessoal ativo, sentir-se bem ao movimentar-se no dia a dia e ao longo da vida. Mais do que uma série de movimentos, trata-se de uma filosofia e um estado mental. Se seu cérebro não estiver ativo, empenhado, trabalhando, independentemente de quão boa for a aparência, você nunca se sentirá tão bem quanto possível. Sem uma mente consciente, seu corpo é como uma peça de um equipamento sem manual de instruções. Utilizável, mas frequentemente um mistério.

Como dizia, entendi essa sensação de mistério! Depois de ter meu bebê, descobri que, apesar de ter estado fisicamente em forma, meu corpo tornou-se um mistério. Apesar de intelectualmente saber a partir de onde deveria me erguer e quais músculos empregar, as linhas de comunicação entre meu cérebro e meu corpo pareciam ter sido desconectadas. Precisava ler novamente o manual de instruções. Assim, *Desafios do corpo Pilates* tornou-se esse manual. Este texto o convida a dar uma olhada para valer em seu corpo, indo além das aparências. Você consegue determinar por que atingiu o ponto máximo em seu trabalho corporal? Por que sempre acaba com dor no joelho? Por que sente seu pescoço tenso no fim do dia?

Meu objetivo é que você continue a se mover, se divertir e ser eficiente enquanto faz o que tem de ser feito. Como mãe, aprendi algo: tempo é essencial; é preciso obter mais em menos tempo. *Desafios do corpo Pilates* está repleto de novas rotinas e formas de levar o que você aprendeu no estúdio para o mundo exterior. O Circuito Pilates-Cardioconsciência é para a academia; o Trabalho Invisível e o Pilates, para aqueles voltados ao esporte.

As pessoas necessitam que o seu programa de condicionamento físico ofereça três coisas:

- força;
- flexibilidade;
- condicionamento cardiovascular.

O Pilates proporciona os três! No entanto, frequentemente é encarado como um sistema específico para bailarinos, para quem precisa de reabilitação ou quer meditar.

Escrevi *Desafios do corpo Pilates* para provar que isso não é verdade e mudar a percepção de que o Pilates se limita a uma área exterior ao cotidiano ou ao trabalho corporal diário. Como muitos de vocês, tenho múltiplas tarefas no dia a dia, e quando me sinto pronta para desenvolver um trabalho corporal, este não pode ser tão complicado a ponto de me desanimar, tão aborrecido a ponto de não me desafiar ou tão ineficaz a ponto de desperdiçar meu tempo. Com esses princípios em mente, reuni os blocos que compõem este livro de modo que possam ser organizados e reestruturados de acordo com a forma que melhor se adaptar às suas necessidades.

Com os princípios aqui descritos, aqueles que estiverem apenas começando encontrarão um trabalho seguro, desafiador e eficiente; aqueles que se sentem aborrecidos com sua rotina poderão aplicar uma nova energia e novos propósitos à antiga prática. Desafios intervalados foram incluídos para aprimorar o trabalho cardiovascular, ajudando a queimar mais calorias e dissolver gordura.

Vou ensiná-lo a utilizar os princípios do Pilates na academia, para transformar uma antiga rotina de trabalho por meio da utilização mais *eficiente* do tempo, queimando gordura e aumentando a massa muscular. Chega de passar horas nos mesmos aparelhos, fazendo sempre os mesmos exercícios.

Como uma viciada em ginástica assumida, fui levada a criar o Circuito Pilates-Cardioconsciência. De posse das informações contidas em *Desafios do corpo Pilates*, você estará apto a completar um Circuito Pilates-Consciente na academia, utilizando uma variedade de equipamentos para queimar mais calorias em menos tempo. Terminado o circuito, você pode conseguir praticar o Pilates no solo por mais dez ou vinte minutos, enquanto seu coração ainda estiver na faixa de batimentos adequada. Rápido, divertido e muito desafiador, o Circuito Pilates-Cardioconsciência é um trabalho consciente que o envolve mental e fisicamente.

Para os aficionados do Pilates no solo, este livro é ideal pois está cheio de novos movimentos com metáforas visuais e verbais, dicas para progredir ou modificar o trabalho de solo e quatro fantásticos programas corporais específicos. Juntando abdominais, alongamento corporal, postura perfeita e flexibilidade temos um programa que alia a diversão aos desafios necessários para atingir seus principais objetivos, proporcionando, ao mesmo tempo, um trabalho corporal completo.

Atletas e adeptos do esporte ganharão mais perspicácia em sua prática esportiva com base nas informações contidas no capítulo sobre esportes. Neste, tomei princípios do método Pilates e os apliquei a quatro esportes muito apreciados: tênis, golfe, esqui e *snowboarding*. Ao incorporar essas informações você dará maior consistência e eficiência à sua prática esportiva. Todo grande atleta deve combinar arte e técnica, forma e função. O Pilates está impregnado da arte e ciência do movimento corporal, assim como de sua fisiologia, e algumas importantes dicas visuais ou de posicionamento podem fazer a diferença entre o bom e o ótimo. Seja qual for o esporte de sua escolha, as linhas gerais desse capítulo podem ser úteis.

Mas e quanto aos dias nos quais não é possível ir à academia, à quadra ou à pista? Em *Desafios do corpo Pilates*, o meu Trabalho Invisível servirá para mantê-lo equilibrado e tonificado ao longo do dia utilizando simples movimentos Pilates-conscientes que podem ser realizados em qualquer lugar. Seja com uma bolsa ou um peso, uma criança ou um equipamento da academia, o Trabalho Invisível o ensinará a usar o mundo ao redor como uma ferramenta para melhorar sua forma física.

O Trabalho Invisível o ajudará a incorporar princípios básicos do Pilates nas atividades da vida diária, fazendo do mundo sua academia. Antes do nascimento do meu filho, tinha a pretensão de que recuperaria minha forma com pequeno ou nenhum esforço. Minha prática em relação ao Pilates me serviu incrivelmente bem ao longo de toda a gravidez, e não havia razão alguma para

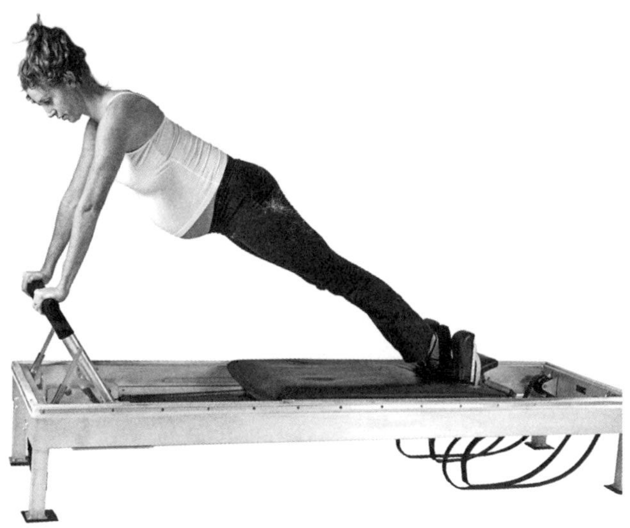

duvidar de uma recuperação miraculosa. Que duro despertar tive ao descobrir que meu corpo tinha um plano diferente. Sou grata por ter tido a chance de escrever *Desafios do corpo Pilates* durante esse período. Todos os movimentos e atividades em minha vida diária tornaram-se uma nova oportunidade para reconquistar minha força e o controle sobre meu corpo. Embora às vezes parecessem pequenos passos, ajudaram muito.

O Trabalho Invisível requer que se aprenda a aplicar os fundamentos do Pilates nas situações da vida real, desde tirar o lixo até realizar uma boa partida. Qual será o resultado desse aprendizado? A capacidade de trabalhar naturalmente o corpo ao longo do dia em vez de realizar uma ou duas horas de trabalho ineficiente na academia, dia sim, dia não. Tornar-se observador, treinar o corpo de dentro para fora, começar a confiar nos músculos mais profundos ao sentar e ficar em pé e caminhar adequadamente são itens que não só significam carregar e erguer, mas também correr, patinar, nadar... Todas as suas atividades preferidas começam a fluir de maneira fácil e eficiente. Uma das formas que tenho de saber que o trabalho que desenvolvo com os clientes está compensando se baseia nas observações feitas, sobre como come-

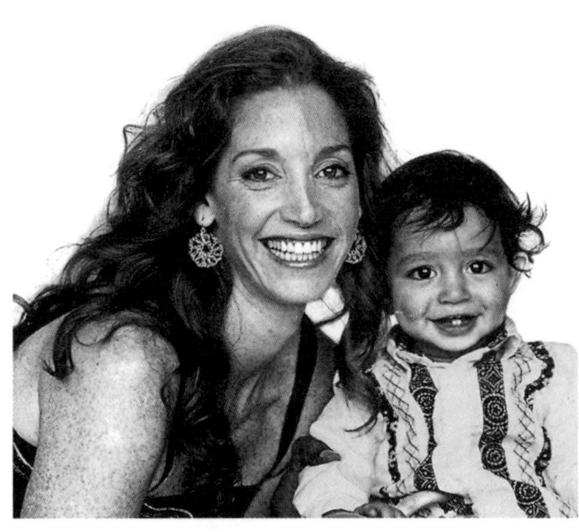

çaram a sentar, ficar em pé ou correr de forma diferente, com consciência, e quanto isso faz que se sintam melhor ao longo do dia. Esse fato indica que começaram a se dar conta de que condicionamento físico não é simplesmente mais um acessório para o trabalho corporal – o condicionamento tornou-se uma necessidade primordial, uma forma de ser ao movimentar-se no mundo. No que isso se traduz? Quilos indo embora. Por quê? Porque incorporar esses princípios nas atividades cotidianas significa trabalhar o corpo constantemente de forma inteligente. Trabalho constante exige mais músculos. Adquirir mais músculos leva à queima de mais calorias. Tudo isso eleva seu metabolismo e o torna mais tonificado e bem torneado.

Algo que descobri ser muito útil nesse processo é a utilização das *metaformas*: imagens visuais, ou metáforas, que o relembrarão de sua melhor forma corporal. Por essa razão o livro está cheio de sugestões de visualização que farão de seu cérebro seu melhor treinador. Pense em seu cérebro como um músculo, o mais forte que você possui.

Também incluí desafios em cada capítulo para ajudar a manter cérebro e corpo envolvidos à medida que você for progredindo. Alguns conseguirão superá-los imediatamente, outros logo chegarão lá – o desafio é sempre diferente, depende de cada um.

Desafios do corpo Pilates elimina a necessidade de desculpar-se porque sua forma física não está como você gostaria. Queima etapas para o iniciante e propõe desafios para o praticante. Não é aborrecedor porque sua concepção multifacetada pretende misturar e combinar exercícios para todas as situações. Este livro o ajudará a tornar seu trabalho corporal eficiente, interessante e inovador, eventualmente produzindo o efeito desejado.

Vamos lá?

O homem, o método, o movimento

O homem

Antes de começarmos, gostaria de dizer algumas palavras sobre o homem Joseph Pilates, que tanto fez para influenciar a vida de tanta gente.

Joseph H. Pilates nasceu na Alemanha em 1880. Criança doentia, teve asma, febre reumática e raquitismo. Seu pai era ginasta e a mãe naturopata, o que permitiu que seu destino não fosse a doença. Começou estudando anatomia, nos livros e na vida – passava horas escondido na mata para observar o movimento dos animais. Também estudou ioga e meditação zen. Com cerca de 14 anos, havia desenvolvido seu físico a tal ponto que servia de modelo para desenhos de anatomia. Prosseguiu nesse caminho até tornar-se ginasta e boxeador.

Durante a Primeira Guerra Mundial, foi detido na Inglaterra. Enquanto trabalhava como atendente em um hospital, observou que os pacientes se recuperavam mais rapidamente quando realizavam exercícios. Como muitos estavam bastante fracos, inventou uma série de exercícios auxiliados pelas molas das camas. Essa é a origem de um de seus equipamentos mais famosos, o *cadillac*. Com o tempo, chegou a uma série de quinhentos exercícios. Denominou-a "Contrologia" e definiu-a como a "coordenação completa do corpo, mente e espírito". Os exercícios focalizam o desenvolvimento da porção central, estabilizando músculos do abdome, ou a "casa de força", o que libera o resto do corpo e proporciona maior flexibilidade e mobilidade – assegurando que tudo funcione da melhor maneira.

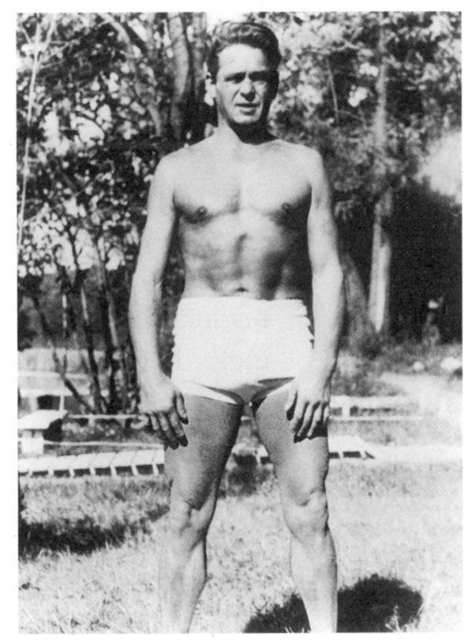

O método

Nos últimos anos, as "modas" na área do condicionamento físico deixaram-nos carentes de algo com poder duradouro. Enquanto outras tendências em condicionamento carecem de longevidade, o Pilates tem sido praticado há quase um século. Joseph Pilates desenvolveu seu método no início do século XX, o qual hoje progride mais forte do que nunca. Por quê? Por basear-se em sólida metodologia fisiológica, não em quimeras. Este capítulo desenvolverá alguns princípios do método que dão suporte ao desafio Pilates em curso.

Assumindo responsabilidades: Pilates acreditava na ideia de que temos uma responsabilidade pessoal em relação à nossa saúde que vai além de uma hora de exercício físico. Incorporar os princípios do Pilates em todas as áreas da vida leva a consciência do condicionamento a outro nível e, consequentemente, permite que tudo que façamos contribua para nosso bem-estar e autoestima. Fora do estúdio, ou não, realizando o Trabalho Invisível, você ainda pode fazer mais: Há alguma pesquisa sobre saúde que você gostaria de fazer? Hábitos alimentares que gostaria de adotar? Uma aula de condicionamento que gostaria de experimentar? A responsabilidade por sua saúde começa por você.

Sua mente é um músculo! O conceito por trás dos desafios e da Metaforma: Segundo Pilates, é tão importante que a mente esteja acionada quanto a casa de força. Em outras palavras: mente *e* corpo, e não mente *ou* corpo. Pilates aprendeu com tudo e todos ao seu redor. Por exemplo, uma das ordens de Pilates era observar o modo como os animais se movimentam: a economia de movimentos, a aparente falta de esforço, o controle corporal total, a capacidade de não se machucar. Eu os desafio a fazer o mesmo: o que podemos aprender considerando a inteligência inata dos animais? Desafios semelhantes aparecem nas seções especiais "Desafio" ao longo do livro, que são concebidas para levar seu trabalho mental e físico para o próximo nível. Também empreguei uma forma infalível para tornar o trabalho mais divertido, aumentando sua eficiência, por meio de meu sistema de visualização criativa, com o uso das metaformas.

Meu método: Metaformas

Usar a imaginação é um poder que todos possuímos, apesar de exercê-lo tão pouco. Descobri que quando utilizo metáforas visuais para tornar mais clara a essência dos exercícios, o corpo dos clientes ajusta-se mais rapidamente a uma forma fisiológica adequada. Daí o conceito de Metaforma.

Filha de pais incrivelmente intuitivos, com um pai que me ensinou a "pensar de forma quente" nos dias mais frios, eu estava destinada a utilizar a criatividade em minha prática do Pilates. Meu irmão mais velho, Todd Siler, levou o pensamento criativo ao seu grau máximo desenvolvendo todo um sistema educacional tendo as metáforas como tema central (www.thinklikeagenius.com). Todd empregou a metá*fora*, e eu quero agora formalmente apresentar a meta*forma*: o uso mental da metáfora visual e verbal para incitar o corpo a conseguir a forma adequada.

Pela utilização das metáforas visuais, seu corpo responderá mais rápido à tarefa solicitada. Se eu pedir que "utilize a contração dos músculos abdominais para estabilizar a coluna" ao realizar um exercício, é provável que você esteja perfeitamente apto a fazê-lo. No entanto, se eu pedir que "imagine um corpete apertado em torno de sua cintura segurando o seu centro", há chance de que você não apenas empregue mais músculos para criar a sensação que imaginou, como também utilize os músculos de forma adequada. Isso inevitavelmente possibilita a utilização mais eficiente e efetiva de seu tempo de trabalho.

Sei que muitos de vocês devem agora estar se perguntando: "E se eu não for uma pessoa criativa ou imaginativa?" Você logo será. Providenciei centenas de referências visuais e verbais para que você se inicie nessa prática. Lembre-se: quanto mais exercitar sua imaginação, melhor ela será.

Mais não é melhor, melhor é melhor: Pilates acreditava em trabalhar de forma mais inteligente, e não apenas por mais tempo. Como dizia: "Nunca faça dez quilos de esforço para um movimento que só exija cinco". Esse é o mesmo princípio por trás das rotinas do Circuito Pilates-Cardioconsciência e do trabalho no solo.

Todos já ouvimos pessoas vangloriando-se de quanto tempo passam na esteira ou subindo degraus intermináveis que não levam a lugar nenhum. Com o Circuito Pilates-Cardioconsciência – por existir um movimento consciente desde o início –, não há necessidade de um esforço tão grande. Você queima mais calorias em menos tempo, o que significa que pode substituir a ginástica por um jantar sem culpa, seguido de uma ida ao cinema, enquanto outros ainda estarão pedalando.

Empregando a casa de força para alongar, fortalecer e aliviar a dor: Pilates acreditava em treinar o corpo para movimentar-se com graça e eficiência o tempo todo. Com essa finalidade, o segredo do Pilates é, e sempre foi, a casa de força – o que na linguagem de hoje se tornou conhecido como o seu "centro". Antigamente, enquanto homens como Charles Atlas defendiam um fortalecimento do centro pelo espessamento e pela compressão dessa região para resguardar a lombar, Joseph Pilates reconhecia que os órgãos internos acomodados nessa área eram comprometidos.

> [Manter-se encurvado] prejudica o equilíbrio do corpo, resultando em desarranjo de vários órgãos, incluindo ossos e músculos, assim como nervos, vasos sanguíneos e glândulas [...]. A manutenção adequada da coluna vertebral é o único meio natural de prevenção contra obesidade abdominal, respiração curta, asma, pressão alta ou baixa e várias moléstias cardíacas. (*Your health: a corrective system of exercising that revolutionizes the entire field of physical education.* Nova York: C. J. O'Brien, 1934.)

Com o fortalecimento desses músculos do centro/casa de força e a utilização dessa força para alongar os músculos vizinhos, muitas coisas são obtidas: postura melhor por meio de fortalecimento e estabilização dos músculos da coluna; digestão e *circulação* melhores devidas às novas distâncias e ao espaço entre os órgãos internos; a linha da cintura se afina; e, sendo ou não seu objetivo perder peso, suas roupas começarão a ficar largas na região central. Resumindo, contrair seus músculos abdominais, movimentando-os para dentro e para cima em direção à coluna, servirá para produzir um novo estado de consciência interior, e qualquer coisa que fique aquém disso o fará sentir-se desconfortável, cansado ou desalinhado. Você aprenderá a utilizar os pulmões para respirar lateralmente, de forma a não perturbar as fundações seguras de sua casa de força em funcionamento. Apesar de agora isso parecer apenas uma esperança, em breve parecerá tão natural quanto respirar. Ao contrair simultaneamente os músculos abdominais ao mesmo tempo que alonga a coluna, cria-se uma sólida base para suportar o peso do corpo durante as tarefas do dia. Ao utilizarmos o centro de força não desperdiçamos energia, eliminando, assim, de uma só vez, movimentos ineficientes ou perigosos e uma barriga flácida.

O movimento

Pilates referia-se a seu próprio método como a Arte da Contrologia: o estudo e a ciência do movimento controlado. Independentemente da atividade, alguns elementos semelhantes sempre estão em jogo – estabilidade/mobilidade, resistência/oposição, força de alavanca, articulação, balanceamento. Familiarizar-se com isso e com os oito princípios norteadores de *Desafios do corpo Pilates* fará que, seja qual for a atividade que estiver praticando, você aplique os princípios potencializadores do exercício do Pilates. Eles constituem o fundamento sobre o qual o método se apoia.

OS OITO PRINCÍPIOS NORTEADORES DE *DESAFIOS DO CORPO PILATES*

Concentração: O corpo trabalha mediante ordens mentais; por isso, preste atenção nos movimentos que realiza e na forma com que seus músculos respondem a essa atenção.

Controle: O verdadeiro controle muscular significa não apresentar movimentos descuidados ou ao acaso.

Centro: Há um grande número de grupos musculares que compõem nosso centro – abdominais, lombares, dos quadris e nádegas –, denominados casa de força no método Pilates. Toda a energia para os movimentos do Pilates parte da casa de força e é irradiada para as extremidades.

Precisão: Ignorar qualquer detalhe de um movimento específico é perder o valor intrínseco do exercício. Por isso, prefira concentrar-se em um movimento único, preciso e perfeito a focar-se em vários movimentos sem interesse.

Respiração: Ao empregar inspirações e expirações profundas, você estará expelindo ar viciado e gases nocivos das profundezas de seus pulmões e enchendo o corpo com ar fresco para energizar e revitalizar seu sistema.

Fluidez: Movimentos dinâmicos e energéticos substituem movimentos isolados, estáticos ou espasmódicos de outras técnicas. Devem-se enfatizar a graça e a economia de movimentos, e não a velocidade; finalmente, os movimentos devem ser tão fluidos como um longo passo ou uma valsa.

Imaginação: O corpo segue o desejo da mente; por isso, devem-se utilizar metáforas verbais e visuais para criar objetivos conscientes, aumentando a eficiência e os resultados.

Intuição: Ouça seu corpo! Ele sabe muito.

Estabilidade/mobilidade

Pode-se dizer que, em essência, algo se move enquanto algo mais permanece no lugar. Imagine uma porta articulada por meio de molas, como a da geladeira ou do forno. Quando você abre essa porta, a geladeira permanece parada; é estabilizada por seu peso. Essa estabilização permite a mobilidade da porta. Se a geladeira inteira se movimentasse ao se tentar abrir a porta, você nunca conseguiria alcançar os restos do jantar! O corpo trabalha de forma semelhante – isto é, quanto mais eficiente você for ao tentar estabilizar uma parte do corpo, mais eficientemente a parte móvel trabalhará para atingir o objetivo.

O *double straight leg stretch* é um bom exemplo desse conceito. O objetivo desse exercício é estabilizar o tronco, por meio da casa de força, permitindo que as pernas se movam livremente nas articulações dos quadris. Na realidade, é a ação de estabilização do tronco que aciona os músculos apropriados da casa de força, diminuindo a necessidade de acionar os músculos das pernas. A maioria das pessoas, ao observar esse exercício, pode pensar que seu objetivo é trabalhar as pernas, visto que os músculos dessa região estão em ação, movendo o segmento. Mas o que faz o Pilates tão eficiente é o resultado do que você não vê trabalhando: as regiões superior, média e inferior do dorso, os abdominais, glúteos e mesmo boa parte do pescoço e braços, ajudando a contrabalançar o peso das pernas enquanto elas se abaixam. Essa é a razão pela qual, desde que corretamente realizados, os exercícios Pilates trabalham todos os músculos do corpo, da ponta dos dedos das mãos à ponta dos dedos dos pés.

Resistência/oposição

Resistência e oposição são possivelmente os elementos mais importantes para conseguir o comprimento, a força e o alongamento potenciais do corpo Pilates. Trata-se da força de um corpo ao agir em oposição à pressão de outra força.

Imagine-se alongando um estilingue. Isso só será possível se os dois extremos do elástico estiverem sendo puxados. Em outras palavras, se você puxar uma extremidade enquanto a outra não estiver atada a um ponto estável, não haverá estiramento, o elástico apenas será deslocado pelo espaço. O corpo trabalha de forma semelhante – isto é, se você puxar duas de suas partes, uma para longe da outra, sentirá o alongamento. Para esclarecer essa questão, pode-se afirmar que quanto mais resistência for criada com os músculos sendo puxados em dois sentidos opostos, mais alongamento se consegue e mais os músculos trabalham.

Tome como exemplo o *roll up*, que cria resistência e oposição. Sabemos que, ao avançar as mãos em direção aos dedos dos pés, cria-se automaticamente um alongamento. O que talvez você não saiba é que a resistência criada a partir da casa de força aumenta o alongamento e fortalece os músculos ao mesmo tempo. Por exemplo, ao imaginar-se sendo puxado para trás a partir do centro do corpo enquanto tenta alongar-se para a frente, em vez de apenas suspender-se sobre suas coxas, você se alongará mais e acionará mais músculos.

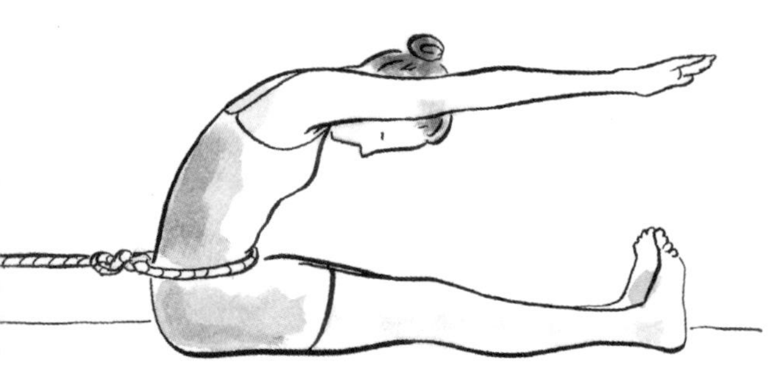

O *biceps curls*, na página 79, é um bom exemplo de como criar resistência com uma faixa elástica. Sabemos que o ato de pisar em um extremo da faixa enquanto o outro é puxado cria automaticamente uma resistência. O que talvez você não saiba é que, se imaginar uma resistência ao abaixar a faixa, o músculo se alonga enquanto trabalha. É claro que, se simplesmente parar de puxá-la para cima, a faixa retornará para a posição inicial, mas isso não requer nenhum trabalho de sua parte – isso não é Pilates.

Dê um passo à frente, aprenda a criar resistência onde ela não existe. Isto é, remova a faixa, mas crie a mesma força de resistência, como se ela estivesse ali. Frequentemente digo aos clientes que seus músculos não sabem a diferença entre um peso de cinco quilos e uma resistência imaginária de cinco quilos. Os músculos reagirão ao que sua imaginação impuser. O uso dessa ferramenta criativa durante os exercícios possibilitará a extensão e o alongamento dos músculos, o que requer o domínio da mente sobre o corpo.

Força de alavanca

Duas forças que agem paralelamente e em sentidos opostos criam a força de alavanca. Imagine-se puxando as extremidades do osso de frango em forma de forquilha. A tensão criada manifesta-se no centro da forquilha. Agora, aplique isso ao seu corpo sendo puxado por forças paralelas em sentidos opostos, como no exercício chamado *teaser III*, quando você está retornando para o colchonete a partir da posição de V e simultaneamente alongando-se ao máximo.

Se você simplesmente se deitar, trabalhará um pouco os abdominais, mas se criar uma força de alavanca ao estender braços e pernas para lados opostos e imaginar que está sendo puxado, acionará todos os músculos vizinhos assim como aumentará o comprimento da cintura. Como é improvável que você seja submetido a duas forças que o tracionem em sentidos opostos, é necessário que crie essa sensação usando a imaginação.

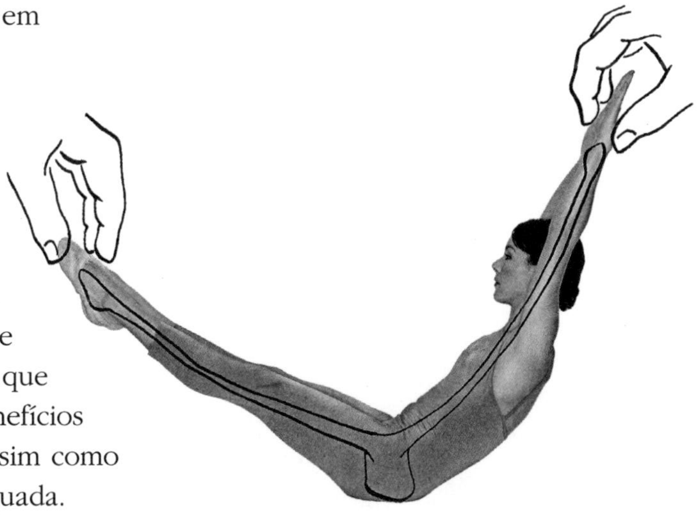

O exercício de respiração da página 158 também é um bom exemplo de criação de força de alavanca: a resistência que se deve criar com os braços que descem é proporcional à força com a qual se elevam os quadris. Se os braços se abaixam sem trabalhar como uma alavanca que eleva os quadris, você perderá todos os benefícios relacionados de tonificação dos braços, assim como o controle integral da posição Pilates adequada.

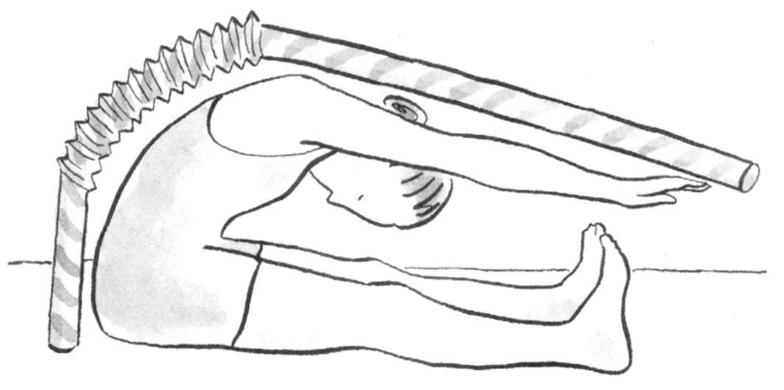

Articulação

Articulação é a junção de partes isoladas de tal forma que o movimento se torna possível.

Um ótimo exemplo, que gosto muito de citar, é o *spine stretch forward*. Imaginar a coluna como um canudo flexível é um meio quase perfeito para visualizar a articulação de maneira a criar um exercício mais eficiente. Embora no *spine stretch forward* seja possível articular a coluna simplesmente inclinando-se para a frente, o que estamos buscando é abrir o maior espaço possível entre as vértebras – cada articulação do canudo flexível –, alongando os músculos da coluna e criando espaço para que os órgãos se acomodem. Para conseguir isso é necessário acionar os músculos da casa de força e imaginar-se elevando-se e ficando acima de uma grande bola, ou qualquer outra coisa que o permita sentir a extensão de sua coluna. A partir dessa posição, tente rolar a cabeça para baixo, em direção ao colchonete, sem perder a noção da distância ou do espaço entre as vértebras.

Não apenas esse procedimento é mais desafiador como também você descobrirá que usar cada articulação de forma adequada possibilitará mais resistência e oposição, resultando em um indivíduo mais alongado, esbelto e flexível.

Balanceamento

Balanceamento é o estado de equilíbrio entre forças iguais e opostas. Vamos voltar à palavra *oposição* e verificar como pode ser aplicada em exercícios que requeiram balanceamento. Apesar de o balanceamento ser necessário para os atos, que são vistos como simples, de andar e sentar, desde a primeira infância considera-se que essas ações estão sob controle porque nas atividades diárias raramente esse balanceamento é ameaçado. No Pilates, os exercícios colocam em dúvida a noção de que o balanceamento é algo fácil. Nos exercícios clássicos de solo, tais como *rolling like a ball*, *open leg rocker* e *seal*,

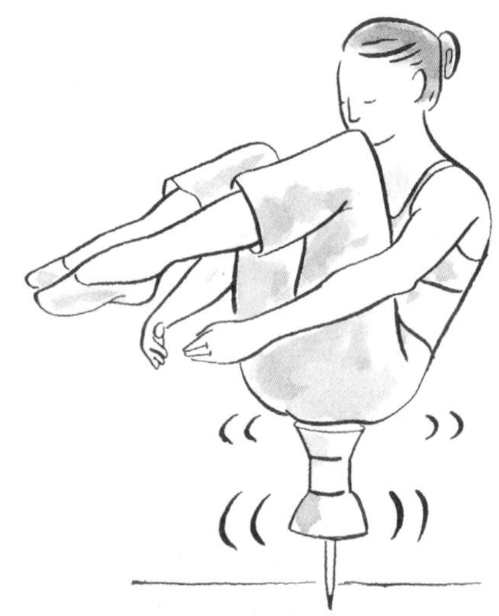

espera-se que você controle os músculos necessários ao balanceamento. Vamos tomar como exemplo o novo desafio da série abdominal I* (página 126), indo um pouco mais além. Enquanto estiver sentado, firmando-se sobre a região do cóccix, imagine a superfície na qual você se apoia reduzida à cabeça de uma tachinha e sinta o controle que a casa de força deve exercer para assegurar que o peso de outra parte de seu corpo não o desequilibre de seu assento. Você perceberá estar puxando a casa de força em oposição a muitos músculos de uma só vez, de forma a conseguir atingir o estado de balanceamento. Após algumas repetições concentradas, você terá uma nova consciência sensorial ao ficar em pé!

Você novo em folha

Juntar todos esses elementos pode levar a uma mudança fenomenal em seu corpo – e não apenas uma mudança que se pode sentir, mas que se pode mostrar! Joseph Pilates foi uma das primeiras pessoas a realizar "estudos de resultados". Fotografava os clientes no início do trabalho e algumas semanas depois para mostrar os efeitos. Hoje, fotos de "antes e depois" são características de toda revista de beleza, mas na época de Pilates representavam uma noção revolucionária.

No re:AB Pilates, meu estúdio em Nova York, prometemos ao cliente um corpo novo após trinta sessões. Isso é possível? É. E também vale para você. Se você se comprometer a seguir uma rotina de exercícios envolvendo corpo, mente e espírito durante trinta sessões, garanto que obterá uma foto no final que o fará orgulhar-se de si mesmo.

* No original, *stomach massage I.* [N.T.]

Seu corpo surpreendente:

manual do proprietário

Como quase todos sabem, ao configurarmos um equipamento de DVD ou telefone celular, é muito útil termos ideia de como uma máquina funciona, de forma a conhecermos todas as opções sob nosso comando. Ainda assim, quando se trata de nosso corpo – a peça com mais alta tecnologia que possuímos –, raramente dedicamos maior atenção à sua forma de funcionar. Para muitos de nós isso levou à resignada conclusão de que não é possível mudar a imagem corporal que nos desgosta ou curar as dores crônicas que nos afligem. Nada disso! Creio que a principal razão para tal apatia é o fato de sermos levados à passividade, aceitando a sabedoria e as fórmulas dos chamados *experts*, em vez de haver um encorajamento para nos transformarmos em nossos próprios *experts*. Este capítulo o desafia a começar pensar sobre como trabalhar de dentro para fora, tornando-se um *expert* em relação ao seu próprio corpo.

A análise dos esquemas anatômicos apresentados nas páginas 30 e 33 tem uma importante função. A Universidade de Chicago realizou um estudo alguns anos atrás sobre o poder da visualização. Um grupo principal foi dividido em três. O primeiro subgrupo foi levado à quadra de basquete e solicitou-se que realizasse lances livres todos os dias, durante uma hora, por um mês. O segundo subgrupo visualizou lances livres durante uma hora, diariamente, por um mês. O terceiro – grupo de controle – não fez nada. Ao final do mês, a média de cestas do grupo de controle não havia mudado; a média do grupo que trabalhara fisicamente os lançamentos melhorou 14%, e o grupo que havia apenas visualizado os lances melhorou 13%. Em outras palavras, estar apto a visualizar onde as coisas estão e como funcionam pode realmente ajudar a dominar os músculos internos do centro e entender a casa de força do Pilates.

Ao fazermos determinadas perguntas – Por que sempre acabo tendo dores lombares? Como posso melhorar minha postura? Como obter mais energia para o dia a dia? – será iniciado o processo da descoberta dos movimentos que levarão a uma mudança corporal.

Espelho, espelho meu

Neste segmento vamos dar uma olhada em seu estado de saúde e seus hábitos posturais. Observei que muitos clientes têm dificuldade em realizar uma avaliação de seu corpo diante do espelho, mas essa é a melhor forma de iniciar um programa de condicionamento. Com essas informações, você pode progredir tendo em vista aquelas áreas nas quais gostaria de se concentrar.

Olhe com meus olhos

Ao vir me ver, o cliente, sem saber, começa seu trabalho ao passar pela porta. Minha primeira inspiração vem da leitura de sua postura corporal em seu estado "natural" e da procura por algo que pareça desequilibrado. Esses desequilíbrios podem contribuir para quase todas as indisposições crônicas, incluindo a ideia puramente estética de que "alguns itens podem ter saído do lugar durante o voo", ou seja, de que após algum tempo certas partes do corpo já não estão mais onde deveriam estar.

Pergunto aos clientes muitas coisas para conseguir um melhor entendimento de seu corpo. Perguntar a si mesmo tais coisas – conferindo no espelho se suas respostas são verdadeiras – é algo que pode começar a lançar luz sobre os locais onde seu alinhamento talvez esteja inadequado.

Depois de ter uma ideia do que deve ser trabalhado em seu corpo, você estará mais apto a reconhecer como as linhas puras e a postura perfeita fazem a diferença. A partir de então estará preparado para adaptar o trabalho de cada desafio às demandas individuais de seu corpo.

Verifique tudo que se refere ao que você vê no espelho ou sabe ser verdade sobre seu corpo durante um dia típico:

- ❑ Em geral fica em pé com o peso em uma só perna? Direita ou esquerda?
- ❑ Em geral fica em pé com o peso deslocado para um dos quadris? Direito ou esquerdo?
- ❑ Tem os joelhos em X ou em arco?
- ❑ Bloqueia ou hiperestende os joelhos quando em pé?
- ❑ Desloca-se para fora ou para dentro em relação aos pés? (Para responder a essa questão confira os saltos dos sapatos para ver se estão mais gastos de um lado do que do outro.)
- ❑ Seus ombros enrolam-se para a frente?

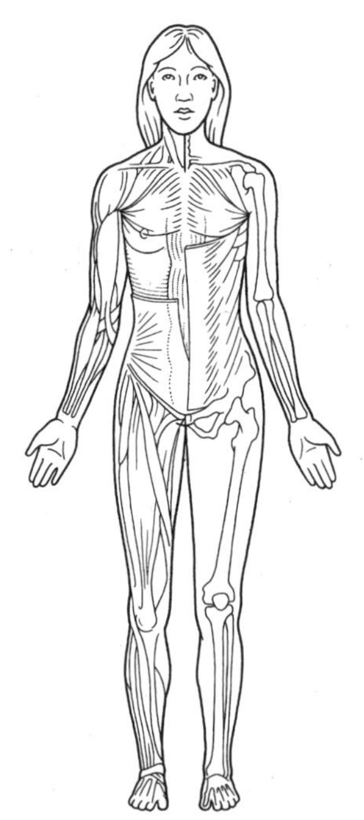

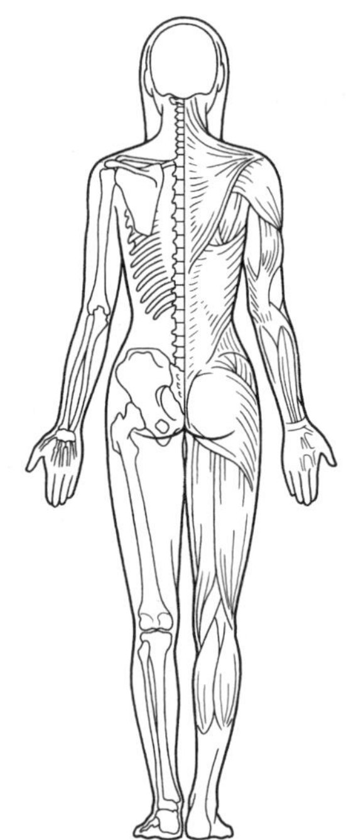

- ❑ Seu peito é elevado ou afundado?
- ❑ Um ombro parece mais elevado que o outro?
- ❑ Sua cabeça habitualmente pende para algum sentido? Para a direita ou esquerda? Para a frente ou para trás?
- ❑ Suas costas são arredondadas? Na região superior, média ou inferior?
- ❑ Suas costas ficam arqueadas quando você está em pé? Em cima ou embaixo?
- ❑ Sua barriga é proeminente?

Você se endireita ou se corrige ao realizar essas avaliações? Se assim for, estará um passo à frente no caminho para tornar-se seu melhor professor.

Se tiver dificuldade para saber o que é correto ou incorreto em seu alinhamento ou quais hábitos posturais e respiratórios são saudáveis, as figuras anatômicas apresentadas e os exercícios respiratórios e referentes à casa de força* que se seguem trarão mais informações.

A arquitetura do corpo

Chegamos ao mundo com todo o necessário para que a nossa "máquina" funcione perfeitamente. No entanto, à medida que envelhecemos, diferentes há-

* Exercícios abdominais. [N.T.]

bitos levam alguns músculos a retraírem-se e outros enfraquecerem, tirando nossos ossos de seu alinhamento. Isso pode causar diversos males, desde epicondilite a dores lombares ou artrite, que podem ocorrer quando o corpo se encontra sem equilíbrio estrutural, causando desgaste precoce de algumas articulações. Essas ilustrações têm a função de possibilitar a visualização rápida de pontos de referência da elegância e eficiência de nossas bases estruturais.

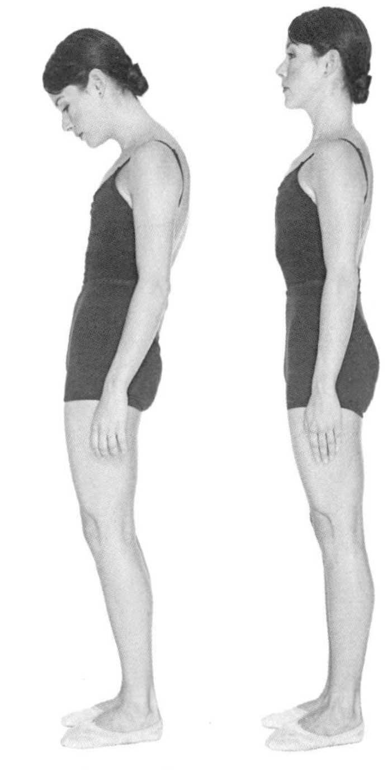

errado certo

As muitas vantagens da postura perfeita

Além de fazê-lo parecer mais alto, mais magro e permitir que suas roupas se ajustem melhor, a boa postura é a chave para o alinhamento muscular e articular e, por consequência, para um corpo saudável. Quando nos encurvamos, além de sairmos de um equilíbrio natural, comprimimos os órgãos internos, resultando em digestão lenta, o que por sua vez acarreta problemas que vão desde a pele sem viço ao estômago protuberante e ganho de peso. Como podemos começar a perceber onde estamos errando? Seu corpo está compensando algo? Está contraído? Torcido? Verifique essas ilustrações e olhe-se no espelho, pergunte a um amigo, faça comparações.

As muitas vantagens de respirar melhor

Ouvir que você precisa aprender a respirar corretamente é um pouco como ouvir que precisa aprender a andar corretamente... Algo misterioso, ou até irritante. De qualquer forma, fato é que muitos não maximizam o potencial criado por uma respiração mais adequada – isso realmente pode melhorar a resistência e eliminar incríveis quantidades de toxinas do organismo.

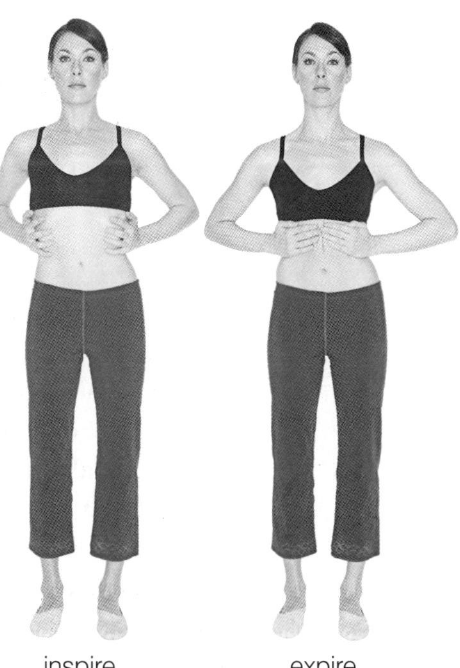

inspire expire

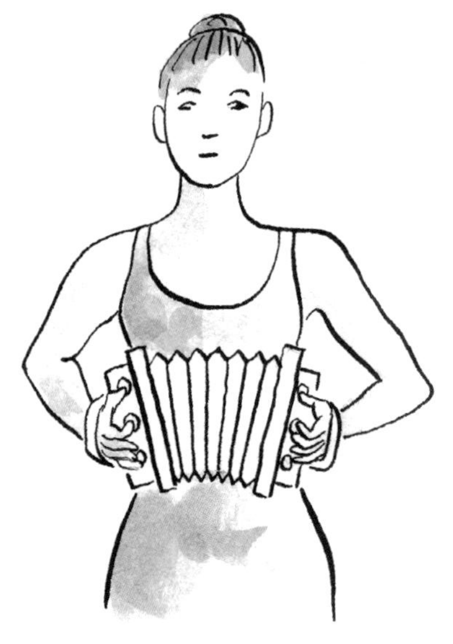

O que pode ser observado ao se começar a respirar corretamente é que, além de sermos capazes de nos exercitarmos por mais tempo e com maior vigor, trabalhar a caixa torácica até que atinja sua máxima capacidade significa não mais confiar aos músculos do pescoço e ombros a tarefa que os pulmões e costelas não conseguiam realizar. Eles podem relaxar e voltar a fazer seu próprio trabalho. O outro valor adicionado a essa equação é a melhoria da circulação, o que resultará em uma pele mais suave, melhor digestão, menos queixas de saúde.

Assim, como se deve respirar? Bem, embora a caixa torácica seja uma espécie de gaiola, é melhor pensarmos nela como um fole, e não como uma cela de prisão. Em outras palavras, dentro dela há muito potencial para flexibilidade e movimento.

Comece visualizando a caixa torácica como um acordeão. A cada inspiração, imagine que o acordeão está se expandindo; a cada expiração, imagine que o acordeão está se fechando.

Em seguida – e esse é um momento muito importante –, concentre-se em aumentar a duração da expiração, de forma que ela seja duas ou três vezes mais longa que a inspiração. Por quê? Bem, existe uma falsa concepção de que uma melhor respiração se inicia pela captura de mais ar. Na realidade, ela se inicia pela maior expulsão de ar dos pulmões. Quanto mais você expirar, mais seu corpo *terá* de inspirar. Embora tudo isso pareça muita coisa para ser assimilada de uma vez, tudo ficará mais fácil com a prática. O mais importante a se reter é que, haja o que houver, você deve continuar respirando!

Nota: Os exercícios do Pilates não podem ser feitos com nenhum outro tipo de respiração que não seja o do acordeão, visto que é necessário acionar os músculos abdominais ao longo de todo o trabalho para assegurar o fortalecimento da região lombar e uma cintura alongada. A "respiração diafragmática na barriga" da ioga e meditação não se aplica durante os exercícios do Pilates. De forma alguma você deve permitir que os músculos abdominais se expandam com a respiração. Isso requer prática, mas é um elemento indispensável do sistema Pilates. (Contaram-me que Joseph Pilates, usando seu inglês com sotaque alemão, pedia aos clientes que "puxassem o estômago para dentro e para cima". Particularmente, executo esse movimento abdominal "para dentro e para cima" sempre que preciso de um estímulo durante o dia.)

A todo-poderosa casa de força

Já que estou pedindo a vocês que comecem trabalhar de dentro para fora, por que não dar uma espiada no que se encontra por lá? Não estou pedindo que aprendam a identificar os músculos e órgãos pelo nome, pois acho que isso não tem nenhum significado em relação ao que você sente ou como seu próprio corpo se move; trata-se simplesmente de uma referência visual familiar e pessoal da todo-poderosa casa de força. Observe o tamanho dos músculos da casa de força e as direções para as quais estão orientados. Você pode relembrar essa referência visual quando estiver se exercitando, de forma a obter mais alongamento e maior vigor das contrações durante o trabalho de fortalecimento.

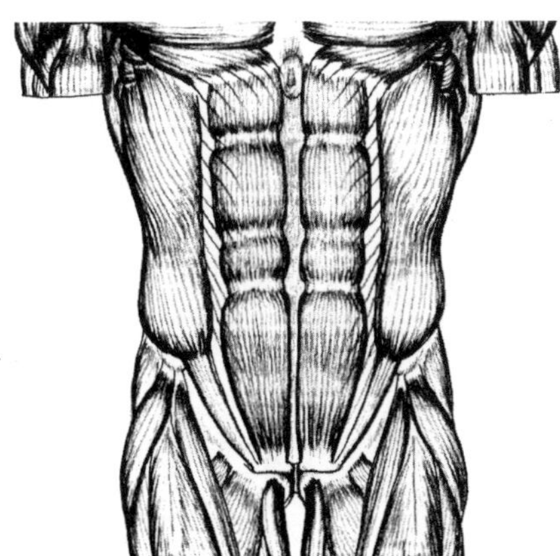

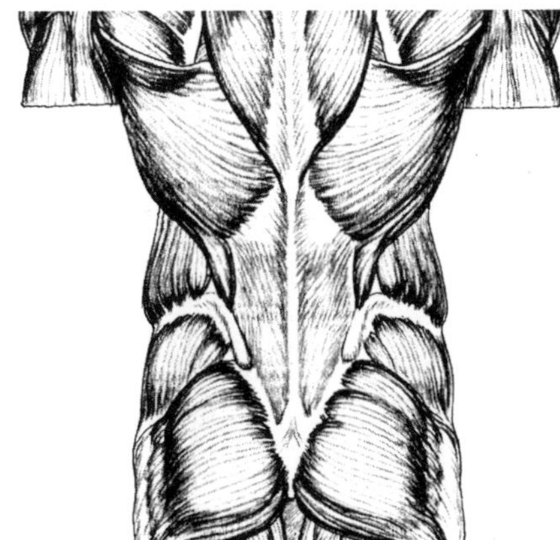

Entrando em contato com a todo-poderosa casa de força

Agora que você tem uma melhor ideia sobre as peculiaridades e qualidades de seu próprio corpo – e pode visualizar a localização e o correto alinhamento de seu esqueleto e da casa de força –, faça a seguinte visualização/exercício com a finalidade de entrar em contato com esses músculos centrais:

1. Sente-se na beirada da cadeira e pressione de maneira firme e uniforme os pés contra o chão, deixando os calcanhares diretamente sob os joelhos.
2. Jogue o corpo levemente para a frente, mantendo a coluna ereta, dos quadris até o topo da cabeça, e contraia as nádegas com força.

3. Eleve a linha da cintura como se estivesse sendo alçado por asas, separando as costelas dos quadris.
4. *Imagine o topo da cabeça sendo pressionado contra o teto e uma régua colocada entre as últimas costelas e a região superior dos ossos dos quadris.*
5. Com essa imagem de elevação cada vez maior em mente, puxe a barriga para dentro e para cima, como se estivesse preenchendo as costas com os músculos da frente.
6. Tente aproximar os dois lados da região inferior das costelas sem enrolar os ombros.

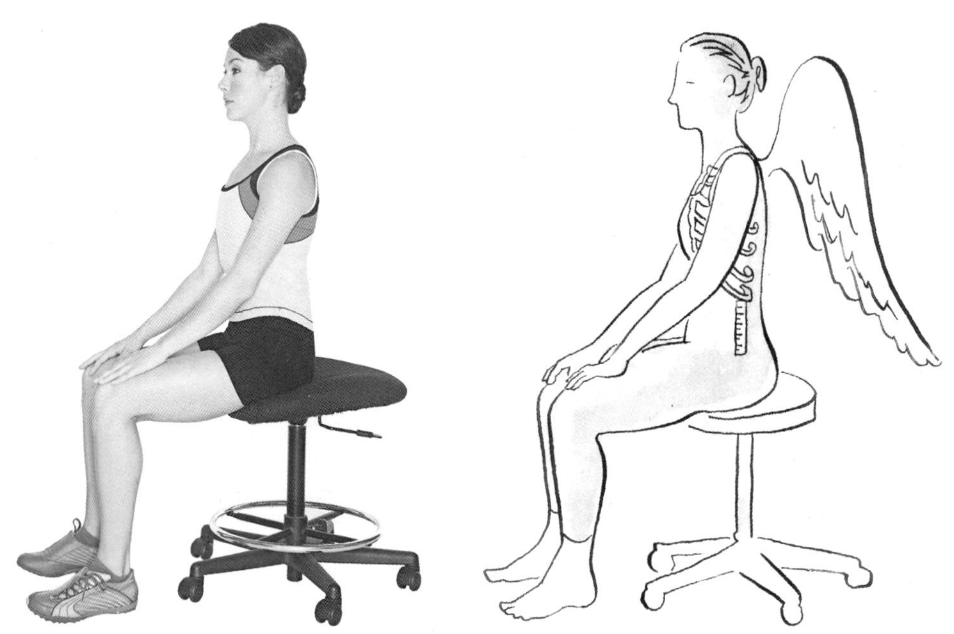

desafio: Mantenha-se desse modo e pratique o "acordeão", respirando sem sair da posição perfeita.

Aplicando os princípios do Pilates a situações especiais

Todo cliente eventualmente cancela consultas devido a dores, moléstias ou mal-estar geral. É claro que ouvir seu corpo e respeitar as mensagens que ele lhe envia é uma das conversações mais importantes que se pode ter. Mas o que fazer quando você tem aparentemente a mesma conversa inúmeras vezes (o que ocorre com frequência) sem nunca conseguir chegar a uma resolução? Nesse caso, minha sugestão é parar e recomeçar. Há alguma outra forma de abordar a atividade ou a situação? Este segmento fala das queixas mais comuns sobre saúde e como a aplicação dos princípios do Pilates pode aliviar ou melhorar essas questões.

Muitas de nossas dores crônicas provêm de hábitos posturais inadequados. Isso pode parecer simplista, mas é fato. Os desbalanceamentos causados pela não utilização da casa de força e pelas compensações subsequentes feitas por músculos vizinhos resultam em músculos e articulações rígidos, doloridos e sobrecarregados. Precisamos começar a pensar em nossos músculos como um time – nenhum movimento ocorre sem a participação de todos, especialmente do capitão: a casa de força.

Precisamos apreender os "movimentos iguais e opostos", de forma que possamos desfazer o que fizemos. Para começo de conversa, precisamos perguntar a nós mesmos: "Qual a causa da dor?" Será pelas longas horas em posição incorreta, sentada ou em pé, no trabalho? Pelo alinhamento inadequado durante os exercícios? Pelo colchão com superfície irregular? Que movimentos parecem ser bons e aliviam a dor? Que movimentos não parecem tão bons? Uma vez conhecidas as causas dos problemas, você pode começar a trabalhar para corrigi-las.

Princípios relativos a dores no pescoço e nos ombros

Há vários fatores que contribuem para a dor no pescoço e nos ombros. Entre eles estão os efeitos da retração dos músculos das costas irradiada para cima. Se essa for uma queixa frequente em sua vida, os princípios a seguir podem promover algum alívio.

orientação

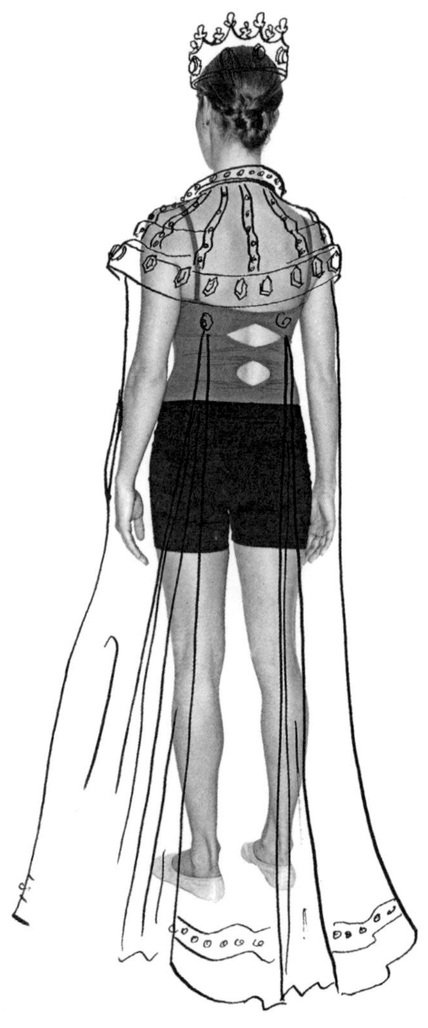

- Mantenha os ombros para baixo e para trás, longe das orelhas, o tempo todo. Isso alongará os músculos do pescoço e acionará os músculos superiores e laterais do corpo.

precaução

- Não tente aliviar a tensão "estalando" o pescoço ou utilizando movimentos bruscos para "relaxar".

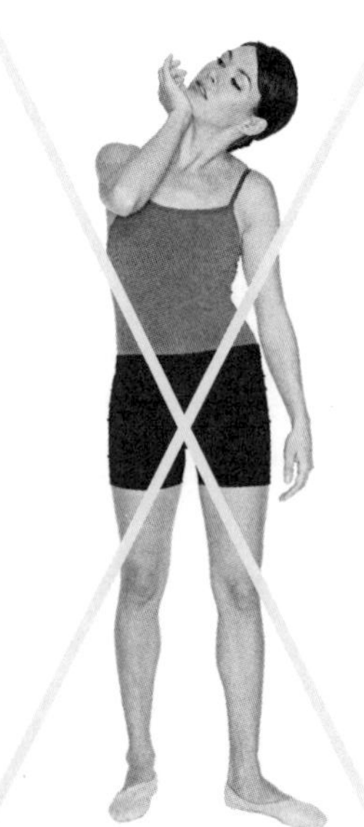

imagine: O peso de um manto real incrustado de pedras preciosas pressionando seus ombros para baixo. Em oposição, leve a coroa sobre sua cabeça para cima, aproximando-a do teto, alongando o pescoço.

Princípios relativos a dores lombares

A maioria das dores lombares resulta de postura inadequada na posição em pé, sentada e mesmo deitada. Uma das primeiras coisas que observo em um cliente é se os músculos abdominais e a casa de força se encontram acionados. Acioná-los não apenas alivia a dor no momento, mas também promove uma ação isométrica que fortalece esses músculos tão importantes, contribuindo para o alívio de dores futuras.

orientação

- Permaneça com a cintura alongada, evitando pressionar a coluna lombar.

precaução

- Não bloqueie os joelhos enquanto estiver em pé ou exercitando-se, visto que isso resulta em muita pressão sobre a coluna espinhal.

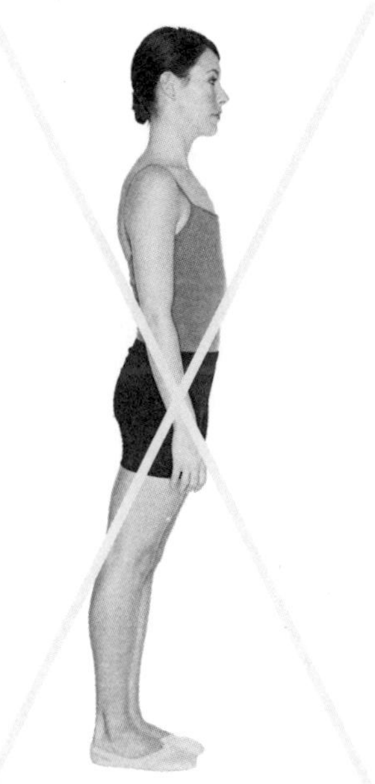

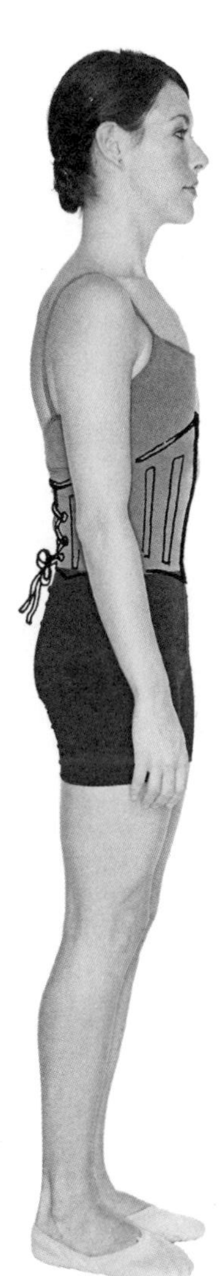

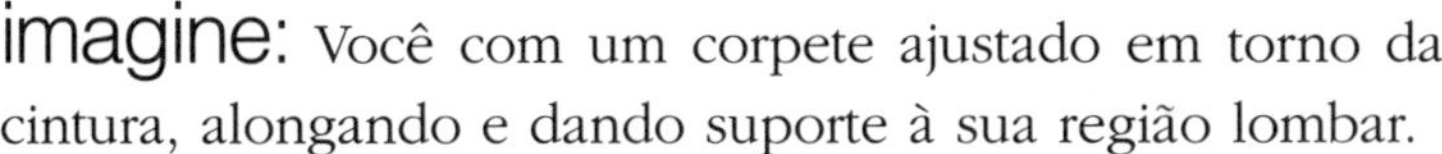

imagine: Você com um corpete ajustado em torno da cintura, alongando e dando suporte à sua região lombar.

Princípios relativos à dor nos joelhos

A maioria das dores nos joelhos resulta de alinhamento inadequado entre perna e tornozelo. Essas dores podem ser aliviadas por meio do fortalecimento dos músculos dos quadris, coxas e nádegas.

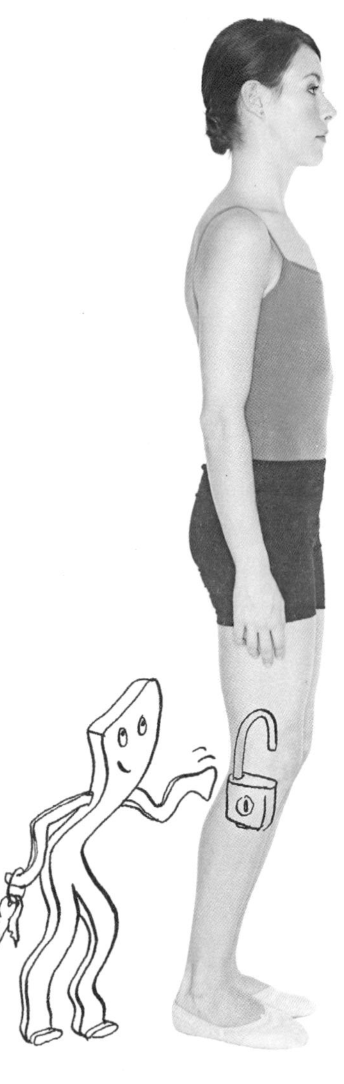

orientação

- Mantenha os joelhos "soltos" (nem dobrados, nem bloqueados quando em extensão), para aliviar a pressão nas articulações e acionar os músculos das nádegas.

precaução

- Não desloque seu peso para dentro ou para fora em relação aos pés. Isso causa desgaste e rupturas nas articulações porque a maior parte do peso se concentra em uma só região do joelho.

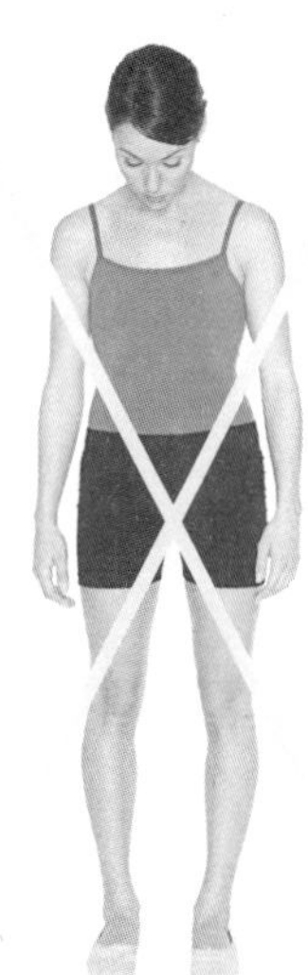

imagine: Você sendo gentilmente empurrado atrás dos joelhos, para lembrá-lo que deve mantê-los livres e desbloqueados o tempo todo. Lembre-se também de que todos os movimentos das pernas devem originar-se em cima, na casa de força, e que a perna é uma continuação dos músculos que a compõem.

Princípios relativos a um sistema preguiçoso

Há ocasiões em que você acorda sem energia. Quando isso acontecer, os movimentos a seguir o ajudarão a reconquistar a energia necessária para começar o dia.

orientação

- Contrações suaves da casa de força ajudarão a digestão e a circulação.

precaução

- Não encurve a coluna lombar, tornando a barriga protuberante e o intestino comprimido.

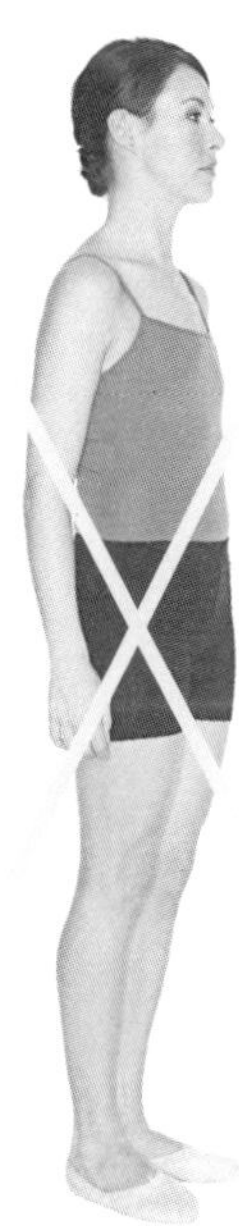

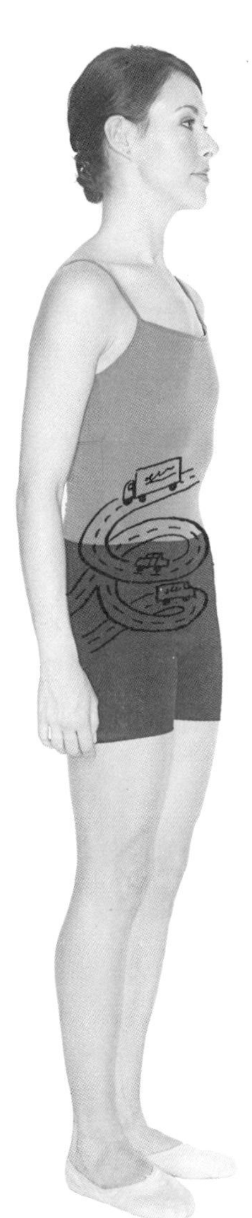

imagine: Seu intestino como se fosse uma rodovia na qual os carros devem mover-se livremente. Encurvar-se impede o fluxo do tráfego.

Princípios relativos à redução do estresse

O que veio primeiro: o ovo ou a galinha? O estresse em geral é resultado de retração muscular, e músculos retraídos estressam o corpo. O oxigênio é uma ferramenta vital para o relaxamento muscular e a diminuição dos dolorimentos. Lembre-se de concentrar-se mais na expiração do que na inspiração.

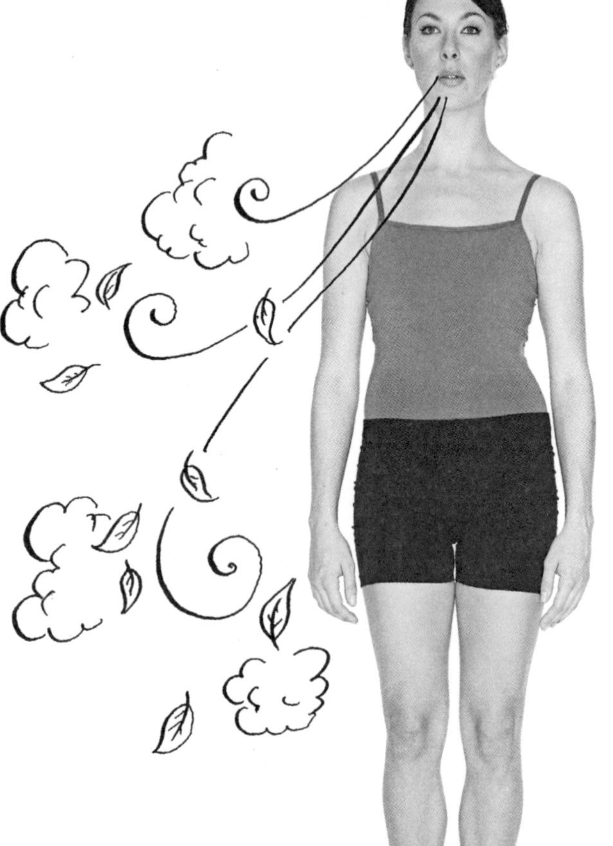

orientação

- Certifique-se de estar enchendo e esvaziando completamente seus pulmões a cada respiração. Isso o ajudará a expelir toxinas.

precaução

- Não segure a respiração. Se sentir que não está realmente respirando, ou respirando de maneira errada, tente detectar que região do corpo está mais tensa. Então, inspire e expire profundamente, concentrando-se naquela região durante a expiração.

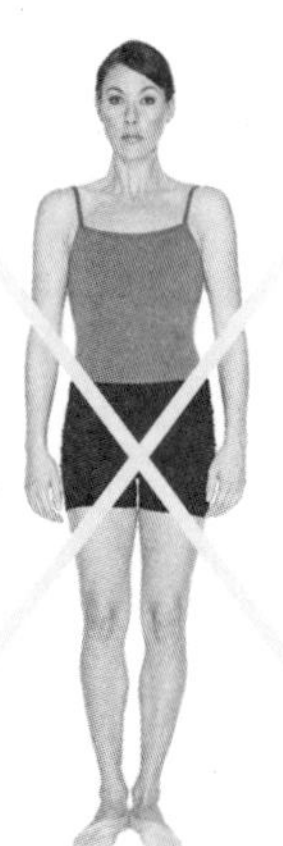

imagine: Ser capaz de soprar o estresse para fora de seu corpo, assim como uma grande lufada de vento pode soprar folhas levando a uma rajada de atividades.

desafio

Faça um balanço de suas atuais questões relacionadas à saúde. Você consegue identificar a origem de seu desconforto? Considere sua situação em especial e os princípios que podem ser aplicados ao seu estilo de vida e/ou trabalhos corporais de forma a tirar benefícios dos exercícios. É possível empregar algumas das modificações aqui apresentadas para aliviar seus sintomas?

O Circuito Pilates-Cardioconsciência:

Mais poderoso e necessário que os seus supertênis

"Brooke, não importa o que eu faça, não consigo perder esses últimos quilos." Minha nova cliente, Sarah, chegou ao limite em seu programa de ginástica e, frustrada, procurou meu estúdio, o re:AB. O que posso fazer para ajudá-la a trabalhar de forma diferente? Muitas coisas. O que isso significará para ela? Significará não apenas conseguir perder esses últimos quilos, mas também perder menos tempo e energia empenhando-se física e mentalmente naquilo que considero como "exercícios para cobaias".

Tenho certeza de que não sou a única a ter visto pessoas cujos resultados dos exercícios corporais assustam, não apenas pela forma em que se encontram, mas também pelo fato de parecerem estar com muita dor. Pelo alinhamento que apresentam, podemos afirmar que se não têm dores durante o trabalho vão senti-las ao terminarem. Vocês sabem de quem estou falando: homens andando pesadamente em suas esteiras, fazendo que a garantia de seus joelhos diminua em vários anos; mulheres encurvadas sobre os equipamentos de *step*, inclinando-se com tanta força sobre os apoios de mão que parecem estar apoiadas em um andador; pessoas grunhindo ao treinar com halteres cada vez mais pesados, ou garotas em aulas de musculação olhando para o relógio e não para o professor. Sempre estão lá, e parecem de fato estar trabalhando duro. Você pode estar se perguntando: "Isso não é uma coisa boa?"

Sim, trabalhar duro é bom, mas trabalhar com inteligência é melhor.

Voltemos a Sarah. No primeiro dia, coloquei-a na esteira e pedi que me mostrasse como normalmente se exercitava. Conforme suspeitei, sua marcha era pesada, ofegante e tensa. Pedi que modificasse várias coisas: que alongasse os passos, mantivesse o olhar estável, visualizasse o topo da cabeça tocando o teto. Seguindo essas dicas visuais, ela logo conseguiu se movimentar tão ativamente quanto antes, mas sem nenhum ruído, eu quase não conseguia ouvir seus passos! Apesar disso, o suor escorria por sua face, seu alinhamento estava impecável e sua mente tão envolvida quanto seus músculos abdominais. Ela estava trabalhando de forma mais árdua e inteligente. *Além disso*, ela estava queimando mais calorias por minuto – pois exercitar mais músculos queima mais calorias. Trabalhando a partir do centro, ela não só fortalecia sua tão importante casa de força, mas também queimava mais combustível no mesmo período – algo que você também pode fazer.

O treino intervalado – com variação de intensidade durante o exercício – tem sido há muito tempo elogiado pela indústria do condicionamento físico por sua capacidade de diminuir em 20% a duração do exercício físico necessário, ao mesmo tempo queimando mais calorias e treinando o coração de forma mais eficiente. Por quê? Porque o treino intervalado requer um trabalho aeróbico e anaeróbico. Durante o período aeróbico, o coração bombeia o sangue para longe de si, usando o oxigênio. O período anaeróbico corresponde ao momento em que você está levantando peso, correndo ou pulando – desafiando os músculos a ir mais além, utilizando uma queima concentrada de oxigênio. Em seguida, você volta para o aeróbico, quando seus pulmões podem saldar a "dívida de oxigênio" (o oxigênio necessário para retornar a um estado pré-exercício).

O desfecho? Queima ou excesso de consumo de oxigênio pós-exercício*, o que leva a um gasto calórico aumentado até 24 horas após o fim do treino. Em outras palavras, adeus à gordura e boas-vindas aos músculos! E não esqueça que seu coração e capilares fortalecidos podem agora, de forma mais efetiva, oxigenar seu corpo e eliminar toxinas.

Ao circular entre equipamentos e incluir pesos, faixas elásticas e trabalho no solo, você cria um circuito que condicionará seu corpo de forma efetiva e eficiente.

Os capítulos seguintes incluem notas sobre como utilizar equipamentos, pesos e faixas elásticas e como desenvolver uma rotina pessoal de exercícios no solo que podem compor um programa de exercícios mais completo, esteja você em casa ou na academia. Foram acrescentados, também, alguns desafios, para transformar este livro na ferramenta mais atualizada na área de condicionamento corporal.

Não faça algo a mais - faça apenas o que voce é capaz de fazer melhor! Antes de começarmos a percorrer os vários equipamentos e rotinas ilustrados neste livro, gostaria de dedicar um minuto para destacar o que todos esses pontos têm em comum. Você deve encarar todas essas observações como itens não negociáveis, tão inexoráveis quanto a gravidade. Fazem parte do que quer que seja que você estiver fazendo, não importando se você está descendo a rua ou andando na esteira. Apesar de a prática desses itens não negociáveis ser difícil de início, com o tempo passa a ser automática.

* Em inglês, EPOC (*excess postexercise oxygen consumption*). Pesquisas ainda continuam a ser feitas para verificar se o aumento do consumo calórico no período pós-exercício, mensurado pelo EPOC, encontrado em atletas de alto rendimento também poderia servir para o controle de peso da população em geral. [N.T.]

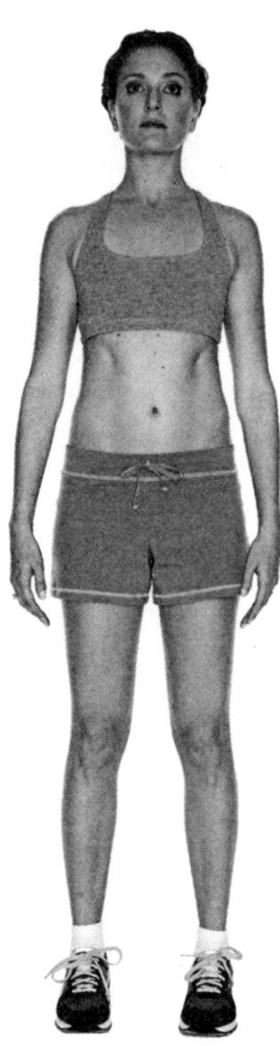

Os itens não negociáveis

Sua casa de força deve estar sempre acionada: "para dentro e para cima". Iniciar sem considerar esse item é como começar a dirigir sem pisar no acelerador. Pode ser que você consiga rodar durante um tempo, mas com certeza vai encontrar problemas mais adiante.

Seu peito sempre deve estar elevado. Isso não só é o melhor para sua coluna como também o é para o sistema circulatório. Se estiver encurvado, não conseguirá respirar utilizando sua plena capacidade. Mantenha-se ereto, respire profundamente.

Sua coluna deve estar reta, de sua base até o topo da cabeça. Arredondar as costas e encurvar os ombros causa muita pressão sobre as vértebras. Manter a coluna reta é como desfazer os nós de uma mangueira. Isso faz a energia fluir livremente pelo corpo.

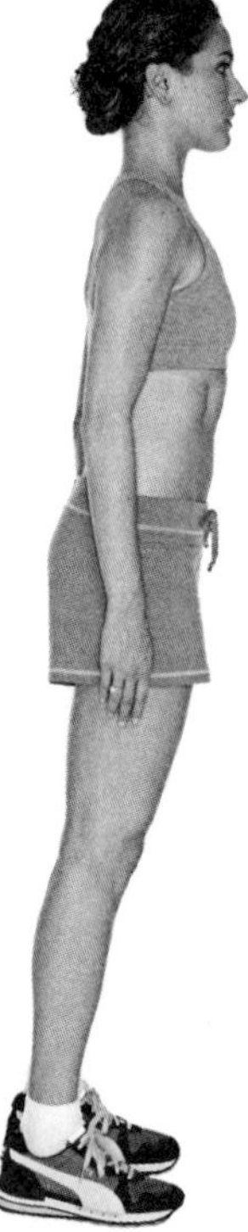

Seu olhar sempre deve estar estável, com o topo da cabeça sempre elevado. Além de ser um importante componente para que a coluna seja mantida reta, a concentração mental necessária para que isso ocorra contribui para o exercício físico. Como acontece com tantas outras coisas, você vai para onde olha. Olhar para baixo causará queda de energia. Olhar ao redor levará a pensamentos dispersos. Assistir à televisão ou ler o manterá afastado de seu próprio corpo.

Treine sua mente para que possa percorrer seu corpo de forma criativa enquanto se movimenta, cuidando para que cada região esteja na posição perfeita, agindo como o treinador de seu time de músculos. Agora, com sua casa de força acionada, o peito elevado, a coluna reta e os olhos focados no objetivo, vamos à academia.

desafio

Observe a posição das pessoas que se exercitam em torno de você na academia. Alguém tem uma postura invejável? Que posição assume enquanto se exercita? Há quem pareça um pouco perdido? O que você pode aprender com seus erros? E as pessoas que parecem máquinas, exercitando-se como se assim o fizessem desde a aurora dos tempos? Que dicas você poderia lhes dar para que melhorassem seu árduo trabalho?

Na academia

Você já observou atletas profissionais em ação? Sua posição precisa, concentração nos movimentos? Esse controle é o que diferencia o que eles fazem profissionalmente do que você faz na academia. E por que eles trabalham tão bem e tão arduamente? Eles têm objetivos em mente – seja acrescentar um giro a um salto, seja diminuir um décimo de segundo nos cem metros. Têm o desejo de ganhar e são levados a ser os melhores – mesmo que se trate de sua definição pessoal de "melhor". E também praticam à exaustão. Assim, pergunto: por que não levar consigo para a academia alguns desses incentivos?

A mais simples e eficiente sugestão que posso dar é de que você compare sua posição durante o exercício corporal com a referente ao esporte específico correspondente. Você gosta da esteira? Quando se exercitar, pense em um corredor internacional. Prefere a bicicleta ergométrica? Imagine a postura superlativa de um campeão do ciclismo ao pedalar para a vitória. Interessa-se mais por equipamentos elípticos? Que tal tentar reproduzir a força de um esquiador de fundo? Observar a técnica de profissionais pode lhe dar foco e visão. Se sua mente puder ver, seu corpo pode realizar!

Tendo começado a frequentar academias de ginástica aos 15 anos com meu pai, estou familiarizada com a evolução dos equipamentos para exercício cardíaco. Mas foi apenas aos 20 anos que descobri os benefícios de um treino intervalado adequado. Um amigo, fisiologista do esporte, prescreveu-me um circuito de uma hora, com dez diferentes equipamentos para exercício cardíaco, que trabalharia todos os músculos do corpo sem fatigar nenhum grupo muscular. O conceito foi uma revelação para meu corpo e minha mente. Em vez de sessenta exaustivos minutos no mesmo equipamento, dos quais provavelmente apenas vinte eram realizados em posição adequada, seis minutos em cada equipamento fez do trabalho corporal muito mais que um desafio, porque desse modo eu tinha de garantir que aqueles seis minutos fossem realmente aproveitados. Comecei a ver os equipamentos na academia como peças de um sistema, o qual, funcionando de forma adequada, poderia mudar o corpo inteiro.

Gostaria de fazer que a percepção que as pessoas têm dos equipamentos de academia se alterasse. Este segmento ensinará como usar os equipamentos para condicionamento cardíaco com propósitos múltiplos, de forma a conseguir um trabalho corporal completo. Ao optar pela utilização de mais equipamentos durante menos tempo, é possível começar a construir seu próprio circuito na academia e colher os benefícios de um treinamento intervalado. Atualmente, com todos os avanços tecnológicos de equipamentos, é possível expandir a capacidade de seu trabalho de condicionamento cardíaco aumentando e diminuindo o plano inclinado, adicionando ou acrescentando carga e desenvolvendo uma atividade que vise aos principais músculos, de tal forma que, em um dia em que esteja correndo contra o relógio, você não tenha de se exercitar por muito tempo.

Não se trata do que você faz, mas de como você faz

Equipamentos para treino cardiovascular são em geral utilizados para obter uma perda de peso mais rápida ou treinar para atividades cardiovasculares cuja regularidade deve ser mantida (correr, pedalar etc.). No entanto, tais equipamentos podem acrescentar variações no seu programa de trabalho com a utilização do Pilates, servindo para a manutenção de um corpo bem definido. Sou a favor de um circuito de treinamento cardíaco no qual o processo se divide em segmentos de 10 a 20 minutos, em vários equipamentos. Por exemplo, um circuito de 35 minutos assim distribuídos: 10 minutos de esteira, 15 minutos em equipamento elíptico, 10 minutos de bicicleta. Esse sistema intervalado mantém o desafio aos músculos e a mente alerta. A não ser que se trate de um treino que objetive um esporte específico, 20 a 30 minutos de exercícios em equipamentos de treino cardiovascular, seguidos de 10 minutos de trabalho no solo, três vezes por semana, são perfeitamente suficientes para a manutenção da forma corporal, fazendo-o sentir-se e parecer bem.

Além disso, este livro propõe um desafio de dez minutos para cada equipamento, ajudando a transformar um período de trabalho cardíaco aparentemente curto em um trabalho corporal completo.

Ao realizar o desafio de dez minutos, lembre-se de trabalhar com concentração e controle. Procure fazer os movimentos que você julga fazer melhor e que proporcionam o melhor resultado. Lembre-se também de que os movimentos que você detesta provavelmente devem ser os que seu corpo mais necessita. Tente criar novos desafios para si mesmo. Mantenha seu cérebro inspirado, e seu corpo o seguirá.

E S T E I R A S

Poucos equipamentos de ginástica contribuem tanto para perpetuar o errôneo conceito de "quanto mais, melhor" quanto a esteira. Há pouco tempo dei uma entrevista sobre treino intervalado para uma revista. O jornalista que me entrevistou, especializado em condicionamento físico, era um Adônis, com bíceps protuberantes e peitoral avantajado. Estava claro que, para ele, o trabalho corporal que faria comigo seria muito fácil. Guiado pela ilusão de que "quanto mais, melhor", vangloriava-se de passar uma ou até duas horas diariamente na esteira. Eu o desafiei a fazer esse exercício *corretamente* – ou seja, com a casa de força acionada e empregando visualizações (veja a figura à direita) – por apenas dez minutos, e então verificar se sentia alguma diferença. Desnecessário dizer que ele logo se tornou mais humilde. Tenho o vídeo da entrevista para comprovar isso. Como com muitas outras coisas, se tudo for feito corretamente, não há como blefar. Proponho a você o mesmo desafio. Esqueça tudo que sabia sobre esse equipamento e encare isso como uma oportunidade de testar sua postura ao andar ou correr após ter sido influenciado por seus novos conhecimentos sobre a casa de força.

objetivo: Permanecer "sem peso", de modo a praticamente não ouvir seus passos ao andar ou correr – como se andasse com balões de gás atados em torno do tórax, elevando-o.

precauções

- Não se apoie sobre o pé da frente nem deixe o quadril projetar-se lateralmente. Mantenha-se concentrado, sempre para a frente e para cima, *como se equilibrasse um livro sobre a cabeça.*
- Não desloque o peso para fora ou para dentro em relação ao pé. *Imagine estar deixando pegadas bem equilibradas com a sola do tênis.*
- Não deixe os pensamentos vagarem a esmo. Concentre-se na obtenção do melhor desempenho durante um período limitado.

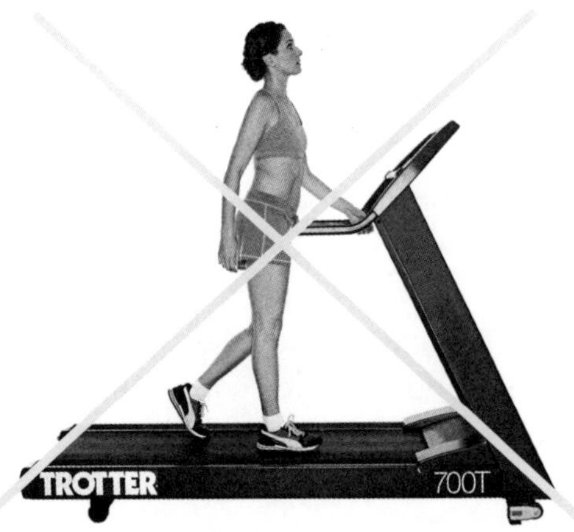

orientações

- Mantenha seu centro elevado, criando espaço entre as costelas inferiores e os quadris.
- Concentre-se na pressão do calcanhar aos artelhos enquanto dá um passo à frente.
- Utilize o balanço dos braços para ajudá-lo na manutenção da elevação do corpo no espaço, *como se estivesse empurrando bastões de esqui ou escalando um morro.*

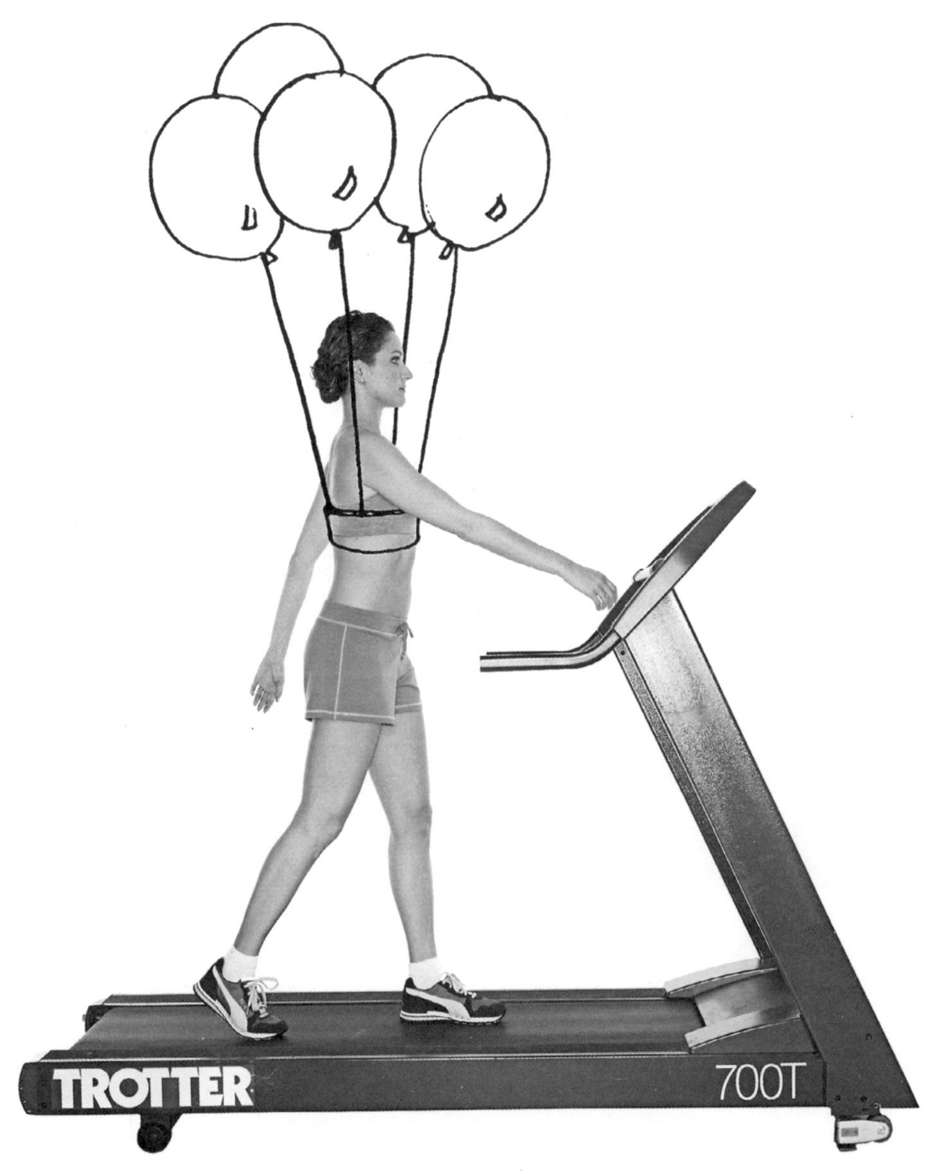

Desafio de dez minutos

A cada dois minutos mude a dinâmica de seu caminhar, durante dez minutos no total:

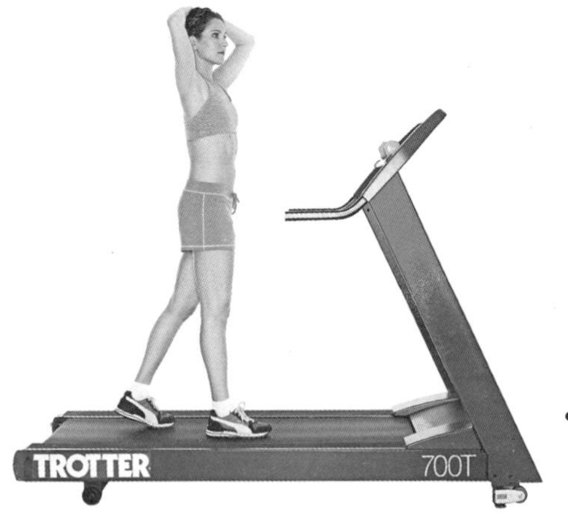

- Dois minutos: Ande com as mãos no topo da cabeça (uma sobre a outra, sem cruzar os dedos – isso aumenta os batimentos cardíacos).

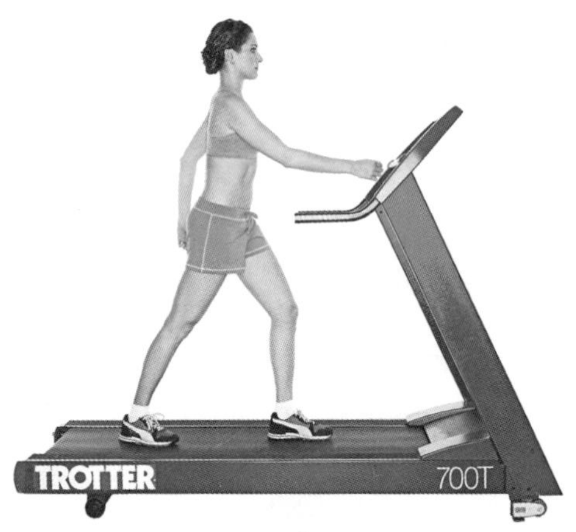

- Dois minutos: Concentre-se em empurrar com mais força o seu pé de trás, como se tentasse mover a esteira sem contar com a eletricidade (trabalhando a parte inferior do corpo).

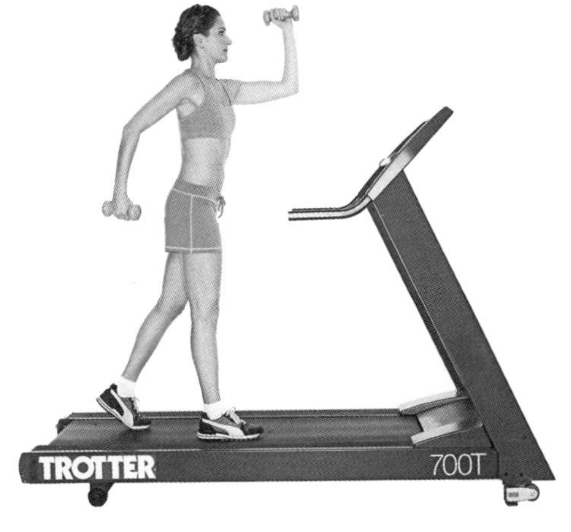

- Dois minutos: Utilize pesos leves em cada mão (com não mais que um quilo) para intensificar a impulsão dos braços para cima (trabalhando os braços).

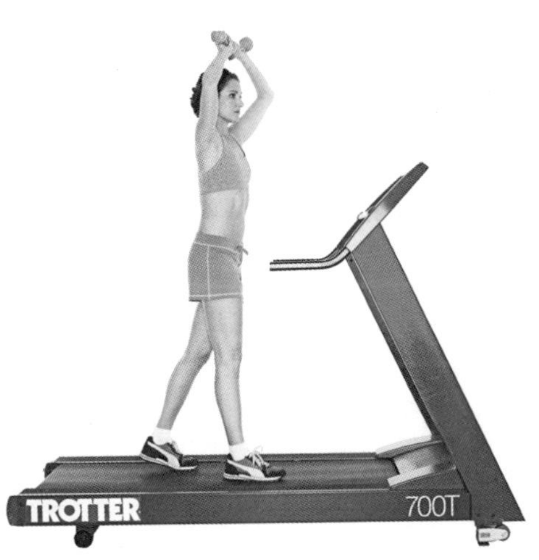

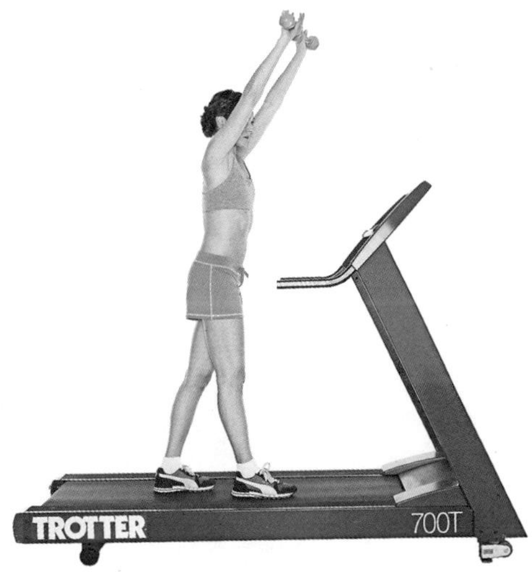

- Dois minutos: Faça extensões do tríceps (dobrando e esticando os braços acima da cabeça) ao andar de forma alongada (trabalhando os braços).

- Dois minutos: Aumente a velocidade ou a inclinação sem perder a postura.

EQUIPAMENTOS ELÍPTICOS

Concebidos para retirar o peso dos joelhos, pernas e quadris, os equipamentos elípticos com frequência dão a impressão de não exigir nenhum esforço, de que você não tem de se empenhar por não estar de fato realizando trabalho algum. Nada disso! Quando minha cliente Debra me procurou após um parto, sugeri que iniciasse seu trabalho com esse tipo de equipamento. Ela reagiu dizendo que achava que isso seria inútil, pois na semana anterior havia passado toda as manhãs, durante uma hora, utilizando-o e seus cinco quilos extras não haviam diminuído. Não haveria algo mais "difícil" para fazer? Eu a desafiei a passar dez minutos trabalhando corretamente, seguindo minhas dicas. Com o progresso de sua prática, reconheceu que nunca soube que a sensação provocada deveria ser aquela. Tudo bem, Debra, você não é a única.

objetivo: Permanecer elevado e leve durante todo o trabalho, como se estivesse correndo sobre um mar de nuvens.

precauções

- Não use a estrutura do aparelho como suporte. Utilize-a apenas para equilibrar-se.
- Não permita que a parte superior do corpo caia para a frente. *Eleve o peito como se balões de gás o puxassem para cima.*
- Não leia ou assista à televisão durante o exercício. Permaneça concentrado em seu corpo.

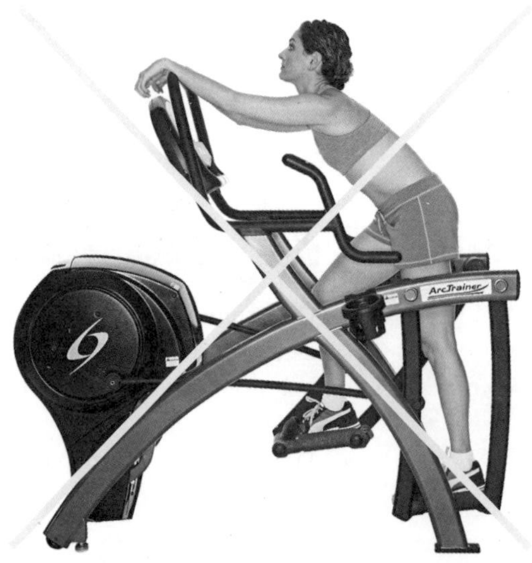

orientações

- Puxe a casa de força para dentro e para cima.
- Mantenha o pé inteiro no pedal, *como se estivesse colado nele com uma cola muito forte.*
- Concentre-se tanto em puxar para cima quanto em empurrar para baixo.

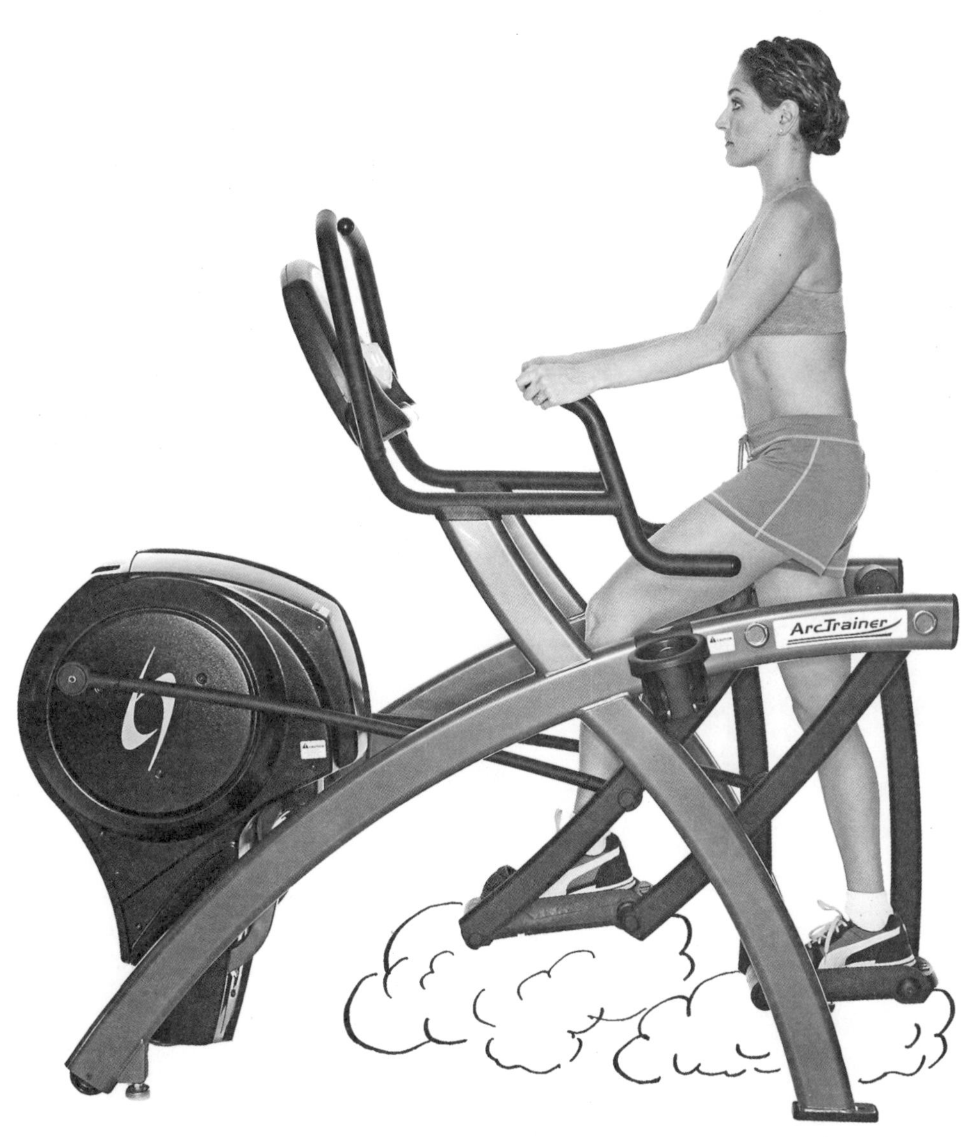

Desafio de dez minutos

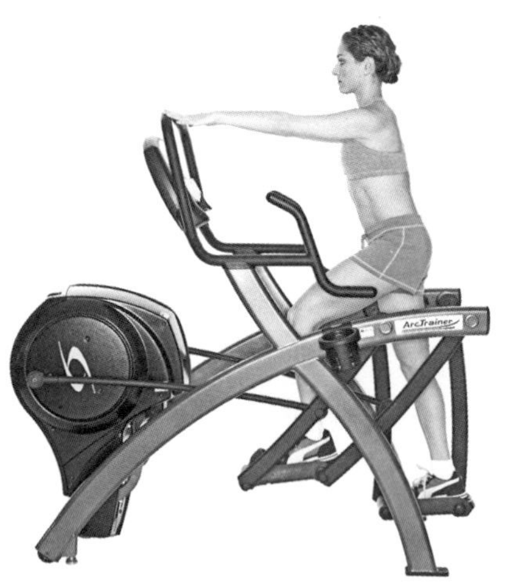

- Dois minutos: Toque a estrutura do aparelho apenas com a ponta dos dedos (trabalhando o equilíbrio).

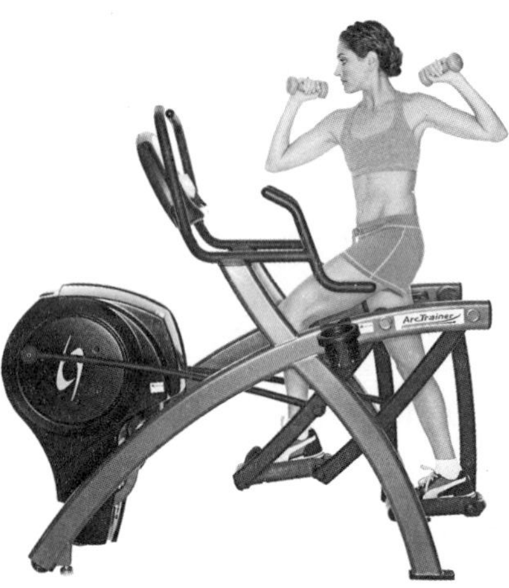

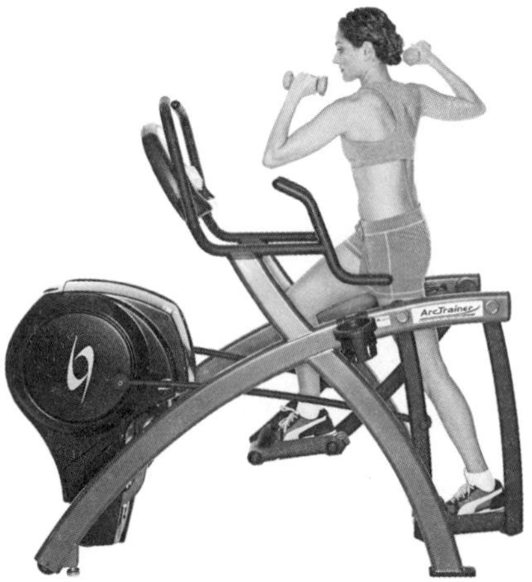

- Dois minutos: Toque os ombros com as mãos (com ou sem pesos), eleve-se e gire lentamente de um lado para o outro (na direção da perna dobrada), seguindo cada pedal elevado, trabalhando assim os músculos oblíquos do abdome. (Aumente a resistência elíptica e diminua a velocidade para fazer esse movimento.)

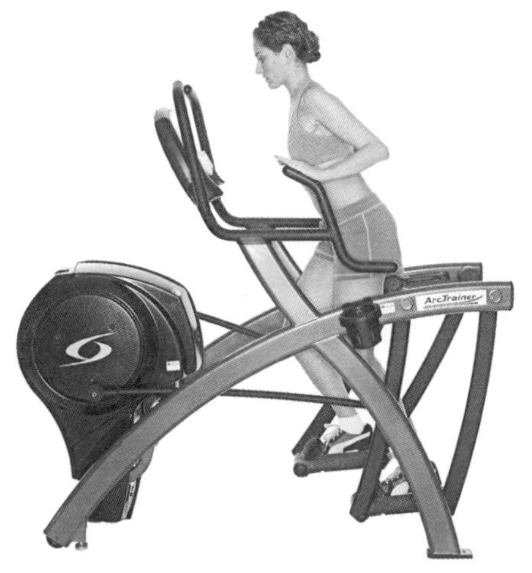

- Dois minutos: Coloque as mãos nas barras laterais como se fosse empurrá-las para baixo (em posição de flexão). Levante a maior parte de seu peso para longe do pedal, alongando a região da cintura, enquanto continua a pedalar rápida e levemente (trabalhando a parte superior do corpo).

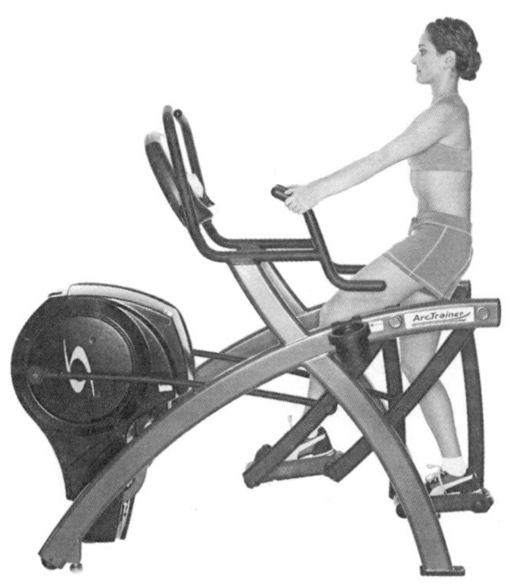

- Dois minutos: Inverta a direção das pedaladas. Desbloqueie os joelhos e deixe o peso recair sobre os calcanhares. Tente manter a parte superior do corpo estabilizada – olhe para um espelho e certifique-se de que a cabeça permaneça no mesmo lugar (trabalhando a parte inferior do corpo).

- Dois minutos: aumente a velocidade ou a inclinação sem perder a posição prévia.

BICICLETAS ERGOMÉTRICAS

Apesar da expressão "é como andar de bicicleta, a gente nunca esquece", vejo muita gente trabalhando nelas de forma incorreta e, consequentemente, obtendo resultados opostos aos desejados. Talvez isso ocorra porque muitos de nós crescemos pedalando algum tipo de bicicleta – desde o triciclo até a primeira bicicleta com marchas. Apesar disso, minha cliente Serena me disse recentemente que não queria mais trabalhar na bicicleta ergométrica porque suas coxas estavam tornando-se muito volumosas. Expliquei que a prática incorreta era o que estava levando a região anterior das coxas a fazer todo o trabalho; pedi que voltasse à bicicleta, incorporando as dicas listadas a seguir, e pronto: trabalho completo de pernas e de corpo em metade do tempo que ela normalmente levava. Após trabalhar corretamente, ela já estava de banho tomado e vestida, pronta para uma noitada.

objetivo: Sentir-se pairando acima do selim, *como se estivesse suspenso por um guindaste.*

precauções

- Não deixe os ombros ou as costas desabarem.
- Não deixe os joelhos voltados para dentro, um em direção ao outro; mantenha-os afastados, com uma distância igual à largura do quadril. *Imagine ter uma bola entre os joelhos.*
- Não balance de um lado para o outro. Mantenha o peso do corpo centralizado e empurre a partir da casa de força.

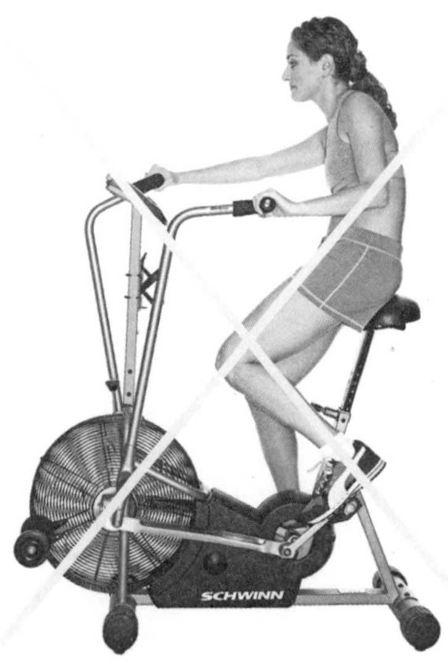

orientações

- Mantenha-se elevado a partir de seu centro, *como se fosse uma ampulheta, com a cintura apertada.*
- Mantenha-se apoiado sobre a região anterior dos pés, na base dos artelhos.
- Apoie as mãos levemente nas barras.

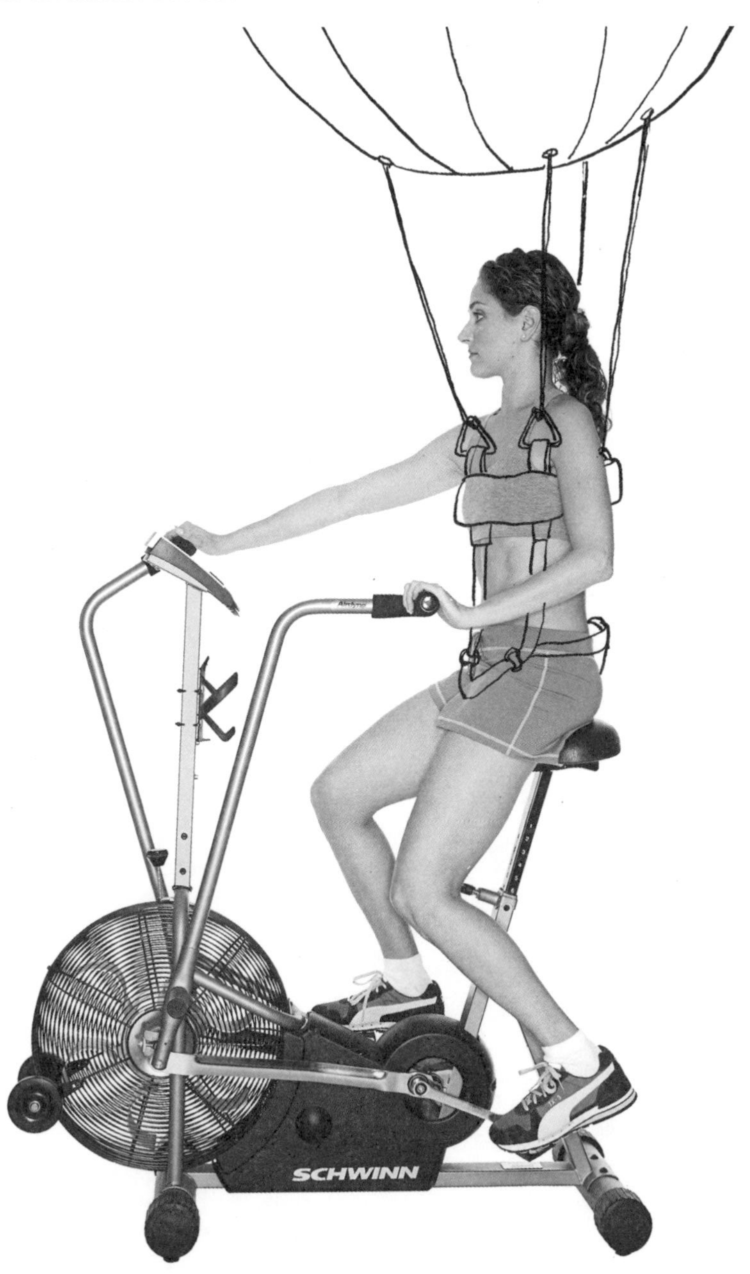

Desafio de dez minutos

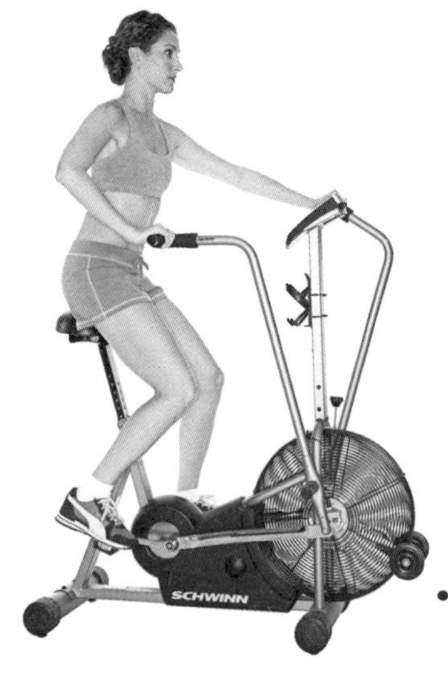

- Dois minutos: *Cole* os pés nos pedais no momento de puxar para cima (trabalhando os abdominais inferiores).

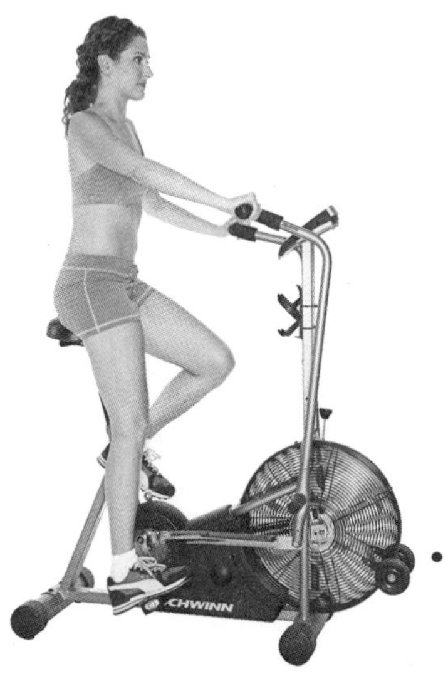

- Dois minutos: Coloque os arcos dos pés nos pedais e dê ênfase à ação de empurrar para baixo (trabalhando a parte posterior das pernas).

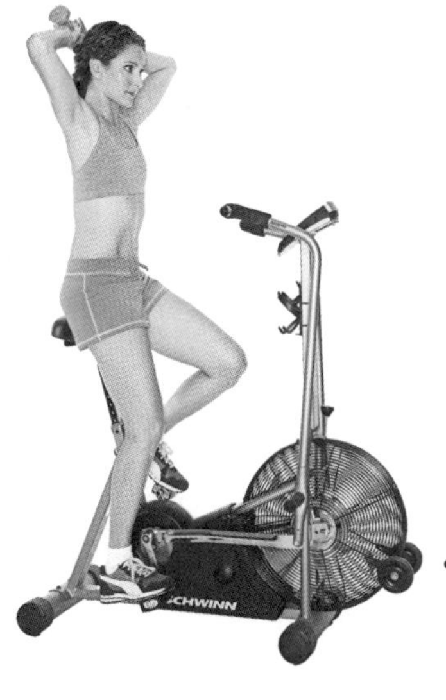

- Dois minutos: Faça extensões do tríceps (*shaving the head*, página 76) com ou sem pesos; contraia os abdominais (para dentro e para cima) a cada elevação (trabalhando os abdominais e braços).

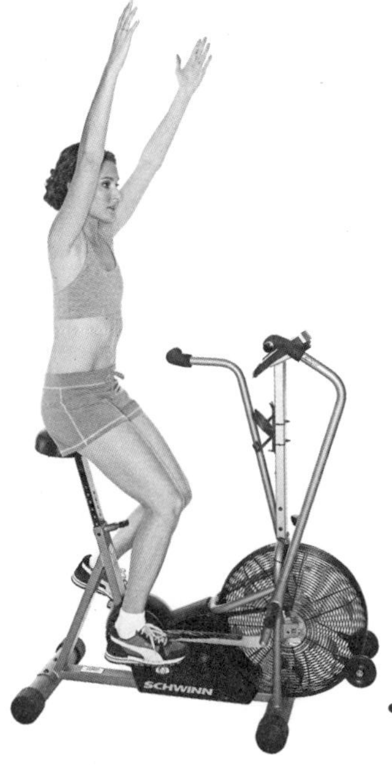

- Dois minutos: Eleve os braços acima da cabeça em uma pose de "vitória" (aumentando os batimentos cardíacos).
- Dois minutos: Aumente a velocidade ou a resistência sem perder a posição prévia.

EQUIPAMENTOS DE *STEP*

Minha imagem de gente que "dominou as escadarias" inclui muitas das mulheres dos filmes dos anos 1950 de Ginger Rogers e Fred Astaire: mulheres subindo perfeitamente eretas escadarias sem fim, com a cabeça elevada, os ombros para trás... deslizando como cisnes. No entanto, infelizmente não é isso o que em geral vejo na academia. Ao contrário, vejo gente arqueada, ofegante, andando pesadamente e com os ombros tão elevados que poderiam ser protetores de ouvido. O trabalho que essas pessoas realizam, além de endurecer os músculos do dorso e pescoço, concentra-se nas nádegas e coxas, levando a queixas como a apresentada recentemente por minha cliente Rebecca: "Meus glúteos estão aumentando, e não diminuindo!" Quando veio trabalhar comigo, eu a desafiei a manter a casa de força acionada durante todo o tempo para reproduzir a graça e o alinhamento característicos das estrelas de cinema de outrora. Vinte minutos mais tarde, ela estava encharcada de suor, porém exultante. Todo o corpo fora exercitado, pescoço e ombros estavam relaxados e ela estava pronta para iniciar o dia.

objetivo: Acionar a casa de força tão fortemente a ponto de criar a ilusão de estar sendo erguido por asas de anjo – deslizando, e não apenas subindo as escadas.

precauções

- Não permita que os ombros se elevem em direção às orelhas. Leve-os para trás e para baixo. *Imagine-se apertando um balão entre as escápulas.*
- Não permita que as nádegas se projetem. Empurre levemente o cóccix para a frente, o que alivia a pressão na região lombar.
- Não permita que seus pés se afastem dos pedais. Eleve-os a partir da casa de força.

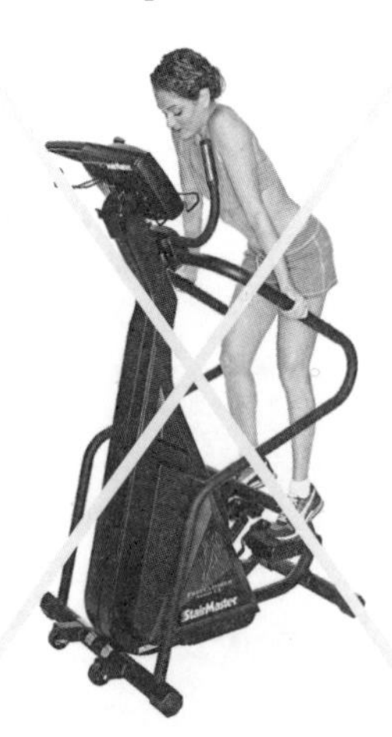

orientações

- Mantenha o peito erguido enquanto anda ou corre, *como se fosse realizar um* swan dive [*mergulho do cisne*] *de um trampolim.*
- Concentre-se em iniciar a elevação das pernas a partir da casa de força, e não das coxas.
- Descanse as mãos levemente sobre os apoios.

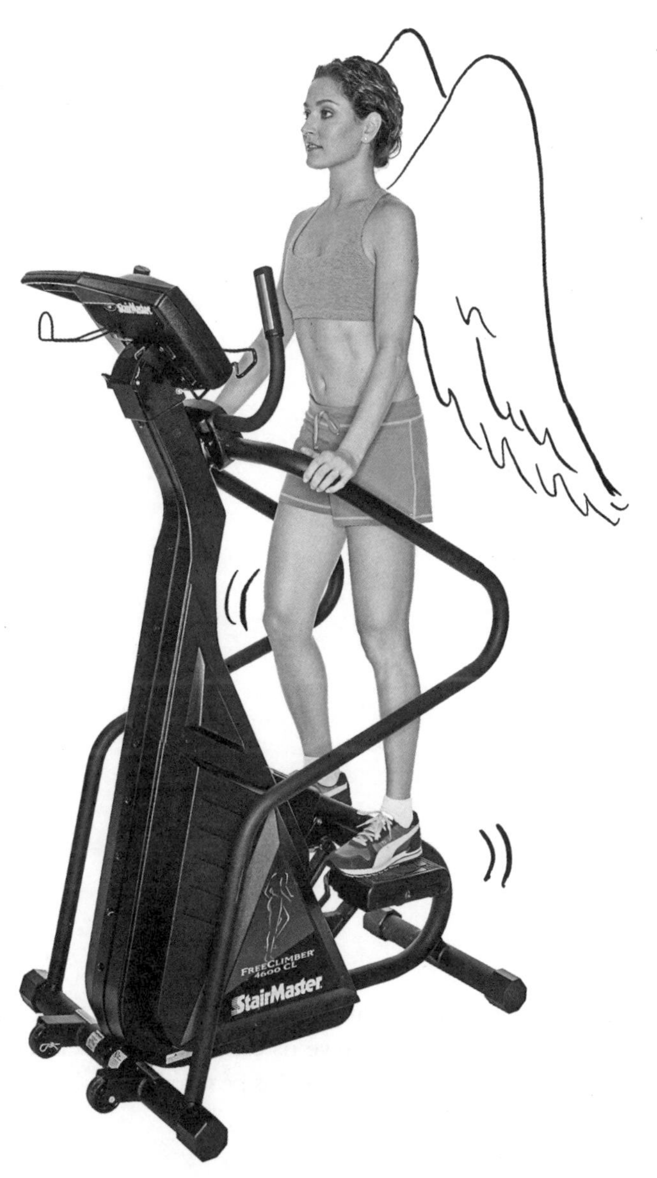

Desafio de dez minutos

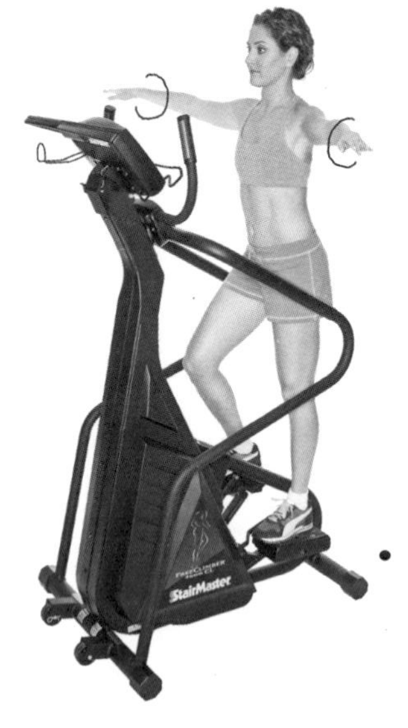

- Dois minutos: Eleve os braços lateralmente e mova-os em círculos, dez vezes para trás e dez vezes para a frente, repetindo os movimentos durante dois minutos; certifique-se de puxar os ombros para baixo e para trás (aumentando o trabalho da região superior das costas).

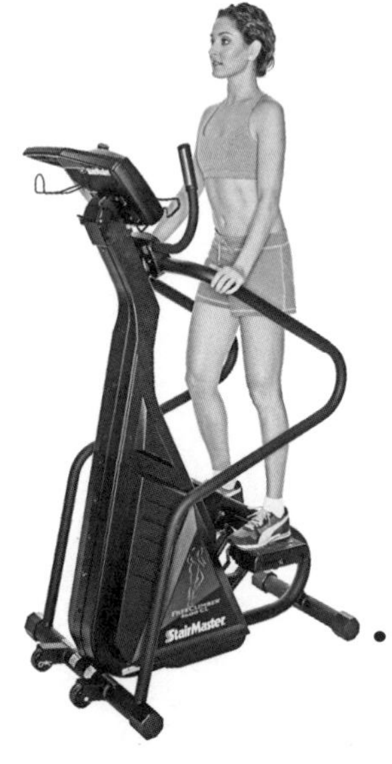

- Dois minutos: Pressione o pedal com o peso na região anterior dos pés; para tanto, não eleve os calcanhares – apenas desloque o peso do corpo no sentido dos dedos dos pés (trabalhando a região anterior das pernas).

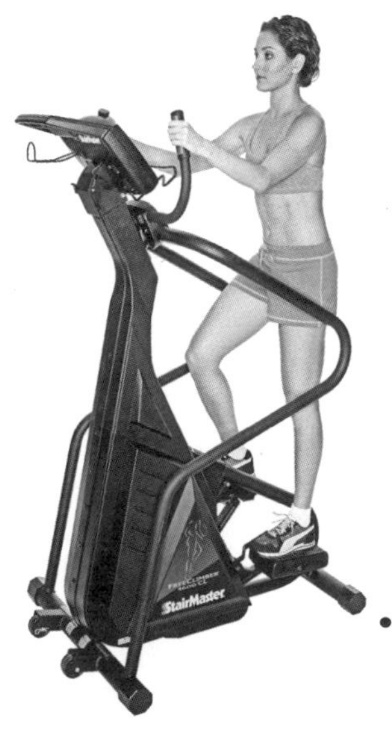

- Dois minutos: Pressione os pedais com o peso nos calcanhares; para tanto, não eleve os artelhos – apenas desloque o peso corporal para os calcanhares (trabalhando a região posterior das pernas).

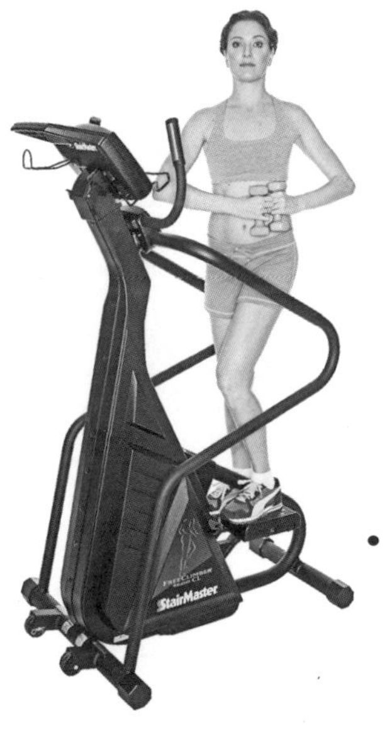

- Dois minutos: Com ou sem pesos, eleve-se e gire lentamente de um lado para o outro a cada passo, trabalhando os músculos oblíquos do abdome; aumente a resistência e diminua a velocidade ao fazer esse movimento (trabalhando a casa de força).

- Dois minutos: Aumente a velocidade ou resistência sem perder a posição prévia.

EQUIPAMENTOS DE REMO

No caso desses equipamentos, as pessoas realmente começam perguntando qual a posição correta. Afinal, andamos, corremos, subimos escadas, mas raros são os que remam um barco no dia a dia. Isso posto, muitos clientes sequer querem experimentar esse tipo de equipamento. Meu cliente Scott é um exemplo. Como é atleta, pensei que se animaria quando sugeri o remo para seus treinos intervalados. "De jeito nenhum", respondeu, "sou muito descoordenado". Não mentiria para ele. É de fato complicado encontrar o ritmo certo para sincronizar o movimento nesse equipamento. Entretanto, uma vez que o ritmo é encontrado, esse exercício se torna fantástico. Braços, costas, abdominais, pernas – com a casa de força em jogo, são todos trabalhados a cada movimento. Joseph Pilates até denominou uma série de exercícios inspirado nos movimentos de remo.

objetivo: Manter um ritmo suave e coordenado enquanto emprega cada músculo em cada movimento. *Imagine-se como parte de uma grande máquina movida pela sua casa de força e utilize o ritmo de seus braços e pernas para fazer o mecanismo funcionar.*

precauções

- Não permita que os cotovelos se afastem; mantenha-os junto ao corpo. *Imagine ter uma nota muito valiosa embaixo de cada braço!*
- Não inicie o movimento só com as pernas; empurre com todo o corpo para criar resistência. *Imagine-se arrancando ervas daninhas, utilizando o corpo inteiro para puxá-las do chão.*
- Não permita que a polia dos braços se eleve acima do nível da base das costelas enquanto puxa o equipamento para trás. Imagine uma linha reta da roda até seu umbigo.

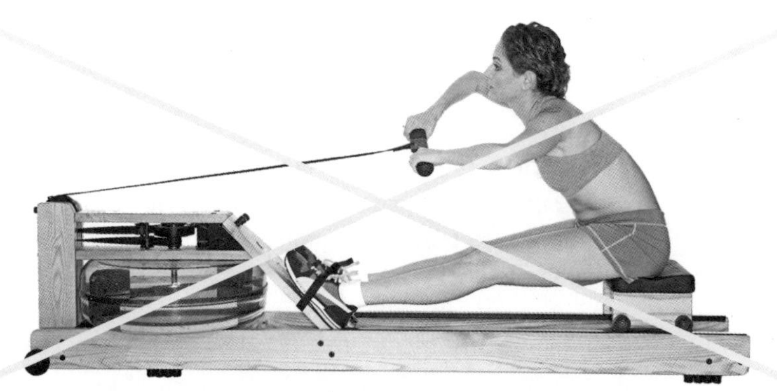

orientações

- Coloque uma bolinha de três ou quatro centímetros entre os joelhos ao iniciar. Isso manterá as pernas alinhadas com os quadris e as impedirá de voltarem-se para dentro, uma em direção à outra.
- Durante a extensão, mantenha as pernas retas e firmes, sem bloquear os joelhos.
- Quando remar para trás, traga o umbigo para a região lombar, fazendo a barriga afundar.
- Quando remar para a frente, alongue-se a partir da região lombar, criando espaço entre as vértebras. Movimente-se com fluidez. *Pense em uma onda recuando e avançando.*
- Mantenha tensão na polia dos braços tanto ao puxar para trás quanto ao soltar-se, indo para a frente.
- Mantenha uma tensão estável, como se puxasse a corda de um pião gigante.

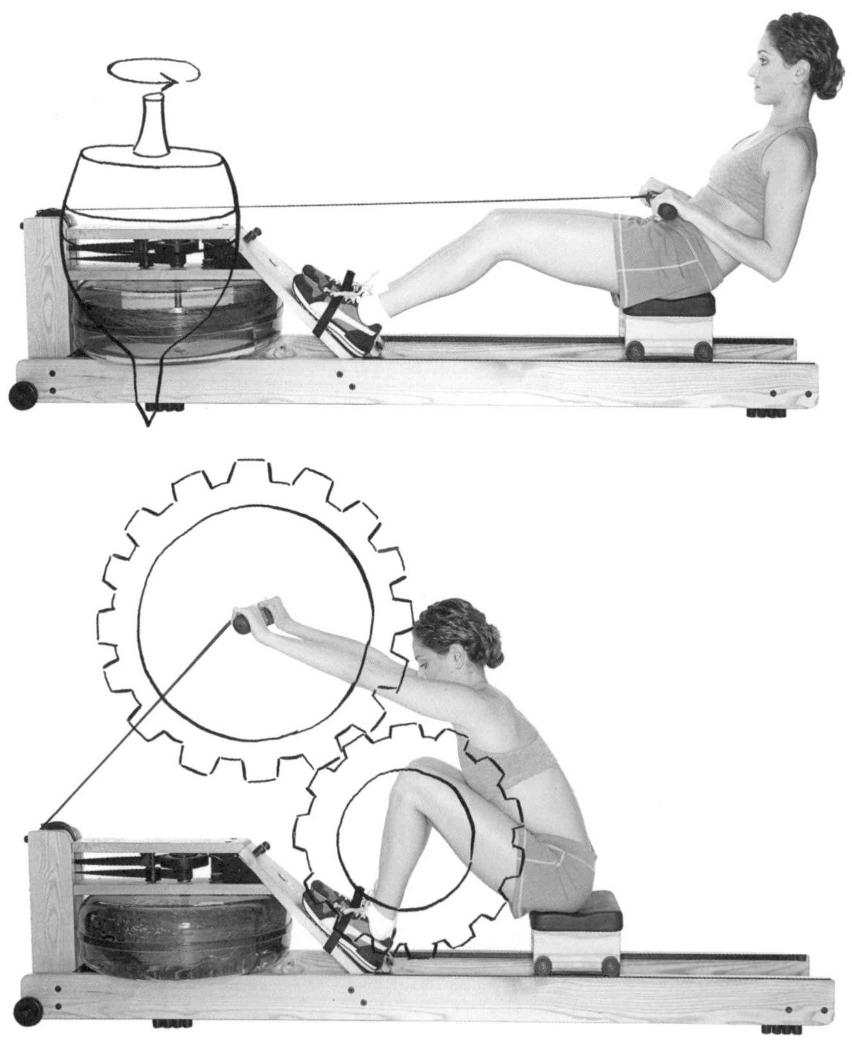

Desafio de dez minutos

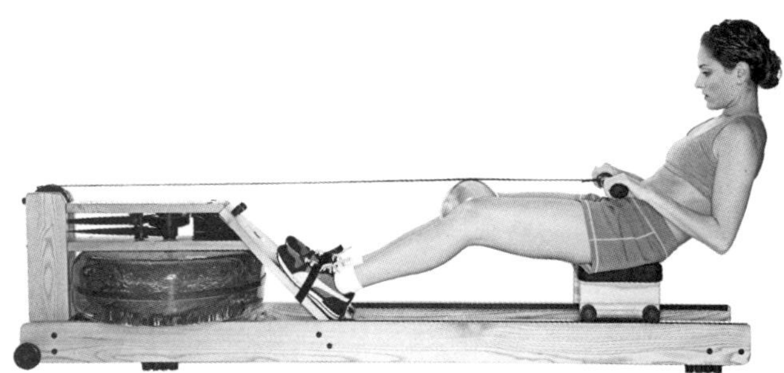

- Dois minutos: Empurre o aparelho com os calcanhares enquanto aperta uma bolinha entre os joelhos (trabalhando as nádegas e região posterior das coxas).

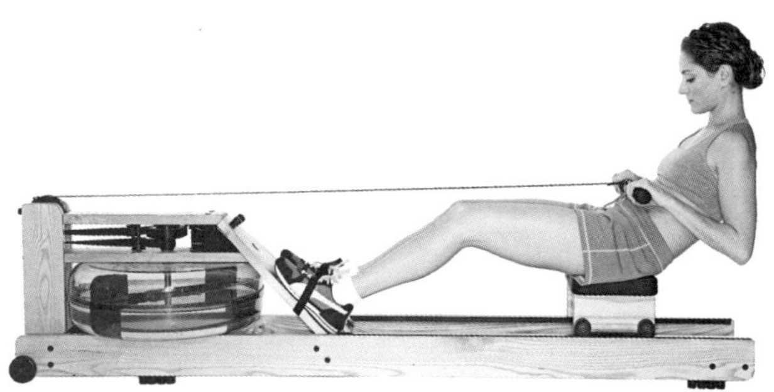

- Dois minutos: Faça que a barra toque a sua barriga a cada vez que puxá-la para trás (trabalhando os ombros e abdominais).

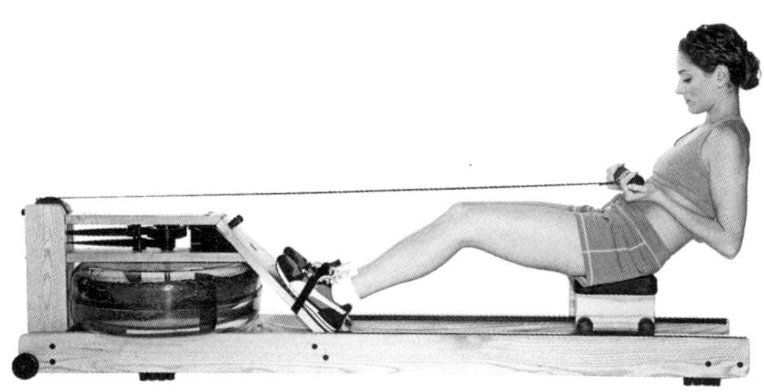

- Dois minutos: Mude a posição das mãos, de palmas para baixo para palmas para cima (utilizando diferentes músculos dos braços).

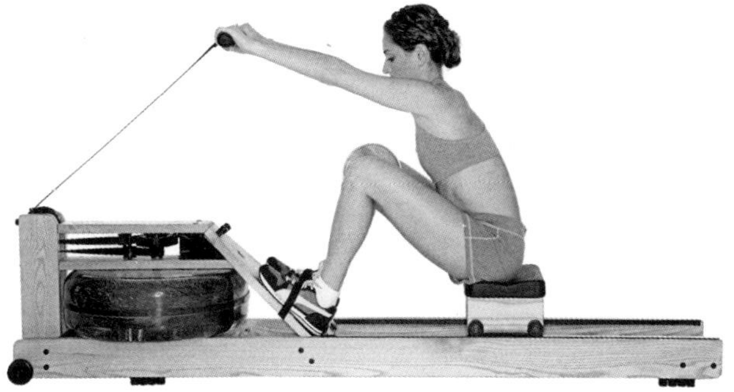

- Dois minutos: Aperte a bola tanto quanto possível enquanto realiza o movimento de remar (trabalhando a região interna das coxas).

- Dois minutos: Aumente a intensidade sem perder a posição prévia.

Em casa

Este segmento o levará a reconhecer os vários recursos relativos aos exercícios que você já tem à disposição e como torná-los, de forma criativa, parte de novas rotinas desafiadoras de trabalho corporal. Faixas elásticas e pesos não precisam ser utilizados sempre, mas encontrar meios de incorporá-los de vez em quando trará variação, desafios e aumento da força e da flexibilidade.

Muitos programas de condicionamento físico atualmente incorporam faixas elásticas em seu repertório visando a aumentar a força por meio da resistência; a desenvolver a flexibilidade, dando mais suporte durante uma maior variedade de movimentos; a trabalhar grupos musculares mais profundos. Enquanto não se estabelece um programa de exercícios com faixas elásticas universalmente conhecido e aceito, *Desafios do corpo Pilates* apresentará algumas orientações a serem incorporadas no seu trabalho com faixas, assim como novos movimentos inspirados em exercícios com equipamentos do Pilates, para que sejam utilizados como desafios intervalados ou sozinhos.

Ao adotar a prática dos desafios intervalados, fluindo de um movimento para o próximo, você estará recriando a dinâmica do Pilates utilizada nos estúdios mais modernos, aumentando sua capacidade aeróbica e queimando calorias em um ritmo mais acelerado. Recomendo movimentos mais lentos e estáveis para iniciantes; porém, se você achar que dominou os movimentos a ponto de sentir-se apto e seguro para passar de um exercício para outro sem parar, comece a imprimir um ritmo e uma dinâmica mais desafiadores. Aumente um pouco o ritmo e veja como se sai. Lembre-se: o suor é seu amigo! Assinala a eficiência do trabalho e elimina do organismo toxinas e outras impurezas.

Apesar de pesos terem fama de produzir músculos volumosos, proeminentes, são parte importante de um treinamento completo, pois seu uso ajuda a construir e manter a densidade óssea.

> Treino de força ou exercícios de resistência empregam força muscular com a finalidade de desenvolver massa muscular e fortalecer os ossos. Os músculos estão ligados aos ossos por tendões, que os tracionam quando os músculos se contraem. Essa força estimula o osso a crescer. Quanto mais fortes forem os músculos, maior será o estímulo que eles proporcionam. Quanto mais fortes forem os ossos e músculos, maior será a proteção contra a osteoporose. (http://www.health.yahoo.com/osteoporosis)

A prática de Pilates em estúdio, com equipamentos, possibilita uma carga de até cerca de 45 quilos de resistência, o que serve para aumentar a densidade óssea. Para aqueles que não têm o privilégio de trabalhar nessas condições regularmente, a utilização de halteres pode compensar. O segredo é trabalhar com pesos como se estivesse no equipamento – com movimentos fluidos, estáveis e conscientes. O Pilates é um sistema que sempre pensa no corpo como um todo. Assim, é importante que uma rotina de trabalho com pesos, normalmente vista como trabalho corporal segmentar, passe a ser considerada uma ferramenta de trabalho corporal total.

Desafios do corpo Pilates dá dicas sobre posicionamento e visualizações criativas, propiciando um estado mental adequado para que se consiga ótimos resultados trabalhando com pesos modestos. Além disso, traz desafios intervalados para incorporar seus pesos nas rotinas do Circuito Pilates-Cardioconsciência.

A maioria das rotinas de trabalho corporal domésticas é muito aborrecedora, porque nelas falta concentração e, portanto, faltam resultados! Quando não há um treinador ou um colega de ginástica para motivá-lo, é difícil não interromper o vídeo para fazer um telefonema ou não fazer um intervalo para colocar roupas na máquina de lavar. Daí as teias de aranha nos halteres, o equipamento de *step* abandonado embaixo da cama, acabando com o *feng shui*, e a esteira servindo de varal. Mais uma vez, você não está sozinho.

Assim, o que há de tão diferente no que este livro têm a oferecer? Propósito e objetivo! Se sua mente tiver um objetivo e seus movimentos um propósito, tudo que fizer se tornará mais eficiente. Nesta seção, abordarei alguns princípios gerais a serem aplicados na rotina do dia a dia e alguns exercícios simples que você pode utilizar para criar ou incrementar suas séries.

PESOS LIVRES

Assim como a esteira, os halteres são frequentemente utilizados pelos meus clientes. "Afinal, não deve ser difícil; basta levantá-los e abaixá-los." Mas, como muitos que já observaram os colegas levantadores de peso na academia sabem, as chances de empregar posições inadequadas nesse caso são infinitas.

Joseph Pilates dizia: "Nunca faça dez quilos de esforço para um movimento que só exija cinco". O caso do meu cliente Cyril ilustra essa afirmação. Ele se vangloriava de elevar pesos acima da cabeça com cargas muito elevadas, fazendo muitas repetições, sem parar. Como suspeitei, estava realizando os movimentos sem acionar a casa de força, mas compensando o excesso de peso e a exaustão ao usar o corpo todo para fazer os levantamentos, prejudicando a coluna a cada repetição, trabalhando a periferia em vez do centro. Pedi que elevasse um peso de mais ou menos cinco quilos acima da cabeça, de forma correta, por dez vezes, e pude ver um homem crescido chorar.

Nesse ponto você já deve estar familiarizado com os movimentos de flexão do bíceps e extensão do tríceps como bases de uma rotina de trabalho com pesos livres, então achei melhor diversificar e acrescentar novos exercícios ao seu repertório.

precauções

- Não utilize impulso para elevar o peso. Insista em manter um movimento estável e controlado o tempo todo; se isso significar diminuir a carga por um período, diminua sem hesitar – lembre-se: mais não é melhor, melhor é melhor.
- Não desabe durante os movimentos para baixo. Sinta a resistência o tempo todo. Execute um movimento regular para cima e para baixo, *como se fosse um metrônomo.*
- Não bloqueie os cotovelos ou joelhos.

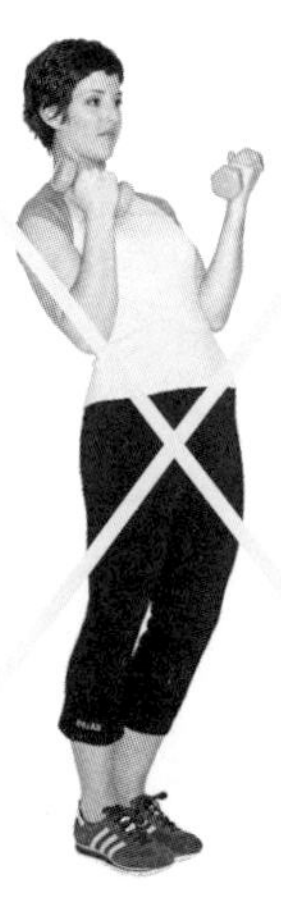

orientações

- Isole os músculos a serem trabalhados, concentre-se completamente neles.
- Estimule seus movimentos com a respiração. Inspire para começar, expire para terminar.
- Provoque resistência* durante todo o movimento, tanto ao elevar quanto ao abaixar os pesos.
- Trabalhe ambos os braços. Deixe o trabalho unilateral para quando quiser fortalecer um lado eventualmente mais fraco.

objetivo na posição em pé: Estabilizar a parte inferior do corpo, *como se suas pernas fossem colunas de sustentação de uma ponte*, de forma a iniciar cada movimento controlado a partir do centro.

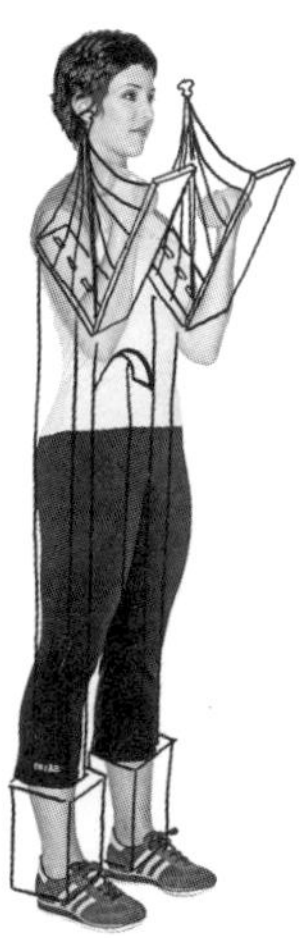

objetivo na posição deitada: Manter a região inferior das costas pressionada contra o banco, *como se estivesse costurada nele.*

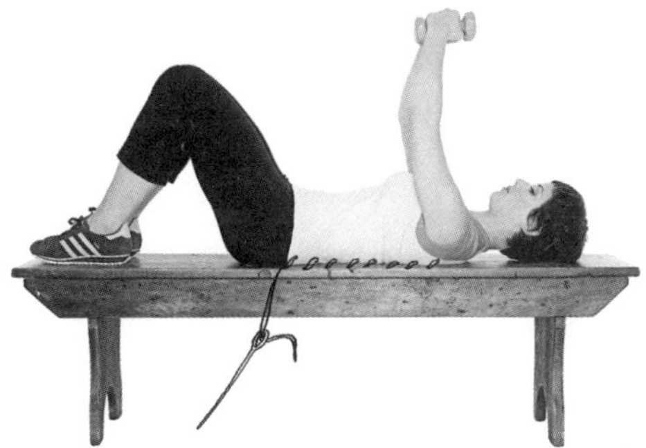

* Crie uma resistência imaginária ao movimento. [N.T.]

Em pé – elevações laterais

1. Segure pesos de um a dois quilos em cada mão.
2. Fique em pé e deixe os pés afastados com uma distância igual à largura do quadril.
3. Acione a casa de força.
4. Gire levemente as mãos em torno do punho de forma que o dedo mínimo fique pouco mais alto que o polegar. Isso acionará mais os músculos posteriores do braço.
5. Eleve os braços lateralmente até a altura dos ombros, contando lentamente até três.
6. Abaixe os braços até uma distância de quinze centímetros das coxas, contando até três. Não relaxe completamente, mantenha-se trabalhando! *Imagine seus braços como asas lutando contra um vento forte.*
7. Repita o exercício de cinco a dez vezes, com controle e concentração.

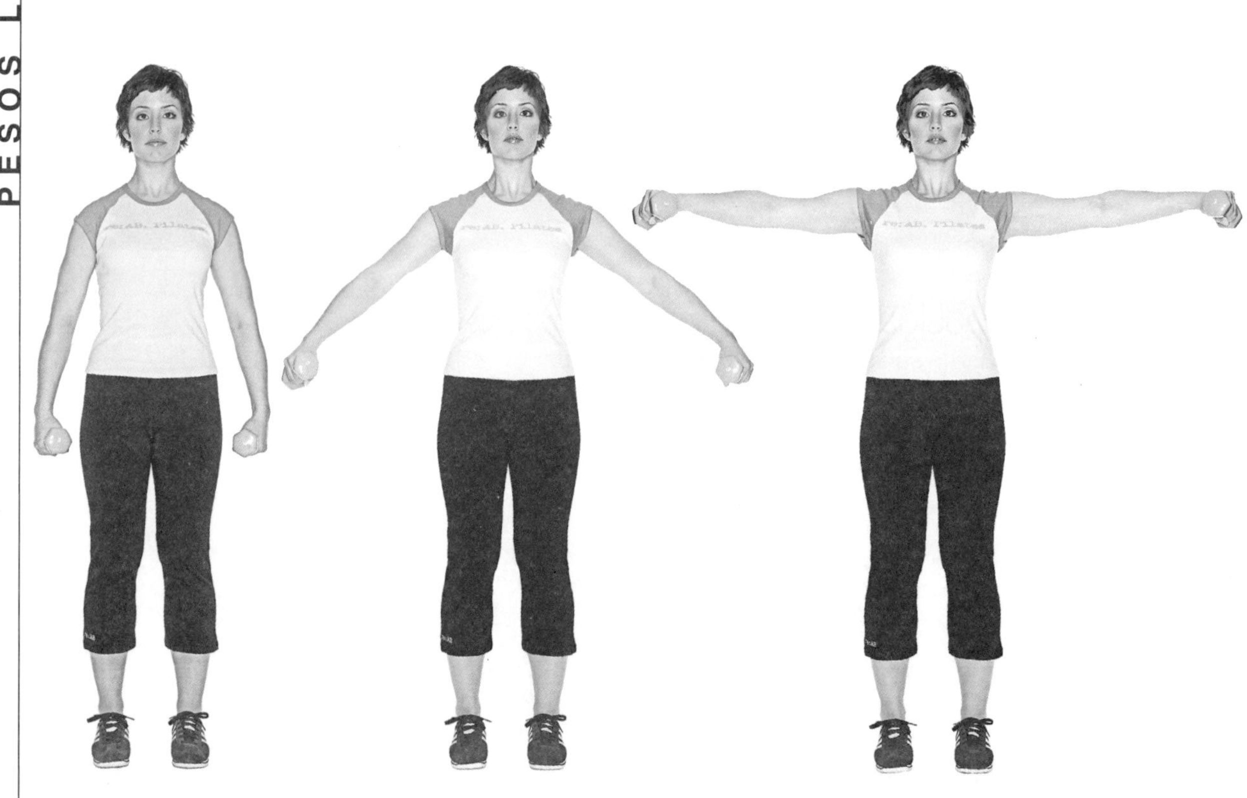

Voos em pé

1. Segure pesos de um a dois quilos em cada mão.
2. Fique em pé e deixe os pés afastados com uma distância igual à largura do quadril.
3. Acione a casa de força.
4. Traga ambas as mãos para a frente das coxas.
5. Eleve as mãos, juntas, até a altura dos ombros. (Sequência não demonstrada.)
6. Gire os pesos de forma que os polegares fiquem voltados para cima e então flexione os cotovelos formando ângulos retos.
7. Movimente os braços lateralmente, contando até três.
8. Traga os braços para o centro novamente, contando até três. *Imagine estar abrindo e fechando um enorme fole.*
9. Repita o exercício de cinco a dez vezes, com esforço concentrado.

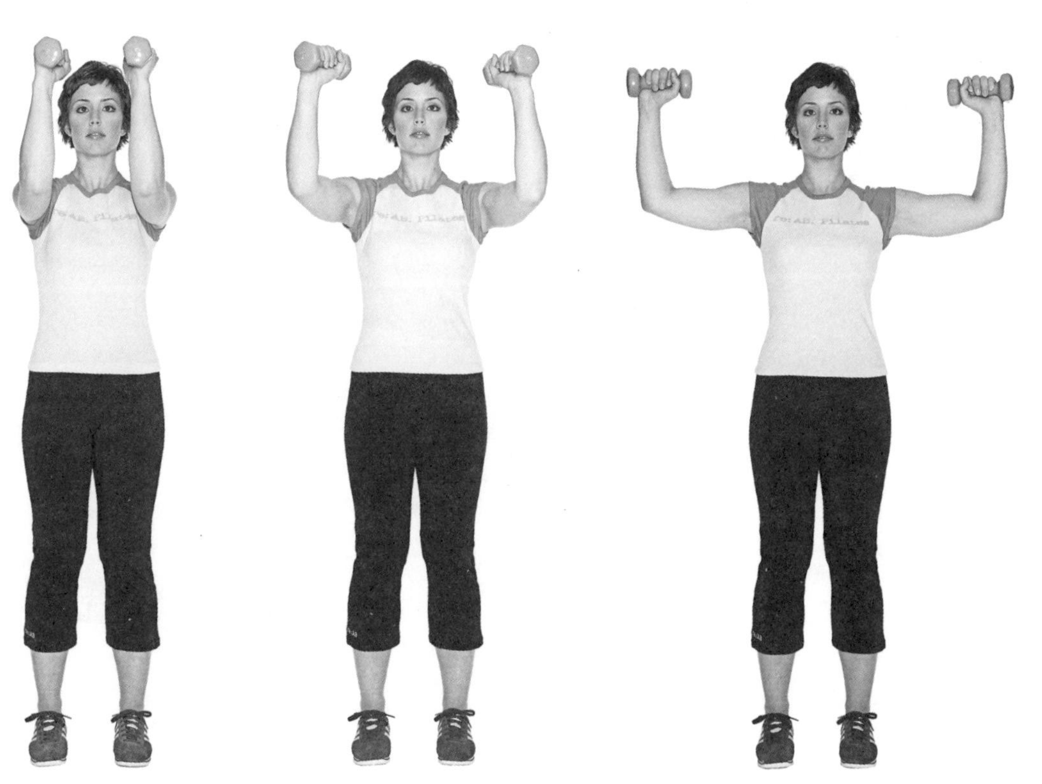

Voos na posição deitada (*the hug*)

1. Segure pesos de um a dois quilos em cada mão.
2. Deite de barriga para cima em um banco, com os joelhos flexionados e pés apoiados, afastados em uma distância igual à largura do quadril.
3. Acione a casa de força. Não permita que a região lombar se afaste do banco durante o exercício!
4. Traga os pesos acima do peito, não da cabeça, com os braços estendidos.
5. Gire os halteres para dentro até que fiquem face a face e desbloqueie os cotovelos levando-os para fora. Mantenha as escápulas para baixo e as costas pressionadas contra o banco o tempo todo.
6. Contando de forma controlada até três, abra os braços até que os cotovelos fiquem paralelos aos ombros. *Imagine-se tentando abraçar um grande balão ao ser inflado; depois, inverta a imagem e passe a apertar o balão, expulsando o ar.*
7. Repita o exercício de cinco a dez vezes.

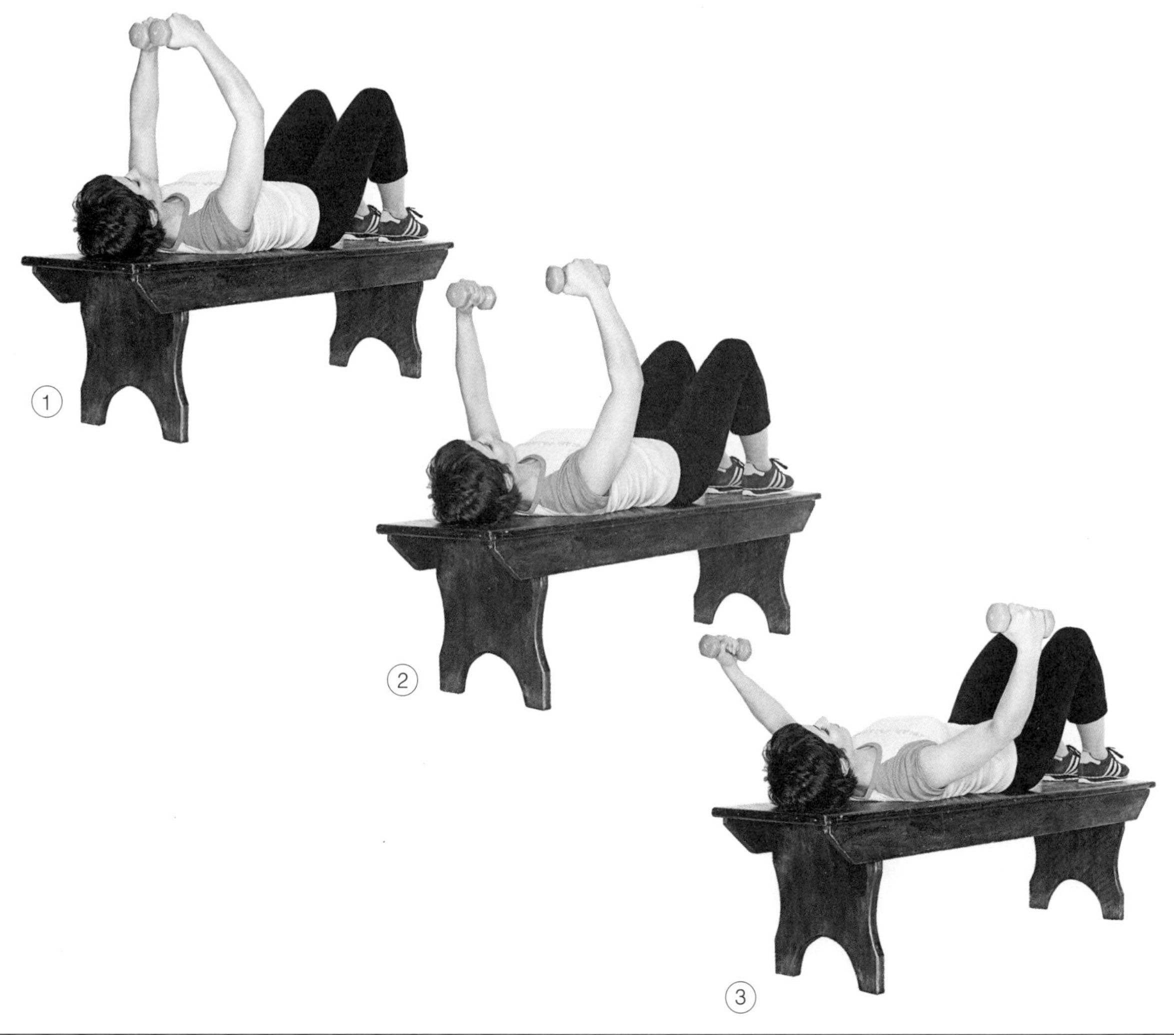

*Chest press**

1. Segure pesos de um a dois quilos em cada mão.
2. Deite de barriga para cima em um banco, com os joelhos flexionados e pés apoiados, afastados em uma distância igual à largura do quadril.
3. Acione a casa de força. Não permita que a região lombar se afaste do banco durante o exercício!
4. Flexione os cotovelos formando ângulos retos, apontados para o chão.
5. Contando até três, pressione os braços em direção ao teto, com as palmas das mãos voltadas para os joelhos. Permita que as extremidades dos pesos se toquem levemente. *Imagine-se sustentando halteres muito pesados ao avançar e puxando duas alavancas gigantes ao retornar.*
6. Abaixe os braços contando até três.
7. Mantenha as escápulas para baixo e as costas pressionadas contra o banco o tempo todo.
8. Repita o exercício de cinco a dez vezes.

* Nome de equipamento de musculação no qual se realiza, na posição sentada, um movimento semelhante ao descrito neste item. [N.T.]

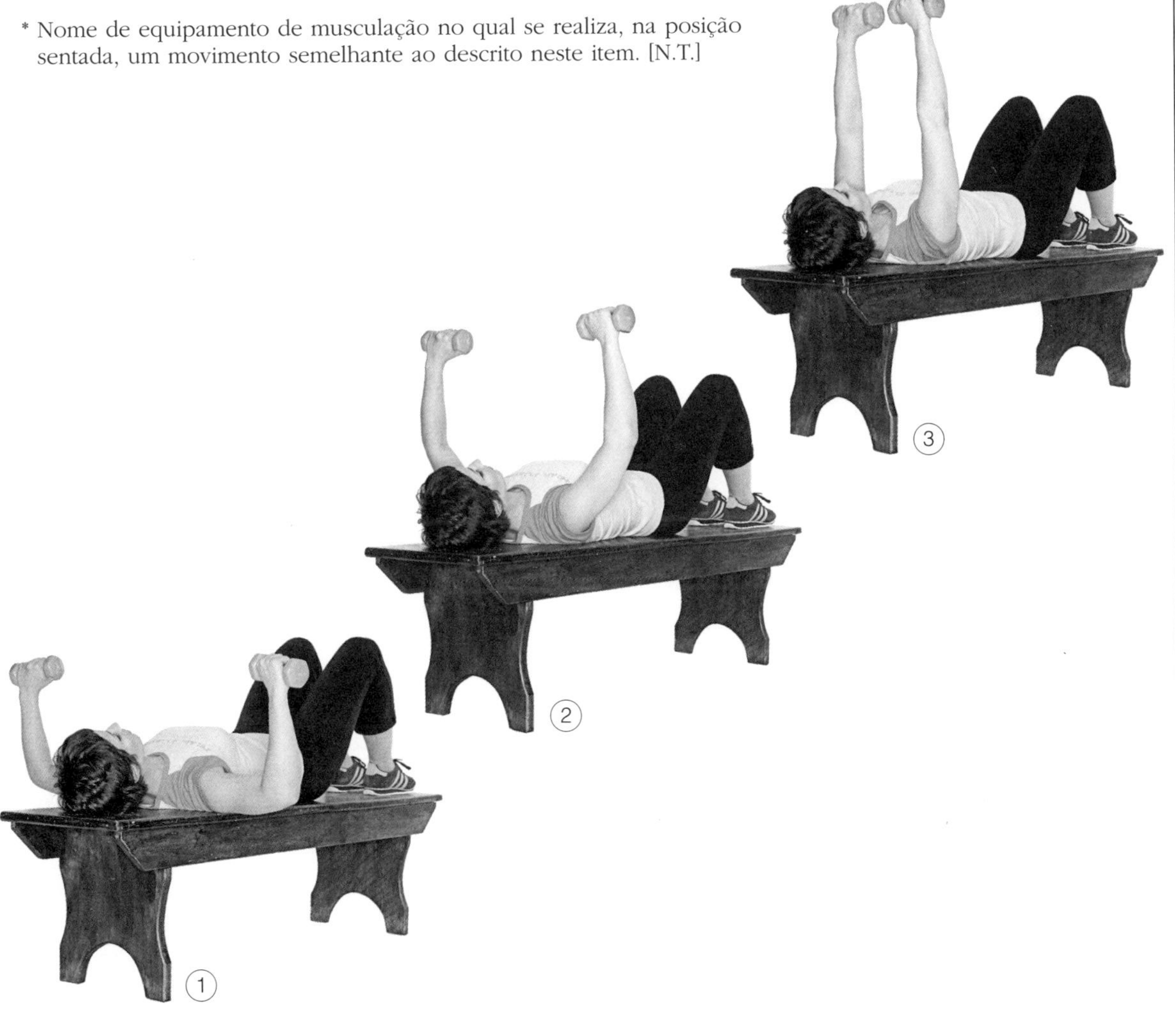

Desafio cardíaco

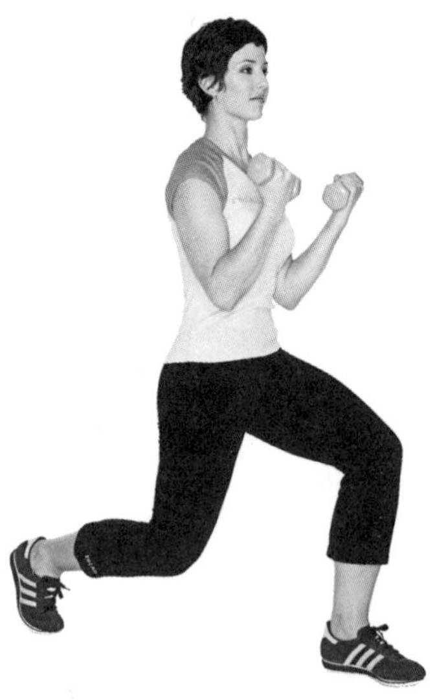

- Dez a vinte repetições: Faça *lunges** controlados enquanto, simultaneamente, flexiona os cotovelos (fazendo o sistema cardiovascular trabalhar mais). Ao ir para baixo, inspire e eleve os pesos. Ao ficar em pé, expire e abaixe os pesos. Verifique seu alinhamento cuidadosamente. O tornozelo e o joelho devem formar uma linha reta quando a perna encontrar-se flexionada.

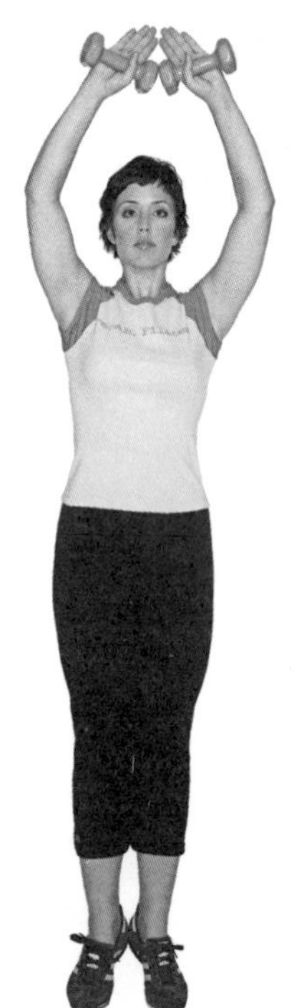

- Quinze a 25 repetições: Eleve-se, apoiando-se na ponta dos pés, ao realizar extensões do tríceps (*shaving the head***), para trabalhar as panturrilhas. (Veja a página 51 para mais fotos.)

* Movimentos da série de braços na posição em pé descritos em *O corpo Pilates* (São Paulo: Summus, 2008), na página 185. [N.T.]
** Movimento da série de braços descrito em *O corpo Pilates*, op. cit., na página 178. [N.T.]

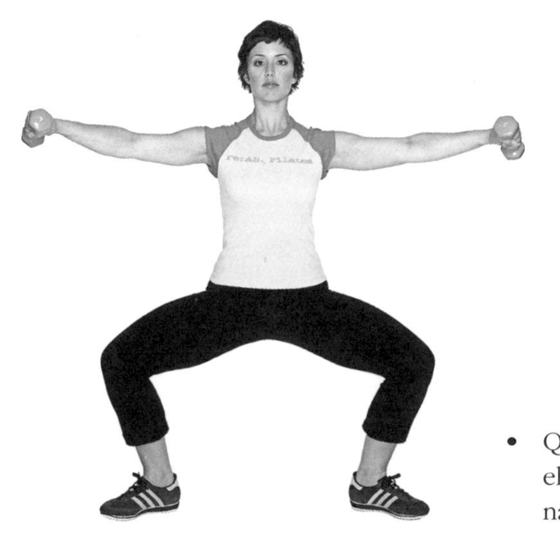

- Quinze a 25 repetições: Agache e, ao mesmo tempo, eleve os braços até a altura dos ombros (trabalhando nádegas e pernas).

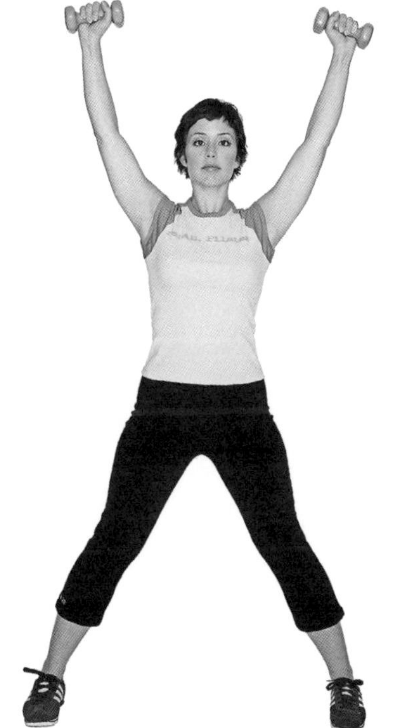

- Quinze a 25 repetições: Faça polichinelos de forma controlada e lenta apenas com pesos leves (aumentando os batimentos cardíacos). *Variação*: levante os braços somente até a altura dos ombros.

- Aumente o peso ou as repetições controladas sem perder a concentração, resistência e posição prévias.

FAIXAS ELÁSTICAS

Faixas elásticas podem ser um mistério. Como uma coisa que parece um brinquedo pode ser tão chata? Como algo que parece tão simples de usar pode ser tão incontrolável? Minha cliente Elaine teve a prova disso. Comprou faixas elásticas para usar em casa e as levava em suas frequentes viagens de negócios. Mas percebeu que estava perdendo tempo demais em exercícios sem imaginação – e quando as utilizava de maneira mais elaborada, acabava por sair da posição adequada. Resultado, as faixas tornaram-se mais um item a juntar poeira no armário, e quando ela as levava em suas viagens, trazia de volta com a consciência pesada por nunca tê-las utilizado. Trabalhando em conjunto, chegamos a uma série de exercícios conscientes de Pilates, que maximizaram a graça e a eficiência desse acessório.

precauções

- Não prenda a respiração para estirar a faixa mais um pouco.
- Não comece pelos ombros. Pressione-os para baixo e utilize os músculos da lateral do tórax para a estabilização.
- Não bloqueie nenhuma articulação ao trabalhar com a faixa.

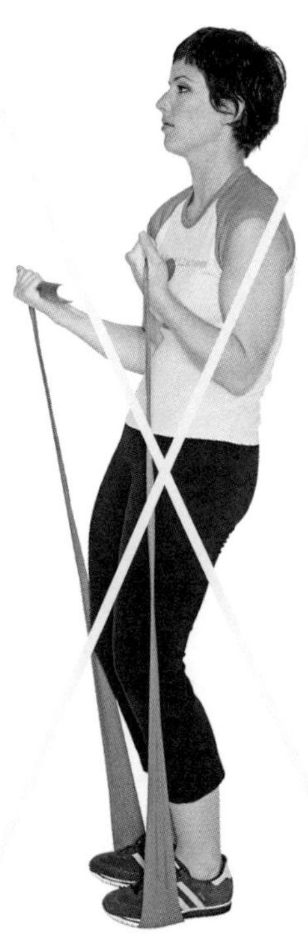

orientações

- Ao esticar a faixa, concentre-se na região do corpo que se encontra estabilizada tanto quanto na que está em movimento.
- Faça contagens ao esticar a faixa e as mesmas contagens ao soltá-la.
- Mantenha a fluidez do movimento para obter certo ritmo e aumentar os batimentos cardíacos.

objetivo: Criar movimentos opostos, *como se movimentasse a alavanca de uma bomba para encher pneu de bicicleta.*

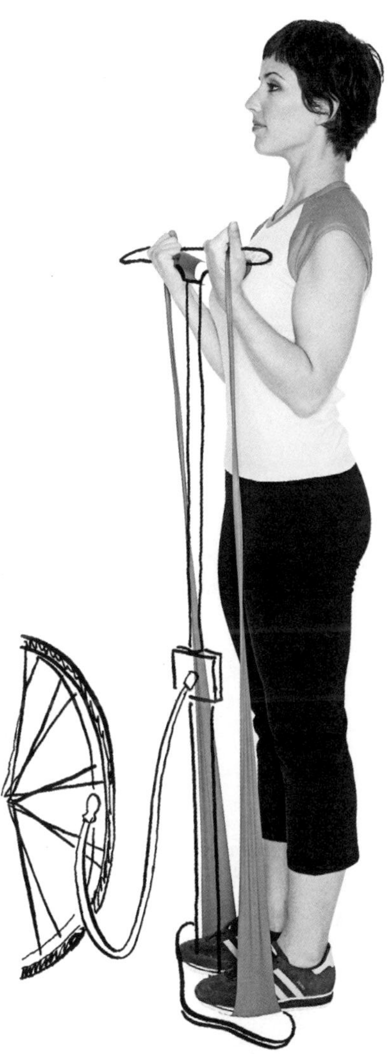

De joelhos – inclinações laterais

Mantenha uma almofada sob os joelhos para protegê-los.

1. Prenda uma extremidade da faixa sob um dos joelhos. Mantenha-os alinhados com os quadris. Deixe folga suficiente para trazer a outra extremidade para o ombro, enrolando o que sobrar em torno da mão.
2. Inspire, puxando a casa de força para dentro e para cima, e estire a faixa em direção ao teto.
3. Expire e incline o corpo para o lado, alongando a cintura enquanto puxa o ombro para longe da orelha.
4. Deslize os dedos da mão oposta pela coxa em direção ao chão, aumentando o alongamento, mas mantenha o peso sobre os dois joelhos. *Imagine-se enterrado na areia até a cintura, o que o impede de deslocar o peso enquanto se inclina para o lado.*
5. Inspire e volte à posição ereta.
6. Expire e dobre o cotovelo, levando a mão à altura do ombro.
7. Repita o exercício de três a cinco vezes para cada lado, com concentração e controle, puxando a casa de força cada vez mais para dentro.

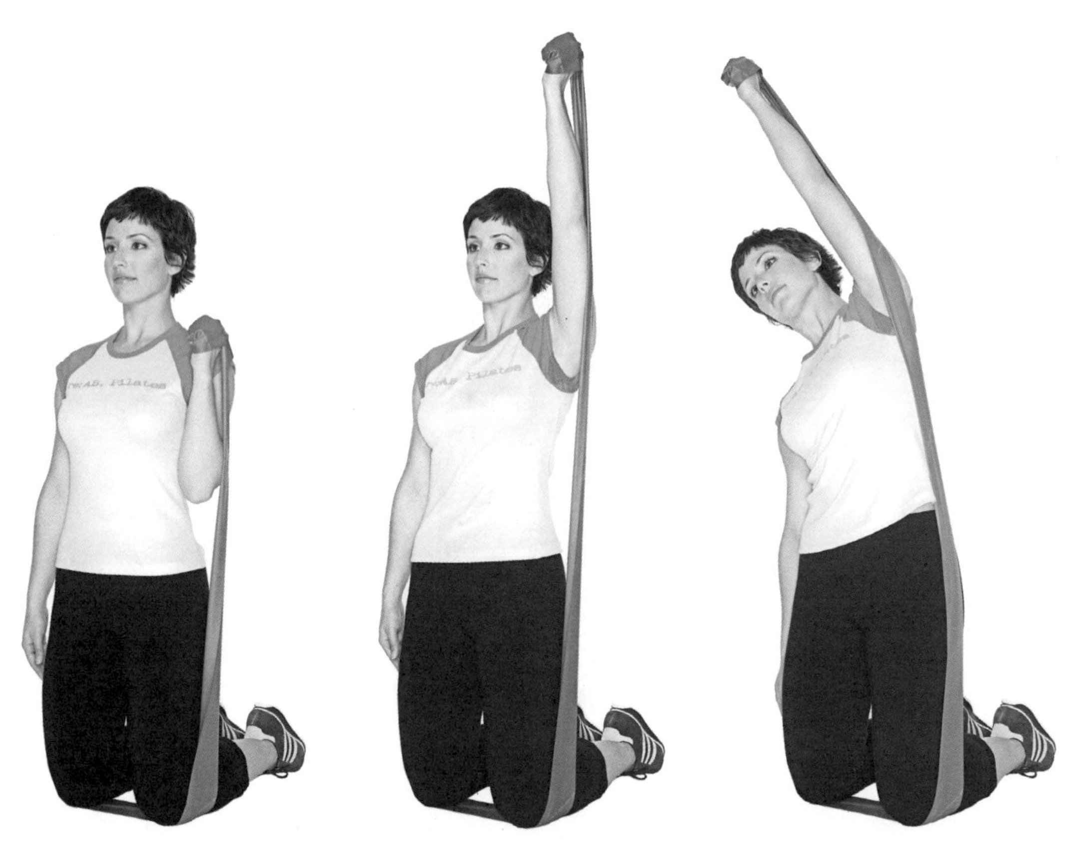

A rã

1. Deite-se de costas com os joelhos dobrados e afastados – com uma distância que não ultrapasse a largura dos ombros – e os pés na postura Pilates (calcanhares juntos, pontas dos pés afastadas). Coloque a faixa de modo que atravesse as solas dos pés.
2. Segure as pontas da faixa com os cotovelos dobrados em ângulo reto e pressionados contra o corpo.
3. Acione a casa de força e eleve a cabeça para olhar a barriga.
4. Inspire e empurre a faixa para longe com os pés, puxando a barriga ainda mais para dentro. Não permita que os braços se movimentem.
5. Acione a região interna das coxas enquanto estende as pernas. *Imagine-se tentando esticar uma calça jeans molhada.*
6. Crie uma força de resistência imaginária enquanto expira e lentamente dobre os joelhos, trazendo-os para a posição inicial.
7. Repita o exercício de cinco a oito vezes com concentração e controle, afundando mais a casa de força a cada repetição.

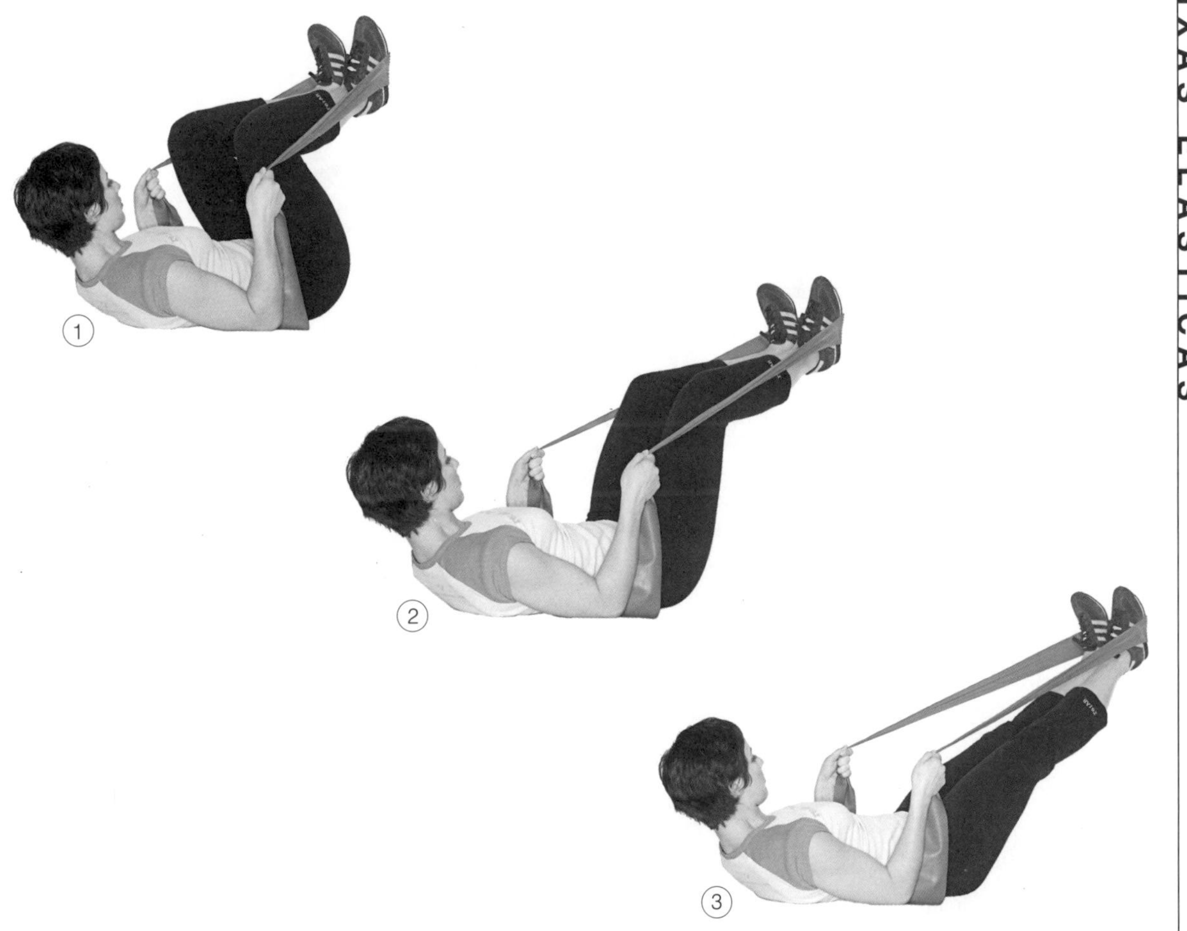

Remada*

1. Sente-se ereto e deixe as pernas paralelas, estendidas à frente. Coloque a faixa nas solas dos pés e segure as pontas.
2. Com os nós dos dedos frente a frente, inspire enquanto puxa as mãos para o peito, ficando mais reto e alongando a região lombar.
3. Expire ao movimentar a região lombar e lentamente levar as vértebras inferiores, uma de cada vez, para o colchonete. *Imagine-se tentando imprimir a forma da coluna em argila.*
4. Inspire e crie resistência ao voltar para cima, curvando-se em torno da barriga até sentar ereto.
5. Expire e deixe de tensionar a faixa.
6. Repita o exercício de cinco a oito vezes, com concentração e controle, afundando cada vez mais a casa de força a cada repetição.

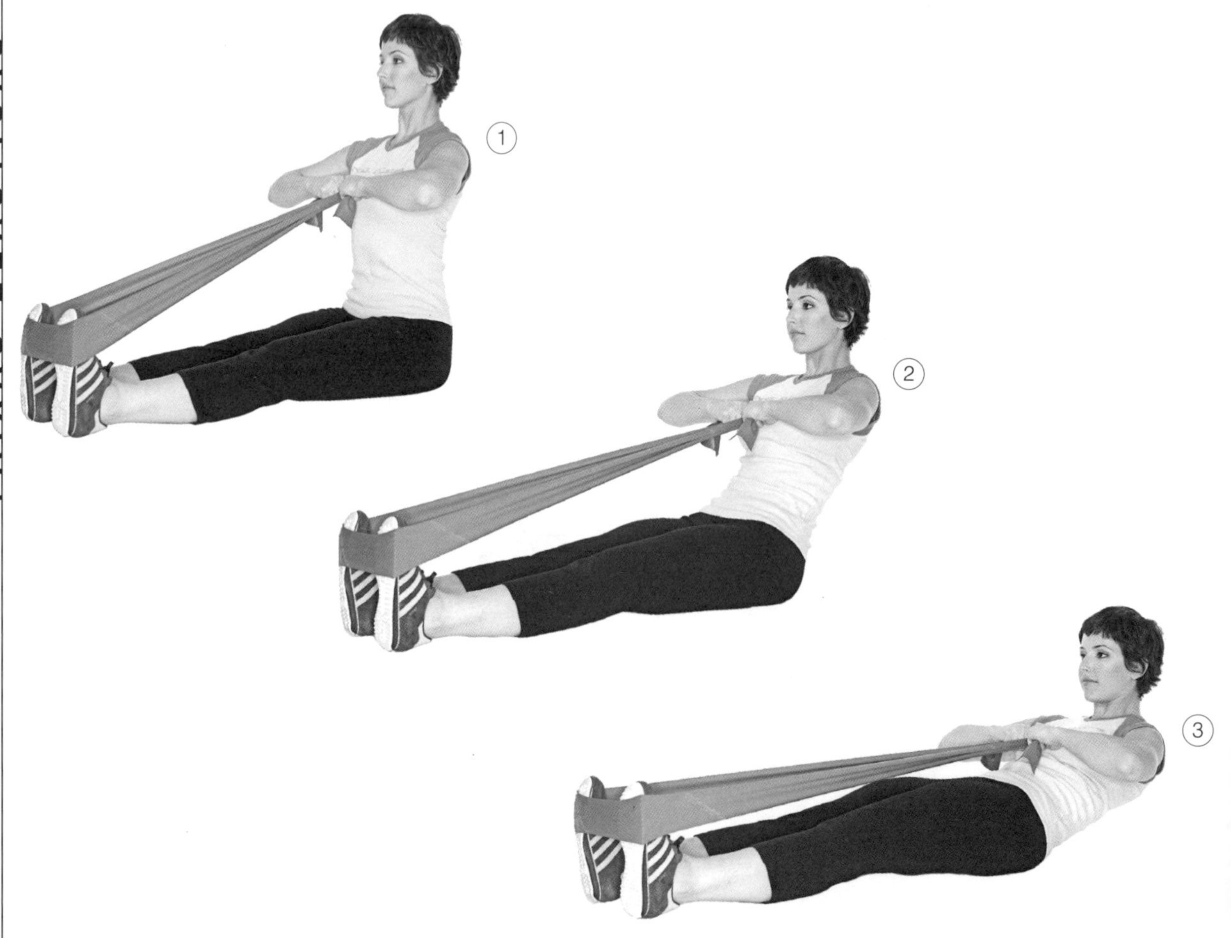

* Veja posições iniciais de *rowing* I em *O corpo Pilates*, op. cit., página 166. [N.T.]

*Magic circle**

Use a faixa como um aro para trabalhar os abdutores (amarre a faixa formando um círculo antes de iniciar).

1. Deite-se de costas, com os joelhos dobrados e as plantas dos pés apoiadas no chão, afastadas segundo a largura do quadril.
2. Os calcanhares devem ficar afastados das nádegas com uma distância correspondente ao tamanho de uma bola de praia. Coloque a faixa em torno das coxas.
3. Inspire, afundando a casa de força, e afaste os joelhos; conte até três, mantendo-se nessa posição.
4. Expire e tente resistir à força da faixa enquanto os joelhos retornam. *Imagine-se apertando um balão entre os joelhos enquanto tenta aproximá-los.*
5. Repita o exercício de cinco a oito vezes, com concentração e controle, afundando mais a casa de força a cada repetição.

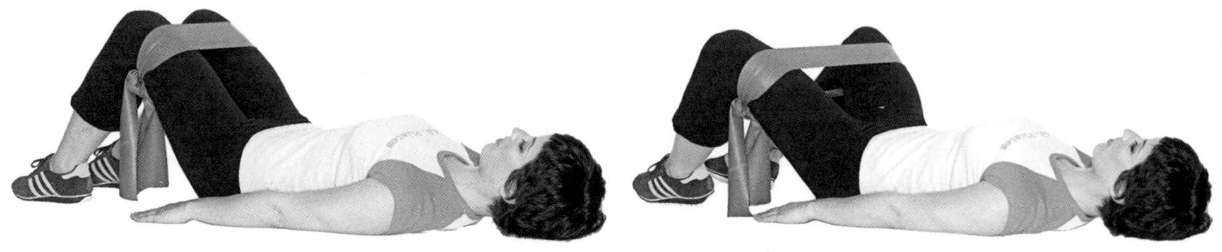

* Referência a acessório utilizado em alguns de exercícios do Pilates no solo, com o objetivo de aumentar a resistência ao movimento. [N.T.]

Desafio cardíaco

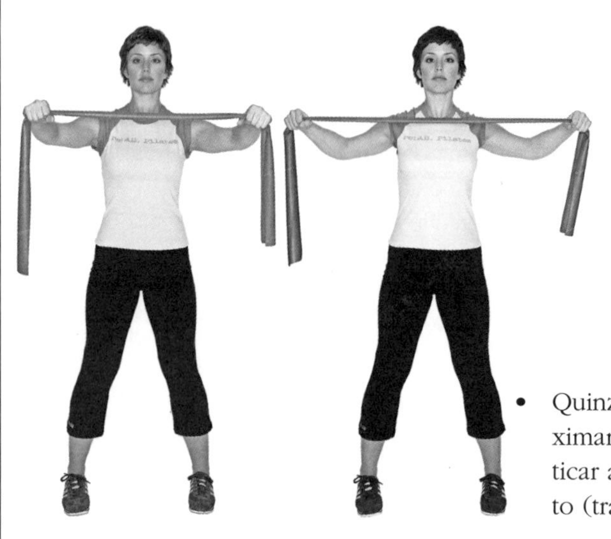

- Quinze a 25 repetições: Movimente as escápulas aproximando-as e afastando-as, abrindo os braços para esticar a faixa e resistindo ao retorno, que deve ser lento (trabalhe a região superior do dorso).

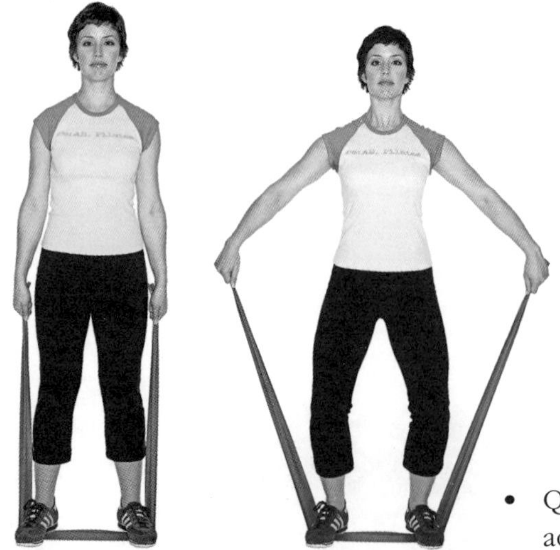

- Quinze a 25 repetições: Eleve os braços lateralmente ao se agachar (trabalhando braços e pernas).

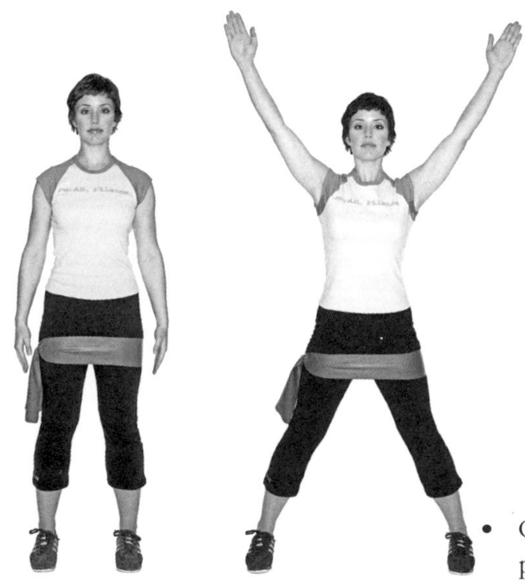

- Quinze a 25 repetições: Amarre a faixa em torno das pernas e faça polichinelos (aumentando a pulsação).

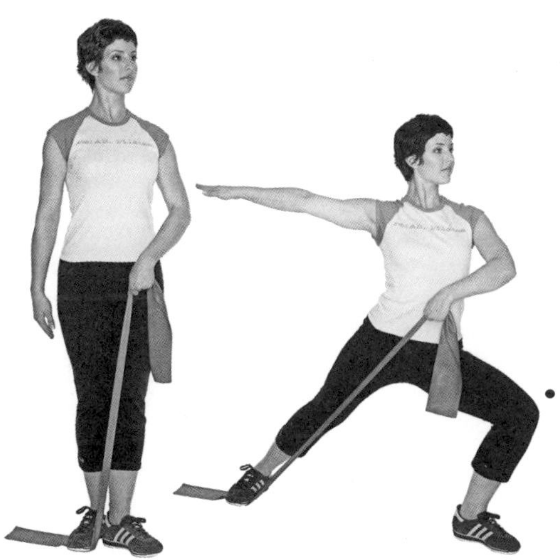

- Quinze a 25 repetições: Pise em umas das extremidades da faixa, segurando a outra com a mão oposta, e estique-a enquanto avança lateralmente (*lunges*), girando a parte superior do corpo no sentido do joelho que avançou (trabalhando a casa de força).

- Quinze a 25 repetições: Aumente o ritmo dos movimentos sem perder a concentração e a posição prévia.

PULAR CORDA

A maioria de nós pulou corda na infância, e então a deixou de lado por ser "coisa de criança"... Até que vimos, em um grande filme sobre boxe, uma sequência de treino em que o lutador pula corda, o que reacendeu nosso interesse. No entanto, ao adquirir uma nova corda descobrimos que o ritmo e a coordenação que eram tão naturais no jardim de infância agora nos faltam. Minha cliente Dana queria encontrar uma forma fácil e divertida de incrementar seu treino aeróbico. Decidiu pular corda, mas descobriu que já não era mais capaz de achar aquilo divertido. Trabalhando juntas, chegamos ao posicionamento que ela necessitava para manter o movimento da corda e acrescentamos alguns passos interessantes que ela podia utilizar para impressionar as crianças da vizinhança.

precauções

- Não arqueie as costas. Mantenha sua casa de força acionada.
- Não permita que os movimentos sejam iniciados nas pernas. Comece pelo centro, *como se ele fosse impulsionado por uma mola gigante.*
- Não eleve os ombros até as orelhas nem os curve para a frente.

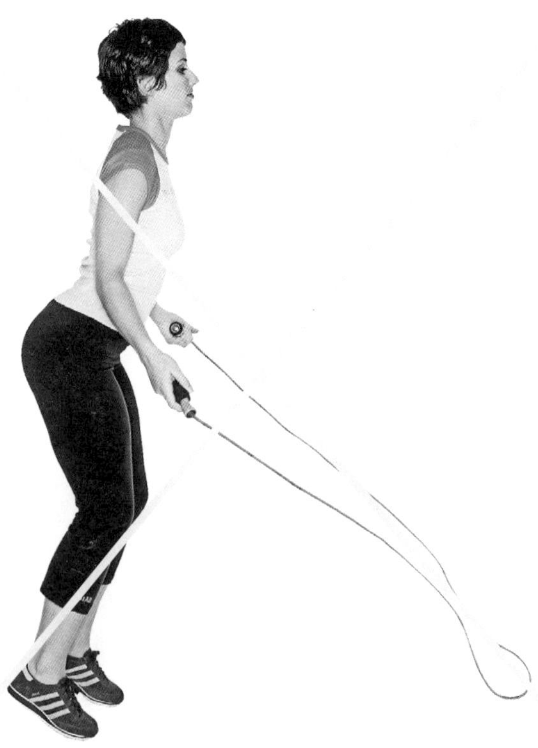

orientações

- Mantenha os joelhos soltos ao aterrissar.
- Focalize um ponto e mantenha o olhar fixo nele.
- Toque o chão o mais suavemente possível, sobre a cabeça dos metatarsianos.

objetivo: Manter a aterrissagem suave, *como se pulasse em uma almofada.*

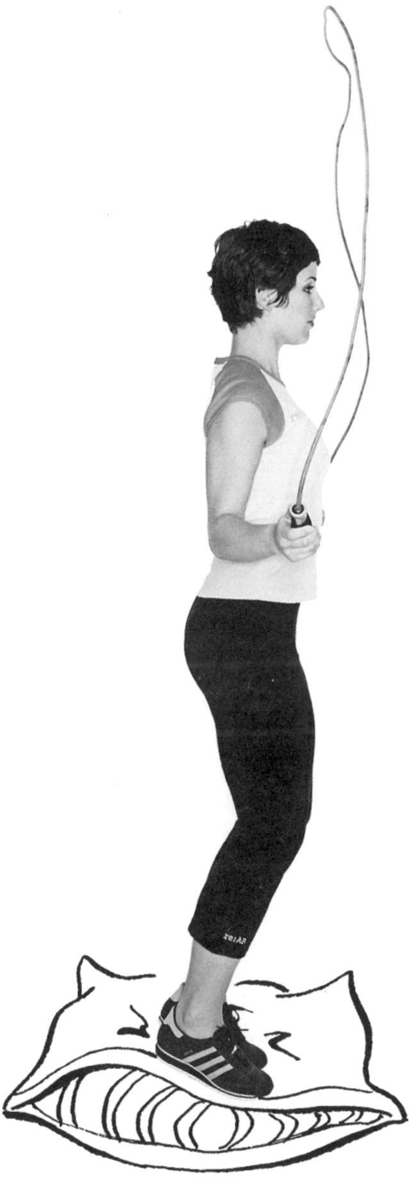

Desafio cardíaco

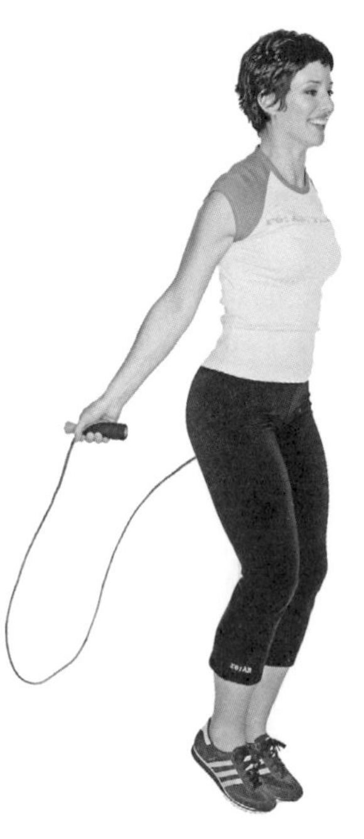

- Dois minutos: Concentre-se em manter-se em um lugar específico do chão (aumentando seu foco).

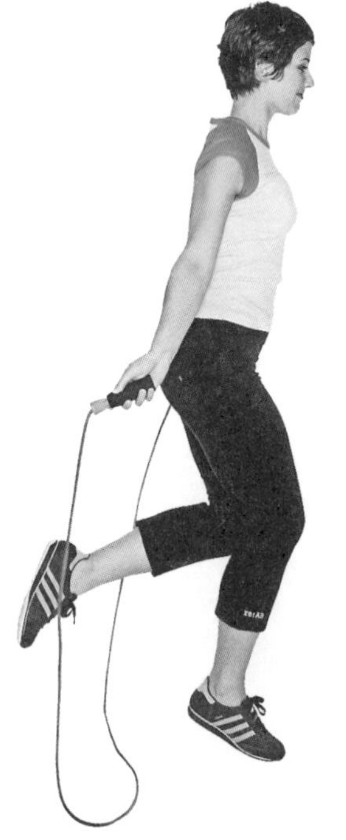

- Dois minutos: Saltite para a frente (aumentando a pulsação).

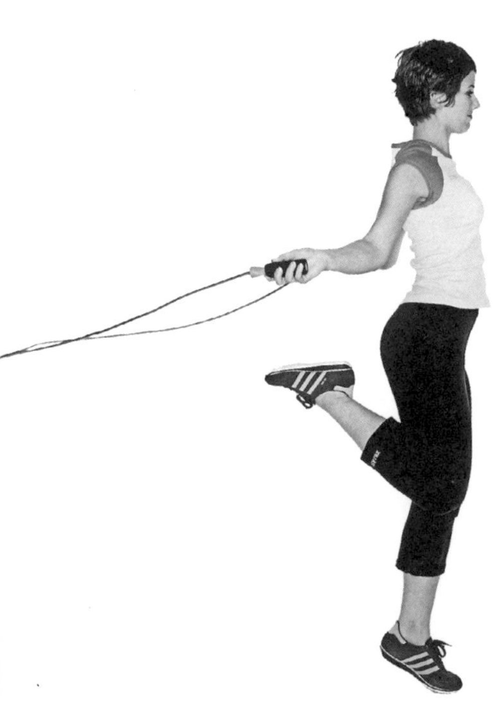

- Dois minutos: Toque as nádegas com os calcanhares (trabalhando a região posterior das pernas).

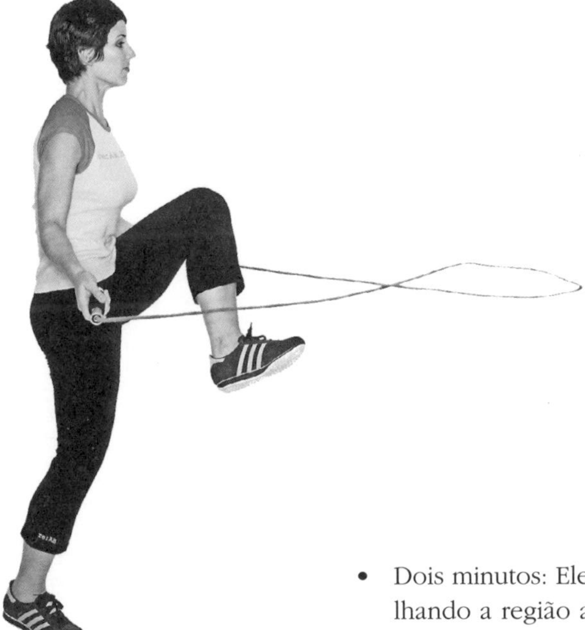

- Dois minutos: Eleve mais o joelho a cada pulo (trabalhando a região anterior das pernas).

- Dois minutos: Aumente o ritmo do exercício, sem perder a posição prévia.

POLICHINELOS

Vez ou outra, peço aos clientes que realizem alguns polichinelos para aumentar a energia corporal. Isso os remete à pura alegria do movimento, à infância, quando correr trazia relaxamento e prazer, em vez de representar um objetivo ou um trabalho pesado. Aqui, esse velho exercício é revitalizado, tornando-se um desafiador trabalho cardiovascular e de força.

precauções

- Não permita que a energia do movimento abale a região da cintura ou do pescoço. *Imagine um corpete apertando sua cintura e seu pescoço sendo alongado por uma gola alta.*
- Não desloque peso para as laterais dos tornozelos.
- Não permita que seus pensamentos vagueiem a esmo.

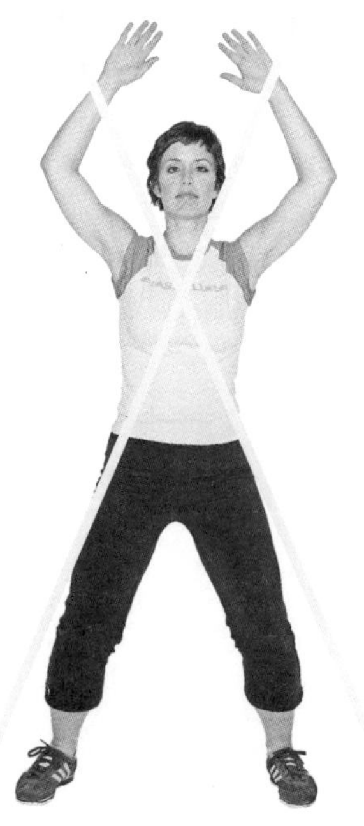

orientações

- Mantenha sua cintura elevada durante os movimentos.
- Concentre-se em juntar fortemente as coxas cada vez que aproximar as pernas, *como se estivesse batendo continência no exército.*
- Utilize a elevação e o abaixamento dos braços para elevar ainda mais sua cintura, *como se estivesse nadando no ar.*

objetivo: Manter a energia do movimento sempre alta, *como se você estivesse trabalhando sem a presença da gravidade ou como se estivesse dentro de um foguete ao ser lançado.*

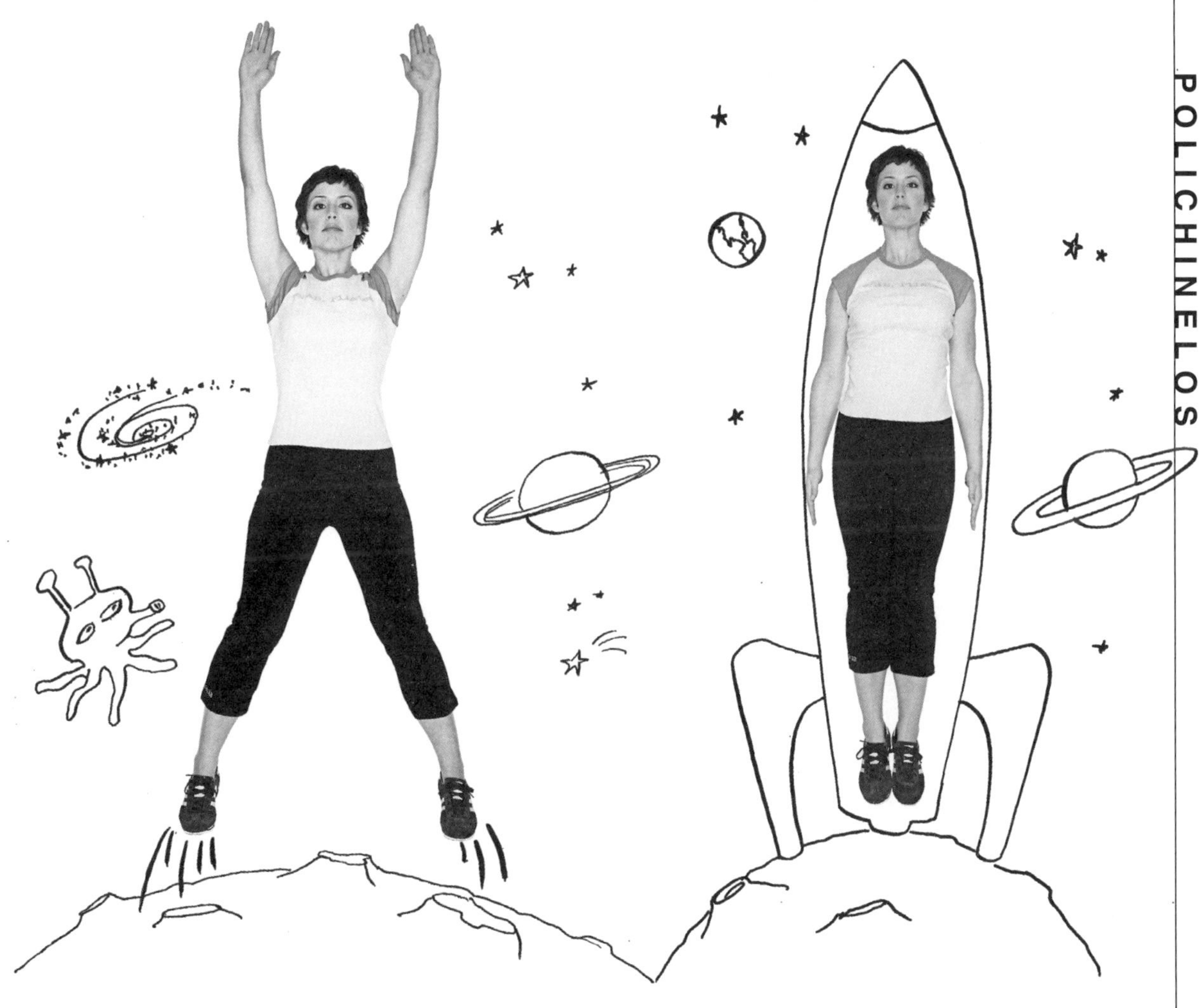

Desafio cardíaco

Este desafio é de apenas cinco minutos porque os movimentos envolvem o corpo todo.

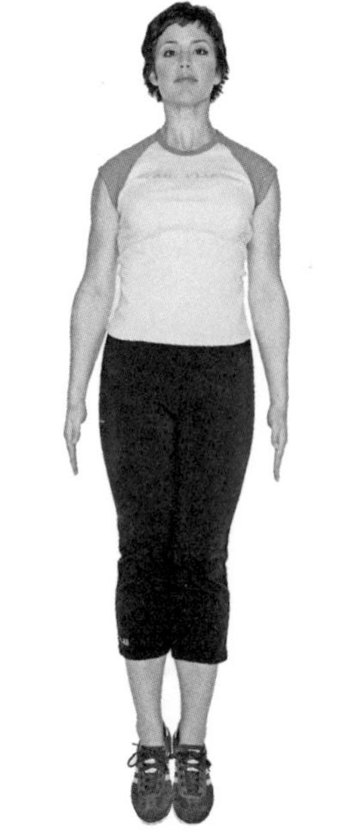

- Um minuto: Mude a ênfase do movimento, tentando deixar as pernas juntas e os braços para baixo, junto ao corpo (trabalhando a região interna das coxas). *Imagine-se sendo puxado para dentro de uma coluna estreita cada vez que aproximar braços e pernas.*

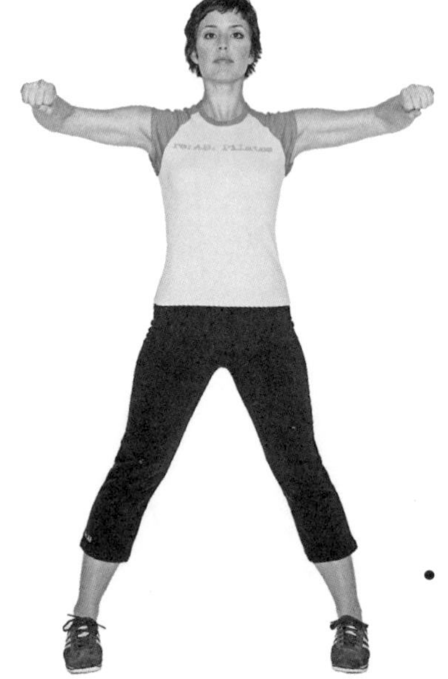

- Um minuto: Mantenha os cotovelos dobrados, *como se estivesse tocando um acordeão*, cada vez que pular (trabalhando os ombros e a região superior dos braços).

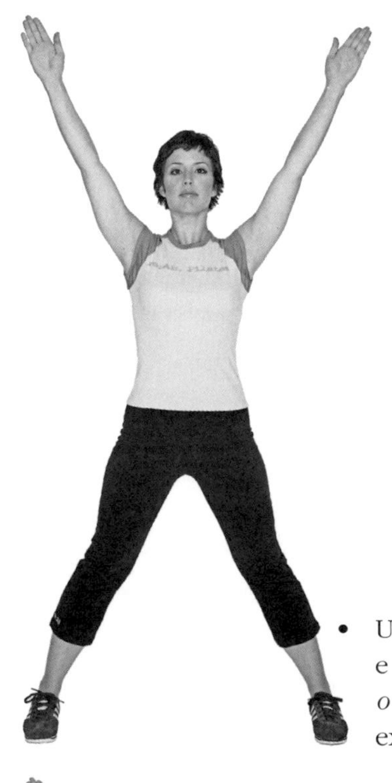

- Um minuto: Mude a dinâmica pressionando os braços para cima e empurrando as pernas ao afastá-las, *como se estivesse fazendo o exercício embaixo d'água* (trabalhando os quadris e a região externa das coxas).

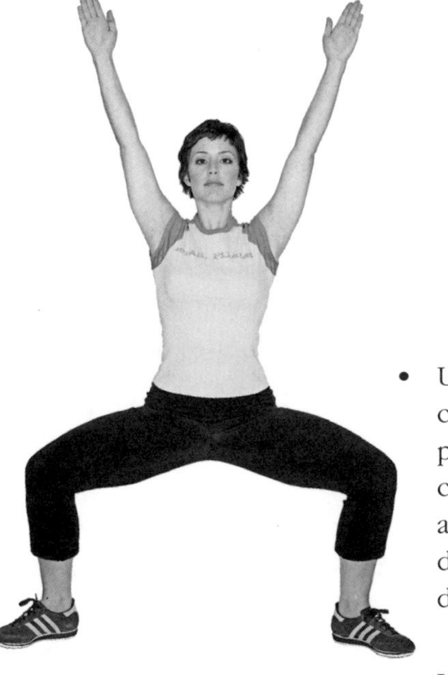

- Um minuto: Cada vez que aterrissar, adicione um agachamento, com alinhamento perfeito (quando aproximar as pernas, agache: pés juntos, toda a sola dos pés no chão, joelhos pressionados um contra o outro, alinhados com os dedos dos pés; quando afastar as pernas, agache: toda a sola dos pés no chão, joelhos afastados, dobrados diretamente acima dos dedos dos pés) (trabalhando a região superior das coxas e as nádegas).

- Um minuto: Tente reunir o maior número possível desses movimentos.

Trabalho no solo

Uma das grandes vantagens do trabalho do Pilates no solo é que ele faz de seu corpo uma academia portátil. Assim como no Trabalho Invisível, os exercícios de solo são uma forma de derrotar um sistema que lhe diz ser necessária uma academia cara, ou um treinador, para que você fique em forma e saudável. "A boa forma física não pode ser alcançada por mero desejo ou simples compra", dizia Joseph Pilates.

Escolhi dez exercícios que considero a nata de *Desafios do corpo Pilates*: "Os dez desafiadores" constituem uma rotina que estabelecerá os fundamentos para os desafios que se seguirão. Você descobrirá que eles, sozinhos, já serão muito úteis; peço que os domine e entenda profundamente antes de ir em frente.

Ao sentir-se confiante após esses dez movimentos, utilize-os como a base das quatro novas rotinas derivadas dos diversos exercícios de solo e com equipamentos do método Pilates: adicionar abdominais, afinar a região inferior do corpo, aperfeiçoar a postura e descobrir a flexibilidade. Essas quatro novas rotinas o farão concentrar-se em conceitos mais específicos de força abdominal, tonicidade de pernas, melhora de postura, e, sobretudo, flexibilidade. Lembre-se de que, embora determinado exercício possa ter como alvo um segmento corporal específico, você sempre deve se concentrar em trabalhar o maior número possível de grupos musculares, encarando o corpo como um todo integrado.

Enquanto Joseph Pilates estruturou seus exercícios de solo para as necessidades individuais de seus alunos, ao longo dos anos eles foram agrupados nas categorias iniciante, intermediário e avançado, para ajudar os professores a conduzirem uma progressão segura por meio do método. (Na realidade, o que faz de um exercício do Pilates "avançado" não é tanto a força do praticante, mas o controle e precisão com os quais o movimento é conscienciosamente executado.

Você é quem pode saber que movimentos são possíveis e mais adequados às suas necessidades corporais.) Com o intuito de ampliar a ideia de níveis específicos de exercícios, incluí modificações e progressões para ajudá-lo, dando-lhe segurança quando necessária e espaço para progredir à medida que for se tornando mais forte e confiante.

Por quê? Porque, quando tudo tiver sido dito e feito, os níveis não serão importantes para seu sucesso. Dentro da minha concepção do trabalho do Pilates, denomino afetuosamente os exercícios avançados de "os supérfluos" do sistema. São interessantes e divertidos de se observar, mas não são eles que conduzem o método Pilates ou que o tornam tão eficiente. Criei as sequências de trabalho de solo no *Desafios do corpo Pilates* tendo isso em mente.*

Assim como em *O corpo Pilates*, criei rotinas progressivas no solo que podem ser usadas como um programa básico para o dia ou em conjunto com o que propõem as seções sobre academia, pesos, faixas elásticas e esporte deste livro. À medida que você for se aventurando em diferentes rotinas, sinta-se livre para misturar e combinar movimentos. A única regra rígida no Pilates é realizar cada movimento com controle total e concentração. Aprenda bem um exercício antes de seguir para o próximo – é a qualidade do movimento que permitirá os melhores resultados. Todas as rotinas a seguir foram concebidas para que haja máxima fluidez de um exercício para o outro. É possível também executá-los mais devagar, de acordo com a necessidade de trabalhar áreas mais específicas que você julgue precisarem de maior atenção.

Como regra, se o exercício não o faz sentir-se bem, *deixe-o de lado!* No Pilates não se deve trabalhar com dor. Experimente cada exercício e ajuste-o ao seu nível utilizando as modificações e progressões propostas.

Aprenda a diferenciar um exercício difícil por causa do esforço que requer (bom) de um difícil por ser doloroso (mau). Quando tiver encontrado seu nível individual em relação a esses exercícios, você trabalhará com fluidez, costurando-os e construindo uma rotina rítmica, por meio dos movimentos de transição que citei ao longo de todos os itens sobre o trabalho no solo. Essas transições o ensinarão a combinar os movimentos em uma "dança" sem interrupções que aumentará o trabalho aeróbico. Você queimará mais calorias e conseguirá mais alongamento de seus músculos aquecidos.

Se você achar certos conceitos repetitivos, não será acaso. O Pilates é realmente uma metodologia muito simples, natural, com alguns movimentos com-

* Para rotinas que são descritas nos níveis clássicos, ver *O corpo Pilates*, *op. cit.* [N.T.]

plexos incluídos. Você encontrará as seguintes instruções o tempo todo: "contraia as nádegas", "puxe a barriga para dentro e para cima", "empurre os ombros para baixo", "contraia a região interna das coxas", "alongue a coluna", "contraia a linha da cintura", e assim por diante. Coloque isso tudo em prática e você será quase um mestre do Pilates. Basta aprender a mover-se utilizando todos esses elementos de forma correta e pronto!

A regra quanto a "trapacear"

Deixei "trapacear" entre aspas porque minha ideia sobre trapaça pode surpreender. Se, para conseguir um alongamento melhor até os artelhos, você dobrar levemente os joelhos enquanto mantém uma boa posição, isso *não* é trapaça. Se você esquecer seu adequado posicionamento para conseguir tocar os artelhos, isso é trapaça! O objetivo dos exercícios do Pilates é, afinal, conseguir a maior amplitude de movimento possível com a mais dinâmica fluidez, sempre mantendo íntegra a posição "perfeita". Não se deve esperar conseguir tal coisa na primeira ou mesmo na quadragésima tentativa de fazer cada exercício, embora você deva continuar tentando alcançar seu objetivo a cada repetição. Você descobrirá sua aptidão para realizar certos exercícios, enquanto outros serão mais difíceis. Essa é a graça desse sistema. É progressivo, tem uma orientação objetiva e deve mantê-lo entretido pelos anos vindouros. Frequentemente digo aos meus clientes que se frustram quando a perfeição lhes escapa: "Se você pudesse dominar o Pilates em um fim de semana, pense em como ficaria entediado na segunda-feira".

Mantendo o desafio cardíaco

Ao longo dos anos, tenho ouvido muita gente dizer que o Pilates é ótimo, mas "não é suficientemente aeróbico". Ao contrário. Qualquer instrutor legítimo do Pilates – ou estudante treinado por esse instrutor – testemunhará que, quando praticado de forma correta, o Pilates é um excepcional trabalho cardiovascular. Esse mito é particularmente incoerente porque Joseph Pilates estruturou seu sistema para combater sua própria asma, fortalecendo seus pulmões e sistema circulatório; por conseguinte, o melhor exercício para manter seu corpo saudável e em forma aerobicamente relaciona-se com esse sistema. O segredo está na ênfase no ritmo e na utilização de sua "exagerada" respiração – isto é, inspirações e expirações profundas. Realize qualquer número de exercícios de solo na sequência adequada, enfatizando a dinâmica e os elementos respiratórios, e você terá um trabalho aeróbico dos melhores.

Postura Pilates

Nas instruções para os exercícios você vai deparar com a expressão "postura Pilates", usada para descrever a posição estabilizadora das pernas e dos pés. A postura Pilates é caracterizada por um leve giro das pernas para fora, que se inicia nas articulações dos quadris. É preciso girar as coxas para fora enquanto os pés permanecem formando um pequeno V, com os calcanhares fixos. Os joelhos devem permanecer "desbloqueados" ou eretos, mas nunca bloqueados.

Praticar a postura Pilates ao contrair a região posterior, superior e interna das coxas libera os músculos dessa área, acionando, em contrapartida, as visadas regiões dos quadris, nádegas e áreas interna e externa das coxas.

Apoio das mãos uma sobre a outra

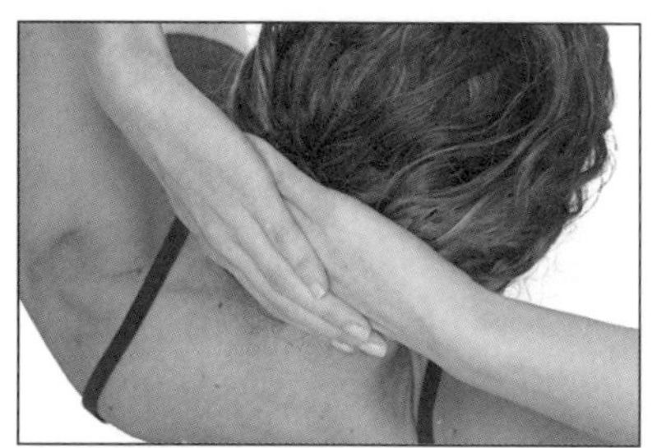

Para assegurar-se de estar trabalhando os músculos mais profundos ao elevar-se do chão, em vez de confiar a tarefa de puxá-lo para cima às suas mãos, você deve apoiá-las uma sobre a outra, e não entrelaçar os dedos. Tente colocar a palma de uma das mãos sobre o dorso da outra para um trabalho mais profundo.

Suporte lombar

Ao realizar exercícios que envolvam o abaixamento das pernas, você pode sentir as costas começando a arquear-se e se afastando do colchonete – isso não deve ocorrer. Com a finalidade de fortalecer sua casa de força, você pode achar esta modificação útil: ao juntar as mãos de modo a formar um pequeno V sob as nádegas, com os polegares contornando o cóccix, você cria um bloqueio que ajuda a estabilizar a pelve e permite que as pernas desçam mais. Lembre-se: essa é uma medida temporária, até que você esteja com a casa de força suficientemente desenvolvida para conseguir completar o movimento sem ajuda.

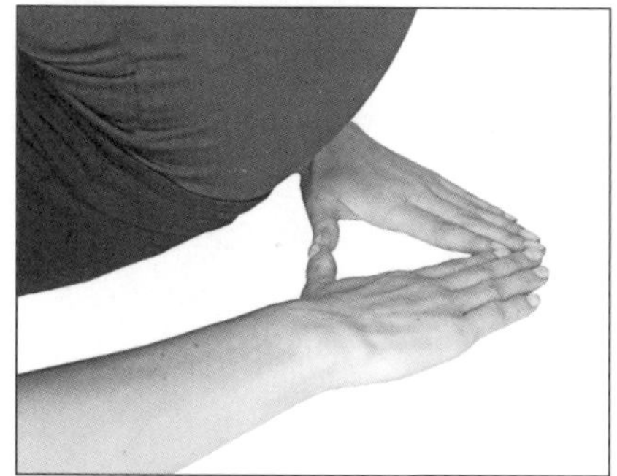

Os dez desafiadores Esses dez exercícios, somados a uma posição de descanso, criam uma excelente rotina básica que pode – e deve – tornar-se parte do seu dia a dia. Essa rotina pode ser utilizada sozinha ou acompanhar uma sessão de ginástica ou treino atlético.

Ao evoluir para a próxima série de trabalho no solo, você deve utilizar esses dez exercícios como fundamento e então inserir os novos exercícios na sequência. O "Mapa do caminho" mostra a rotina como um todo. Inseri os novos movimentos nos lugares que julguei apropriados, de forma a manter ritmo e fluidez adequados. No Pilates, a mesma posição nunca é mantida por muito tempo. Considerando essa característica e seus consequentes resultados cardíacos, tentei dispor cada nova sequência (adicionar abdominais, afinar a região inferior do corpo, aperfeiçoar a postura e descobrir a flexibilidade), durante a produção dos "dez desafiadores", da maneira mais contínua possível. Instruções em cada página farão a transição de um exercício para o outro.

As rotinas não devem ser combinadas de maneira a constituir uma enorme rotina. Quer dizer, não acrescente itens como "adicionar abdominais" e "aperfeiçoar postura" aos dez desafiadores, de forma a criar um trabalho global. Em vez disso, descubra o que é mais adequado ao seu corpo, o que o desafia e o modifica, e trabalhe segundo esse sistema. Você pode alternar as rotinas tanto quanto quiser, mas lembre-se de aprender muito bem cada movimento antes de ir em frente ou adicionar outro.

Enquanto os dez desafiadores constituem a base sobre a qual você trabalhará, os exercícios que os compõem não são necessariamente básicos. Assim, rotulei os níveis de acordo com o grau de desafio para o iniciante. Esses níveis podem não corresponder aos níveis de livros anteriores sobre o Pilates, visto que não são baseados em um sistema padrão. Eles pretendem servir de guia para os novatos, de forma a manter a eficiência e, sobretudo, a segurança!

O *low back stretch* (alongamento lombar) ao final dos dez desafiadores deve ser utilizado sempre que você sentir necessidade de soltar a região lombar ou descansar um pouco. Ao empregá-lo na rotina do trabalho no solo, mantenha a posição, contando rapidamente até três, e siga em frente. Se necessário, essa pode ser uma posição de descanso para que você retome fôlego ou termine o dia. Aproveite!

Mapa do caminho*

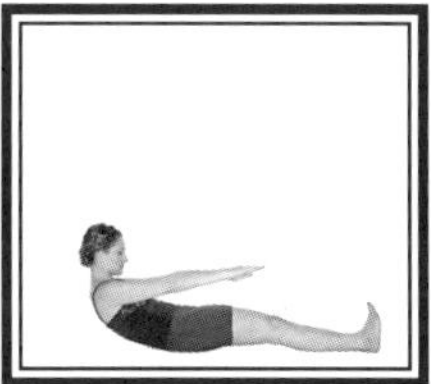

the roll up
(rolar para cima)
iniciante

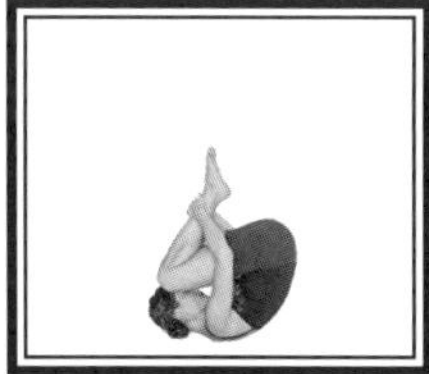

rolling like a ball
(rolando como uma bola)
iniciante

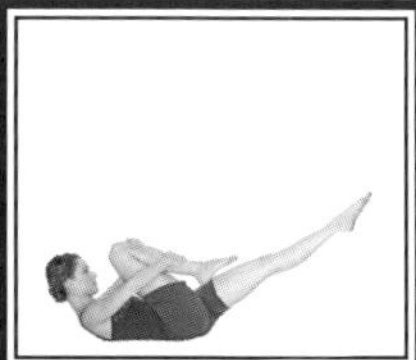

single leg stretch ◆
(alongar uma perna)
iniciante

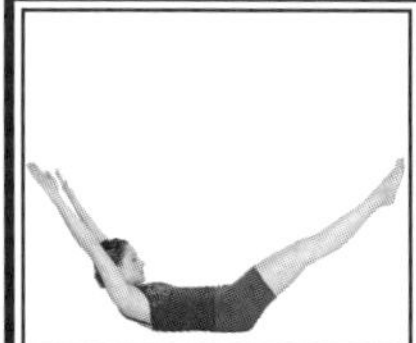

double leg stretch ◆
(alongar as duas pernas)
intermediário

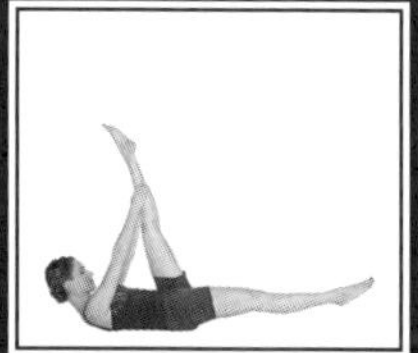

single straight leg stretch ◆
(alongar uma perna estendida)
intermediário

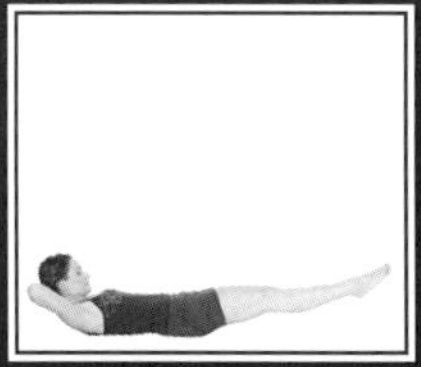

double straight leg stretch ◆
(alongar as duas pernas estendidas)
avançado

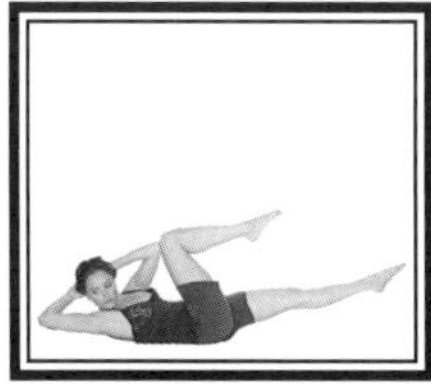

crisscross ◆
(entrecruzado)
avançado

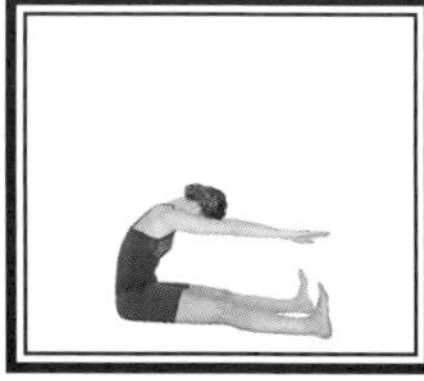

spine stretch forward
(alongar a coluna para a frente)
iniciante

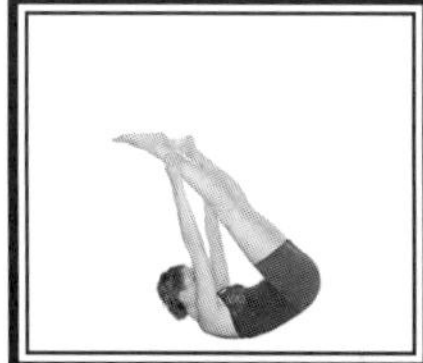

open leg rocker
(balanço com as pernas separadas)
intermediário

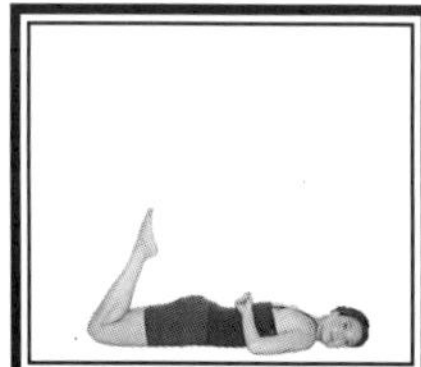

double leg kicks
(chutes com as duas pernas)
avançado

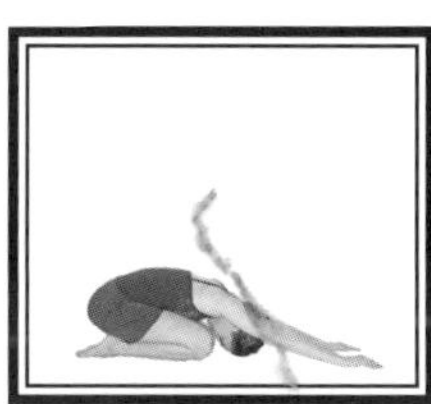

low back stretch
(alongamento lombar)

Nota: Os exercícios marcados com um losango (◆) são "os cinco fabulosos": *single leg stretch*, *double leg stretch*, *single straight leg stretch*, *double straight leg stretch* e *crisscross*. Eles constituem uma série de abdominais** que tem como alvo todos os músculos abdominais e deve ser feita sem parar ou abaixar a cabeça entre um exercício e outro. Faça dessa série um desafio, comprometa-se a realizá-la de memória, todos os dias, sem falta. Sua força abdominal aumentará dez vezes.

* Como no livro *O corpo Pilates*, os nomes dos exercícios foram mantidos em inglês, seguidos de uma tradução que pretende esclarecer seu sentido. Para maior facilidade, no final do livro encontra-se um guia de nomes dos exercícios. [N.T.]

**No original, o conjunto desses cinco movimentos é denominado *stomach massage*. [N.T.]

THE ROLL UP

(Rolar para cima)

objetivo: Produzir alongamentos de oposição em seu corpo, *como se resistisse à puxada de uma corda em torno da região inferior da barriga.*

passo a passo

1. Deite-se e estique-se sobre o colchonete, alongando o corpo ao máximo, *como você faz ao acordar, quando se espreguiça.*
2. Aperte a parte posterior das coxas uma contra a outra, flexione os pés segundo a postura Pilates e comece a trazer os braços estendidos para a frente, acima da cabeça.
3. Quando os braços passarem pelo peito, eleve a cabeça, inspirando ao rolar para cima e para a frente. *Imagine suas pernas unidas e impedidas de mover-se enquanto você rola para cima.*
4. Para sentir a articulação da coluna, siga esta sequência: eleve o queixo em direção ao peito, o peito em direção às costelas, as costelas em direção ao abdome, o abdome em direção aos quadris, e *imagine-se tentando levantar-se, indo para fora dos quadris e acima das coxas.*
5. Expire enquanto se alonga para a frente a partir dos quadris, mantendo o umbigo puxado para trás, em direção à coluna.
6. *Imagine-se rolando para cima e para frente por sobre uma grande bola de praia, alongando ao máximo os músculos da coluna.*
7. Inicie a volta do rolamento contraindo os glúteos e deslizando levemente o cóccix para baixo. Inspire enquanto começa a puxar o umbigo em direção à coluna.
8. Reverta a sequência do exercício e expire, sentindo cada vértebra pressionar o colchonete. Continue apertando a região posterior da parte interna das coxas uma contra a outra para que haja estabilização.
9. Quando a região posterior dos ombros tocar o colchonete, abaixe a cabeça e traga os braços para cima, alongando todo o corpo antes de reiniciar o movimento.
10. Repita essa sequência de três a cinco vezes. Termine rolando para cima até sentar-se, preparando-se para o *rolling like a ball.*

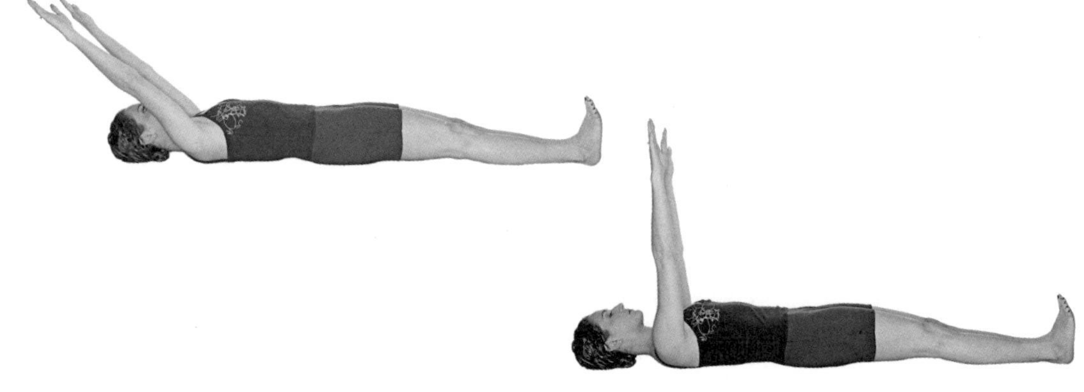

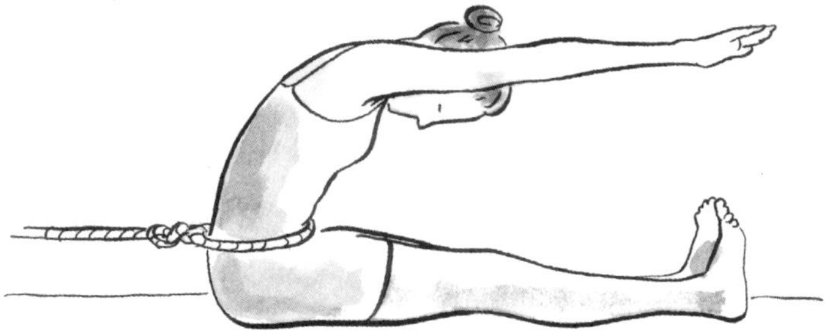

orientações

- A chave para esse exercício é sentir a fluidez do movimento sem permitir que o corpo caia para a frente. Isso pode ser conseguido usando forças opostas, ou seja, empurrando a barriga para trás ao alongar-se para a frente.
- Lembre-se de contrair a região superior da porção interna das coxas para manter imóvel a parte inferior do corpo. *Imagine-se prendendo uma bolinha entre os tornozelos ou na região posterior da parte interna das coxas.*
- Mantenha o queixo próximo ao peito ao rolar para cima e para baixo, de forma a não forçar o pescoço.

precauções

- Não se impulsione com os braços para subir. Em vez disso, utilize o controle da contração dos músculos da casa de força.
- Não permita que as pernas se ergam do colchonete quando iniciar o movimento de rolar para cima.
- Não permita que os ombros se elevem até as orelhas ao subir ou ao descer.

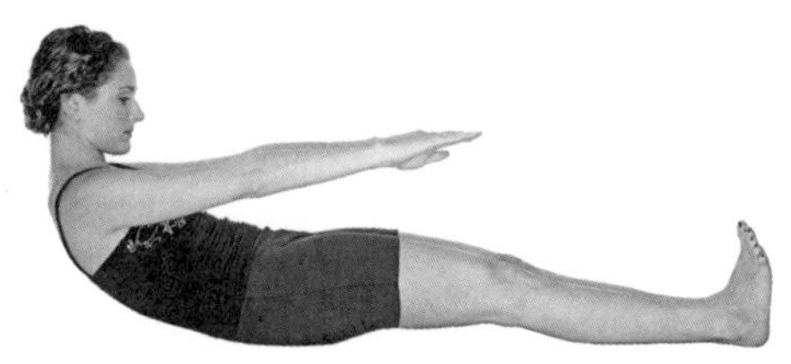

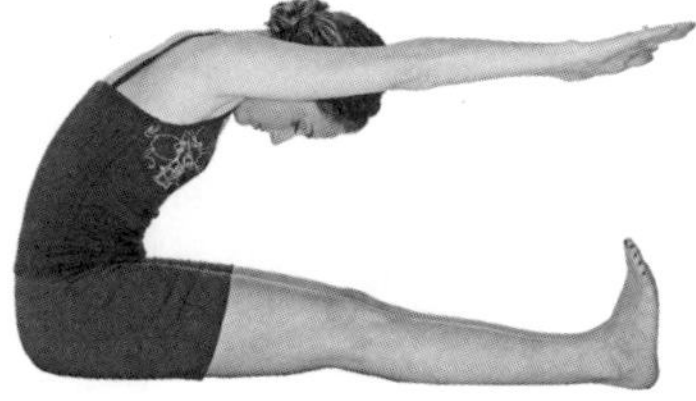

ROLLING LIKE A BALL

(Rolando como uma bola)

objetivo: Manter-se firmemente enrolado durante o movimento.

passo a passo

1. Sente-se na beirada do colchonete, com os joelhos dobrados junto ao peito, e afaste-os ligeiramente.
2. Segure os tornozelos e eleve os pés, tirando-os do colchonete, até equilibrar-se sobre a região do cóccix, com o queixo enrolado na direção do peito.
3. Inicie o enrolamento aprofundando o umbigo em direção à coluna e caindo para trás, trazendo os joelhos consigo. Não jogue a cabeça para trás ao iniciar o movimento; em vez disso, trabalhe com os abdominais.
4. Inspire ao rolar para trás, até que as escápulas encostem no colchonete, e expire ao retornar, enfatizando o movimento de puxar os calcanhares para junto dos glúteos ao subir. Trabalhe a partir dos abdominais, e não dos ombros.
5. *Imagine-se enrolado dentro de uma bolha de sabão, tentando não estourá-la.*
6. Cada vez que vier para a frente, "freie", empurrando a barriga em oposição às coxas, e equilibre-se sobre a região do cóccix. Não permita que os pés toquem o colchonete.
7. Repita o exercício de oito a dez vezes. Termine apoiando as solas dos pés no colchonete, elevando os glúteos, levando-os para trás, afastando-os dos calcanhares e preparando-se para o *single leg stretch.*

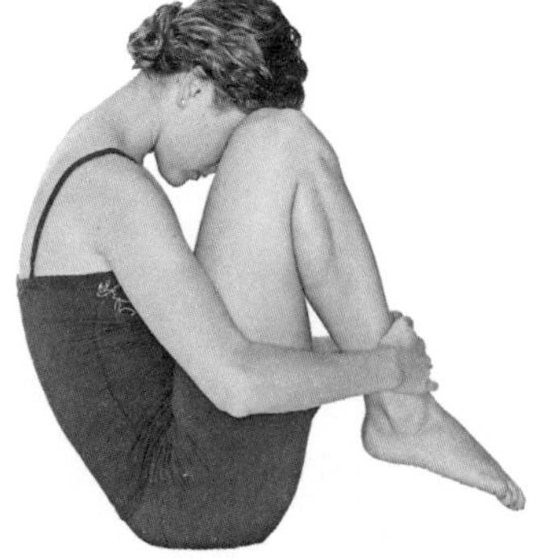

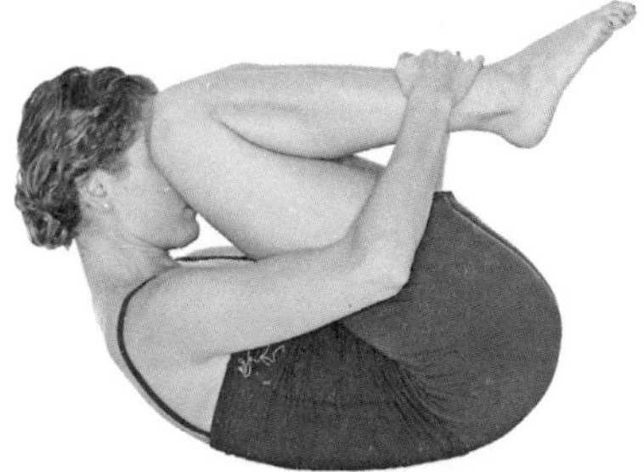

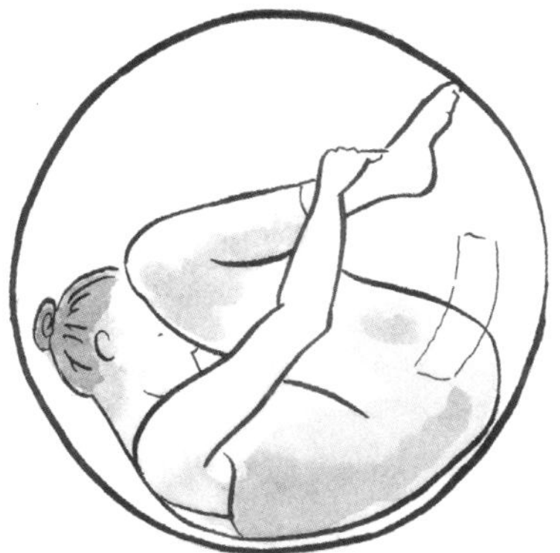

orientações

- O impulso é o segredo. Quanto mais lentamente você rolar para trás, menor será a chance de conseguir retornar à posição sentada.
- Ao rolar para trás tente sentir cada vértebra tocar o colchonete em ordem ascendente e descendente, *como se percorresse a escala de um xilofone.*

precauções

- Não permita que a cabeça balance para trás e para a frente durante o movimento. Mantenha o queixo firme em direção ao peito.
- Não permita que os ombros subam na direção das orelhas.
- Não role sobre o pescoço: pare na região das escápulas.

modificação: Se for muito difícil iniciar o movimento, tente colocar a palma das mãos na região posterior das coxas. Lembre-se de *puxar* os abdominais *para dentro* e mantenha a cabeça e o pescoço sustentados durante todo o movimento.

progressão: Para um desafio suplementar, enrole os braços em torno dos joelhos em vez de segurar os tornozelos.

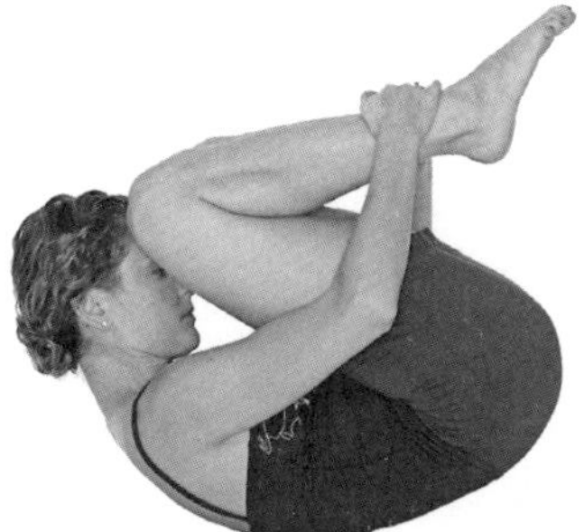

SINGLE LEG STRETCH

(Alongar uma perna)

objetivo: Estender uma perna em oposição à casa de força, mantendo a região superior do corpo imóvel.

passo a passo

1. Sente-se com os joelhos dobrados, puxe a perna direita em direção ao peito e segure-a, deixando a mão do lado de dentro no joelho e a do lado de fora no tornozelo. (Isso mantém a perna perfeitamente alinhada com o quadril.)
2. Role para trás sobre o colchonete, trazendo consigo a perna dobrada.
3. Estenda a perna oposta para a frente, mantendo-a acima do colchonete em um ângulo que permita à região lombar manter-se apoiada.
4. Com os cotovelos estendidos e o queixo elevado em direção ao peito, inspire e afunde o umbigo na direção da coluna.
5. Expire e troque a posição das pernas, trazendo a mão externa para o tornozelo e a interna para o joelho. Alongue a perna estendida para que se distancie do quadril, deixando-a alinhada com o centro do corpo.
6. *Imagine estar utilizando o pé estendido para empurrar uma criança em um balanço.*
7. Repita o exercício de cinco a dez vezes. Termine puxando ambos os joelhos para perto do peito, preparando-se para o *double leg stretch.*

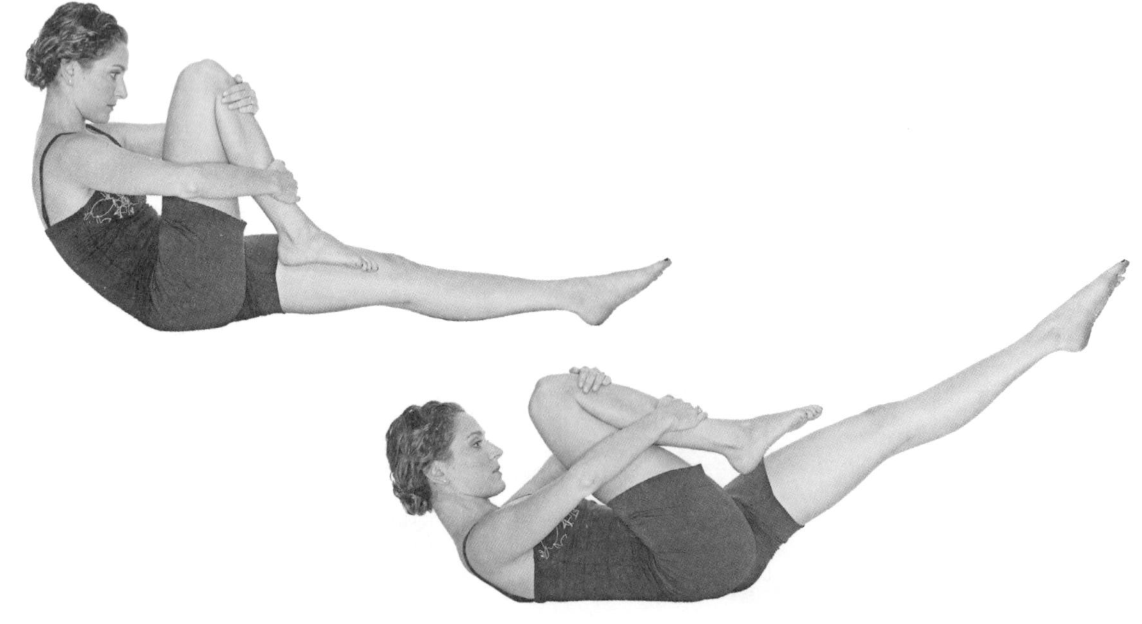

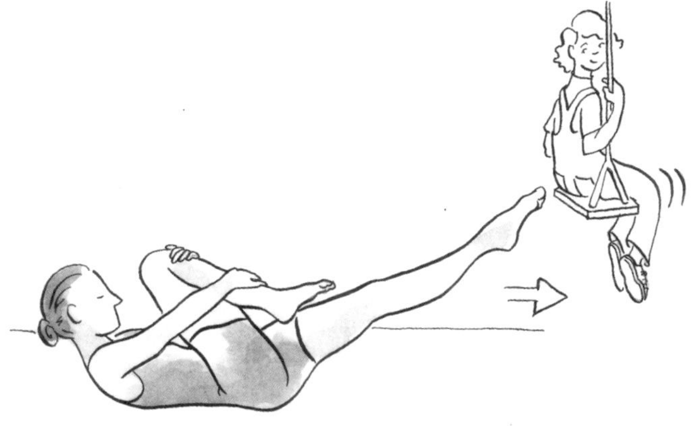

orientações

- Mantenha-se elevado com a força dos abdominais e da região posterior do peito, e não com a força do pescoço. (Se este for muito exigido, descanse a cabeça no colchonete e tente elevá-la de novo de forma correta.)
- Contraia os músculos das nádegas ao estender a perna, o que o ajudará a manter a posição correta.
- Mantenha os cotovelos estendidos e os ombros pressionados para baixo e distantes das orelhas, de forma a utilizar os abdominais da melhor maneira.

precauções

- Não deixe a perna estendida cair e ficar abaixo do nível do quadril. Tente mantê-la em uma altura que permita que a região lombar permaneça apoiada.
- Não permita que a casa de força relaxe quando estender a perna. Afunde a barriga o tempo todo e pressione a coluna ainda mais sobre o colchonete enquanto troca a perna a ser estendida.

modificações: Se tiver algum problema no joelho, segure atrás da coxa, para evitar segurá-lo diretamente. (Não segure atrás do joelho, por ser uma região muito sensível, o que provavelmente provocará uma sensação de desconforto). Se tiver algum problema lombar, estenda a perna apenas em direção ao teto. Conforme a força dos abdominais inferiores for aumentando, você poderá começar a abaixá-la, formando um ângulo mais desafiador.

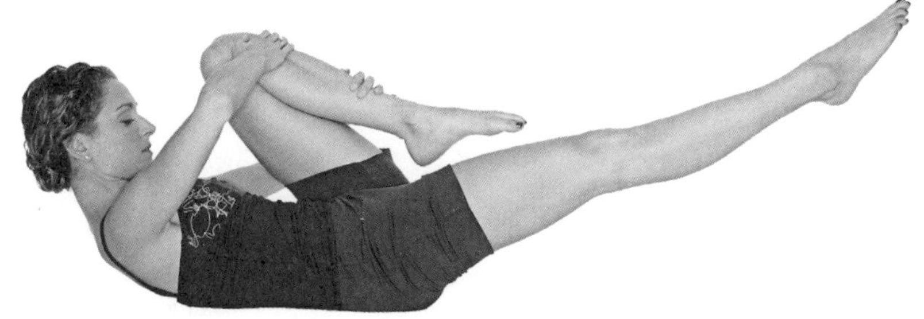

DOUBLE LEG STRETCH

(Alongar as duas pernas)

objetivo: Permanecer absolutamente imóvel em seu centro, com o queixo próximo ao peito, durante os movimentos.

passo a passo

1. Deite-se de costas e puxe ambos os joelhos para o peito, com os cotovelos estendidos e a cabeça erguida.
2. Inspire profundamente, alongue todo o corpo – levando os braços para trás, acima da cabeça – e eleve as pernas para a frente, formando um ângulo de cerca de 45 graus.
3. Ao expirar, traga os joelhos de volta para o peito, enquanto os braços circulam para vir ao encontro deles.
4. *Imagine-se nadando de costas em manteiga.*
5. Puxe os joelhos fortemente contra o peito a fim de aumentar a expiração, *como se estivesse empurrando todo o ar para fora dos pulmões.*
6. Repita a sequência de cinco a dez vezes, mantendo o tronco imóvel enquanto inspira para alongar e expira para puxar. Termine puxando ambos os joelhos para o peito, durante uma expiração profunda, e prepare-se para o *single straight leg stretch.*

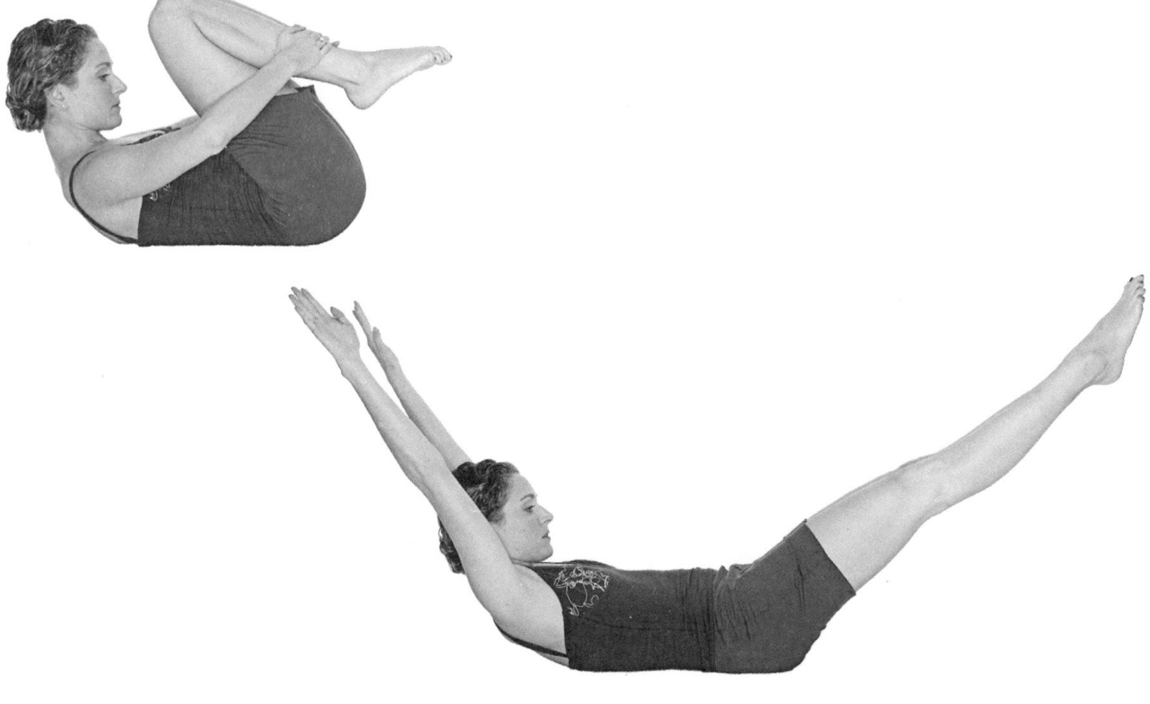

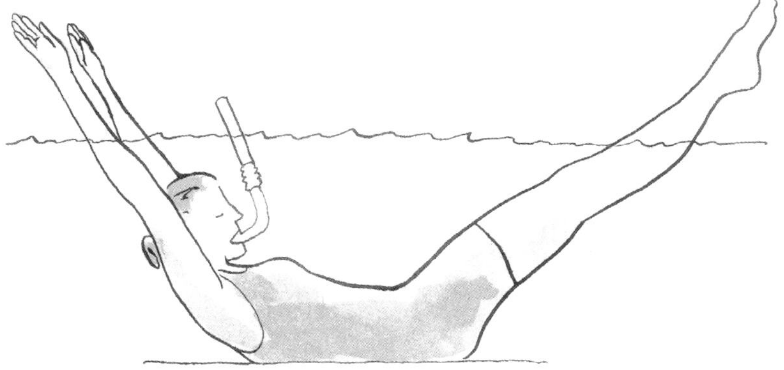

orientações

- Levante o peito em direção aos joelhos enquanto você expira e mantenha os cotovelos estendidos para sentir uma agradável sensação de liberação na área do trapézio (região superior das costas e do pescoço).
- Ao inspirar e esticar-se, assegure-se de que os braços estão estendidos e movimentando-se em oposição às pernas.
- Aperte os glúteos e a região superior interna das coxas um contra o outro enquanto estende as pernas, para sustentar a região lombar.

precaução

- Não deixe a cabeça cair para trás enquanto alonga os braços acima da cabeça! Dê sustentação ao pescoço deixando a região superior do corpo completamente imóvel enquanto realiza o movimento (com o queixo próximo do peito).

modificações: Se a região lombar for sensível, alongue as pernas na direção do teto, e não formando um ângulo de 45 graus. À medida que a força dos abdominais inferiores aumentar, você poderá começar a abaixar as pernas para formar um ângulo mais desafiador. Se houver problemas de pescoço, deixe de lado esse exercício até sentir força abdominal suficiente para elevar e apoiar a cabeça e o pescoço corretamente.

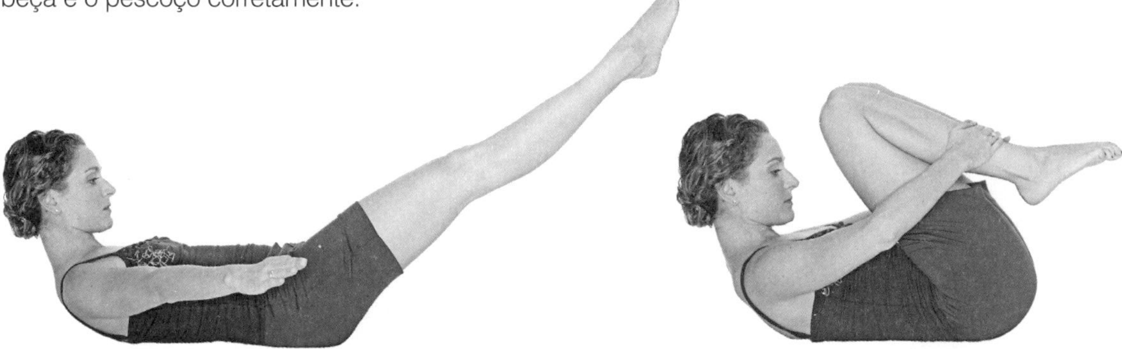

SINGLE STRAIGHT LEG STRETCH

(Alongar uma perna estendida)

objetivo: Puxar o tornozelo sem balançar a região superior do corpo.

passo a passo

1. Deite-se de costas. Estenda a perna direita na direção do teto e prenda a panturrilha ou o tornozelo, se possível, com ambas as mãos, enquanto alonga a perna esquerda para a frente, ligeiramente acima do colchonete.
2. Apoie o tronco firmemente no colchonete e eleve a cabeça na direção do peito. Sinta a coluna pressionando o colchonete.
3. Enquanto o tronco é mantido imóvel, puxe a perna erguida na direção da cabeça (mantendo-a reta) e rapidamente troque a posição das pernas estiradas, em um movimento de tesoura, fazendo uma passar pela outra.
4. *Imagine suas pernas tão retas e tão fortes quanto às de um soldado marchando, com suas botas de combate.*
5. Repita o movimento, inspirando em uma sequência e expirando na outra.
6. Faça de cinco a dez sequências. Então, una as pernas e forme um ângulo de noventa graus, usando a postura Pilates, e coloque as mãos atrás da cabeça, que deve estar erguida, preparando-se para o *double straight leg stretch.*

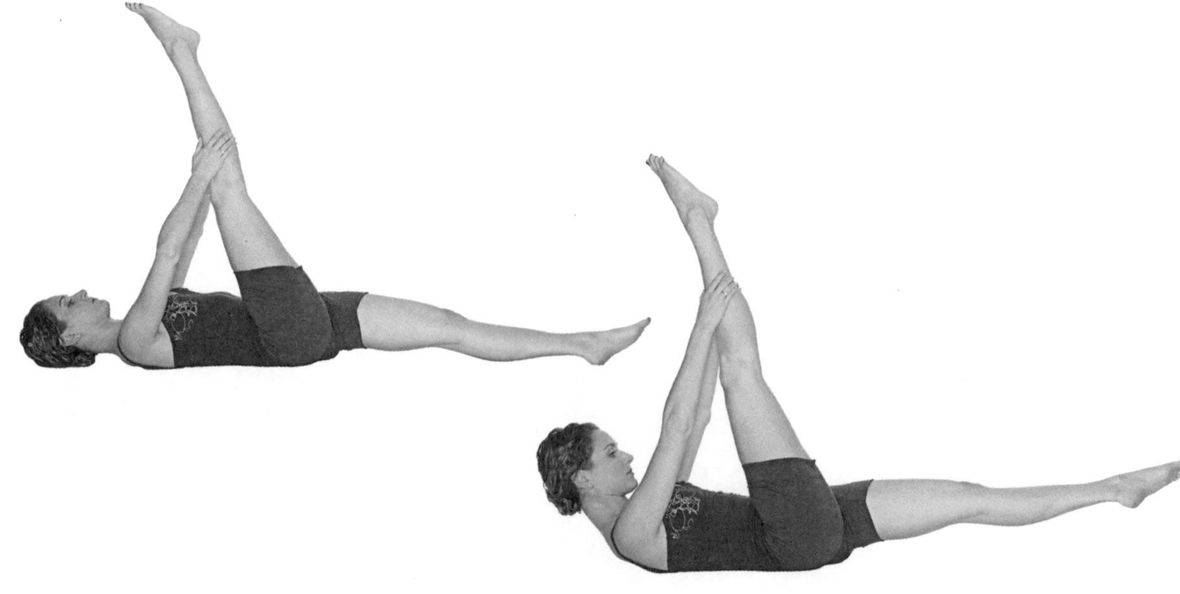

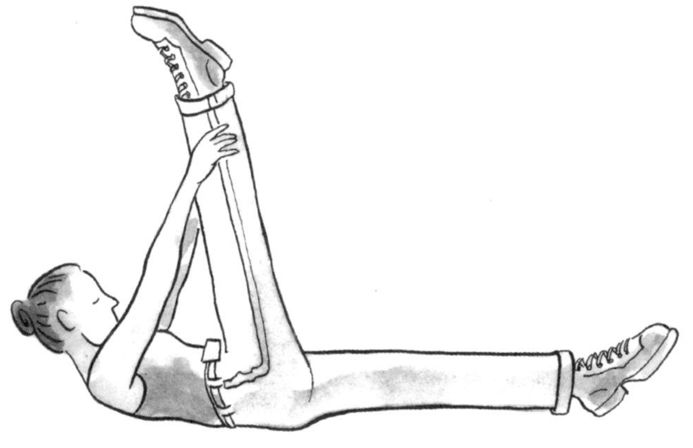

orientações

- Use o ritmo para controlar o exercício, dando pequenos impulsos a cada alongamento.
- Mantenha os olhos focados na barriga e cuide para que ela permaneça afundada o tempo todo. *Não* deixe que os ombros sustentem o peso da perna que fica acima da cabeça. Use a casa de força!

precauções

- Não permita que a região superior do corpo se movimente ao fazer a transição do exercício anterior para o atual.
- Não deixe que os ombros caiam. Mantenha-os elevados com a ajuda da região posterior do peito.

modificação: Se esse alongamento mostrar-se muito difícil de início, segure a perna mais abaixo. Tente primeiro a panturrilha. Se ainda assim for demasiado difícil, mova as mãos para a região posterior da coxa. *Não* segure atrás do joelho.

progressão: Para uma versão mais avançada, tente realizar o exercício com os braços alongados ao lado do corpo. Use controle e bom senso. Se sentir dor no pescoço ou na região lombar, PARE!

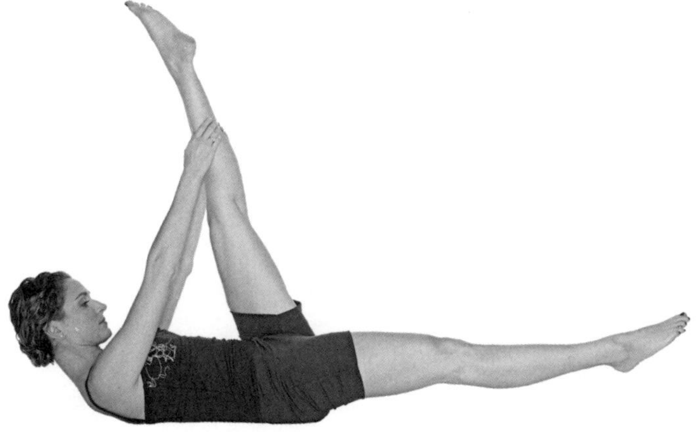

DOUBLE STRAIGHT LEG STRETCH

(Alongar as duas pernas estendidas)

objetivo: Manter o centro colado ao colchonete, e a região superior do corpo imóvel.

passo a passo

1. Deite-se de costas com as mãos – uma sobre a outra, e *não* entrelaçadas – atrás da cabeça e as pernas estendidas em direção ao teto, empregando a postura Pilates. Pressione a região interna das coxas uma contra a outra até que a luz não consiga passar por entre elas.
2. Cuide para que o tronco fique fixo, totalmente em contato com o colchonete, e eleve a cabeça em direção ao peito, sem sobrecarregar a região posterior do pescoço. Não permita que as mãos puxem o peso da cabeça para a frente. Use os abdominais e músculos da região superior das costas para elevá-la.
3. Contraia os glúteos a fim de estabilizar a região lombar e abaixe as pernas estendidas enquanto inspira. PARE se sentir a lombar curvar-se para fora do colchonete.
4. Contraia os glúteos ainda mais e expire conforme for elevando as pernas estendidas. Você deve sentir o peito exercendo uma leve pressão no sentido das pernas enquanto elas retornam à posição vertical. *Imagine ter uma bola de boliche sobre a casa de força, prendendo-a no colchonete.*
5. Concentre-se em manter a cabeça e o tronco (lembre-se de incluir os quadris!) absolutamente imóveis ao abaixar e elevar as pernas. Não deixar que as pernas ou pés ultrapassem a linha da cintura é algo que pode ajudar. Interrompa o movimento quando estiverem perpendiculares ao teto.
6. Repita o exercício de cinco a dez vezes e termine trazendo ambos os joelhos para o peito, preparando-se para o *crisscross*.

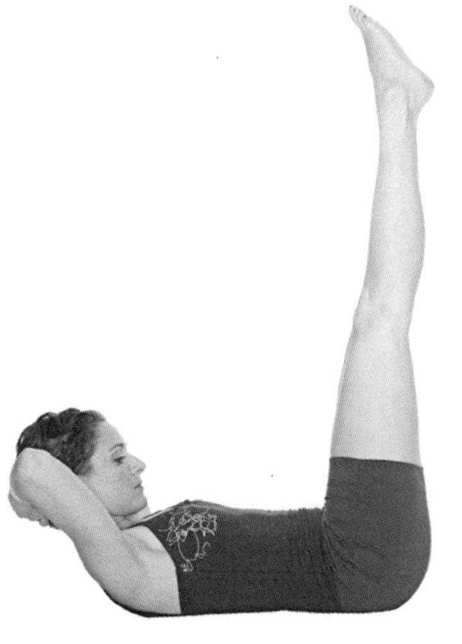

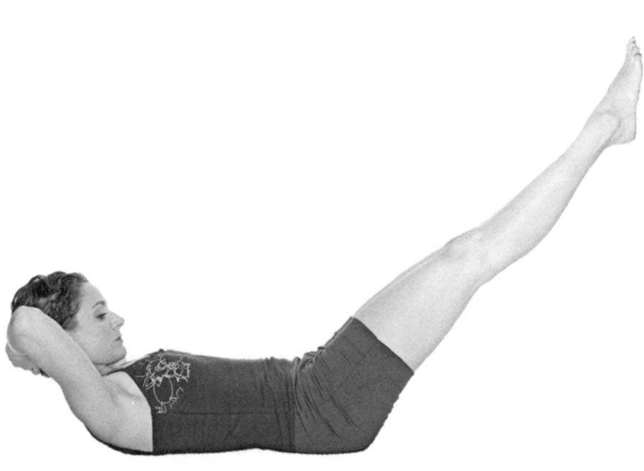

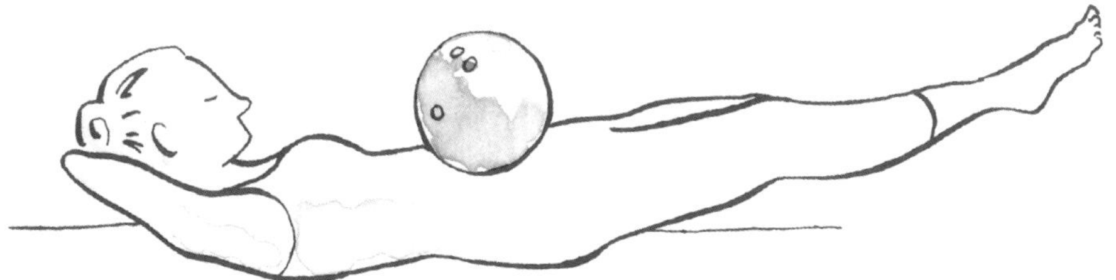

orientações

- No início, e durante o tempo necessário, tente posicionar as mãos de modo que formem um triângulo abaixo do cóccix (com as palmas para baixo). Essa posição será útil para sustentar a região lombar, por inclinar levemente a pelve para trás, em direção ao centro.
- Mantenha os cotovelos bem afastados e pressione os ombros para baixo e para longe das orelhas, alongando os músculos do pescoço e aumentando o esforço concentrado nos abdominais.
- Para acentuar o controle desse movimento, mantenha uma leve rotação para fora na articulação do quadril, contraia um pouco mais as coxas conforme as trouxer de volta para cima e, enquanto isso, conduza o peito no sentido das coxas.

precaução

- Não abaixe as pernas além do que é confortável para sua coluna. Trate de manter o abdome côncavo durante todo o movimento e as costas pressionando o colchonete.

progressão: Como desafio suplementar, tente alterar a dinâmica do exercício mudando a ênfase dada: do movimento de *elevar* as pernas para o de *abaixá-las*. (Altere a respiração de acordo com o foco escolhido.)

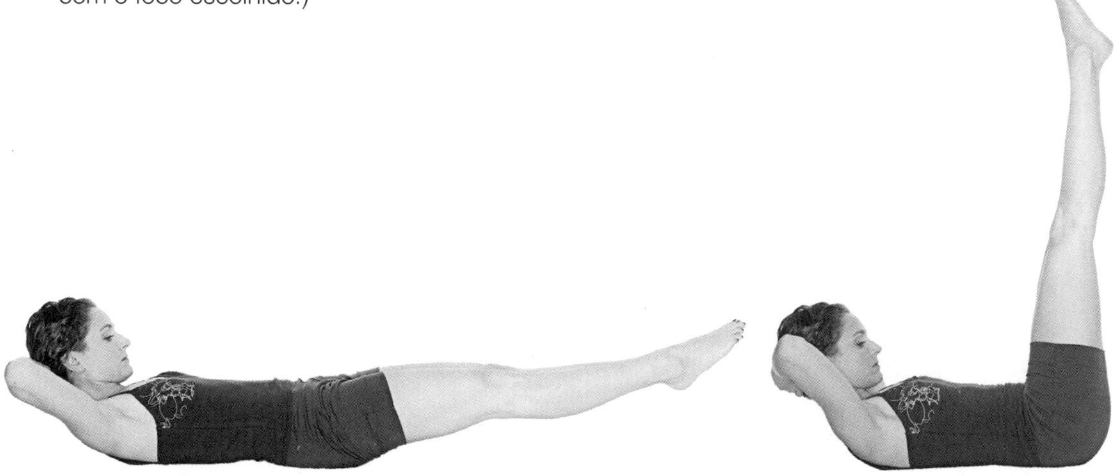

CRISSCROSS

(Entrecruzado)

objetivo: Manter o centro enraizado no colchonete durante o movimento giratório.

passo a passo

1. Deite-se de costas, com as mãos atrás da cabeça, que deve estar erguida, assim como os ombros, e os joelhos dobrados na direção do peito.
2. Estenda a perna esquerda para a frente, deixando-a acima do colchonete, e gire a parte superior do corpo até que o cotovelo esquerdo toque o joelho direito. Inspire ao se elevar.
3. Olhe para trás, em direção ao cotovelo direito, a fim de aumentar o alongamento, e mantenha a posição enquanto expira. Cuide para que a região superior das costas e os ombros não toquem o colchonete enquanto você gira e enquanto mantém o alongamento.
4. Troque de posição inspirando e trazendo o cotovelo direito para o joelho esquerdo, ao estender a perna oposta para a frente. Mantenha o alongamento durante uma expiração completa.
5. *Imagine-se preso ao colchonete por uma âncora, de forma que você não possa mover-se de um quadril para o outro.*
6. Faça de cinco a dez sequências e então puxe os joelhos para o peito.
7. Role para a frente, sentando-se, e estique as pernas, preparando-se para o *spine stretch forward.*

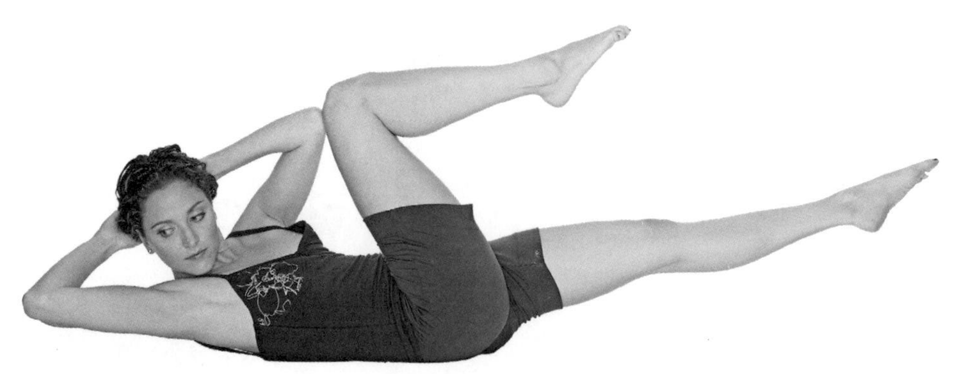

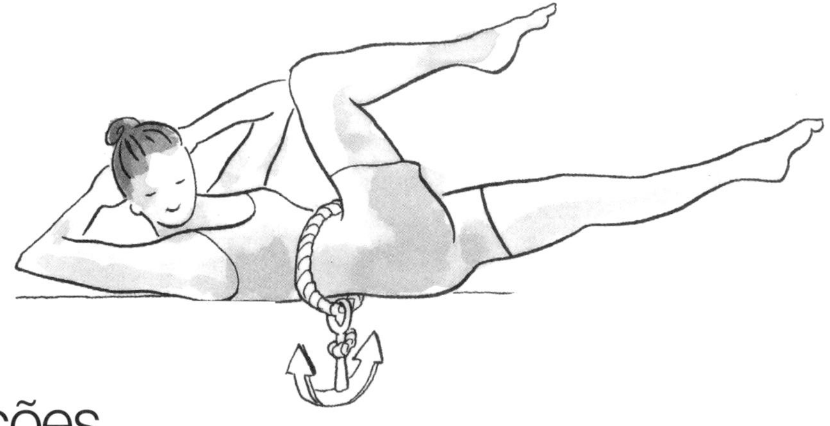

orientações

- Certifique-se de estar girando a partir da região abaixo dos ombros para alcançar o joelho, e não apenas girando os ombros de modo que as escápulas deslizem de um lado para o outro.
- Mantenha os cotovelos abertos tanto quanto possível durante os movimentos. Não permita que se fechem ou toquem o colchonete enquanto você gira.
- Trate de realmente olhar para o cotovelo de trás quando girar; assim, você trabalhará os oblíquos mais profundamente e também fortalecerá os músculos oculares.

precauções

- Não se apresse. Concentre-se em sentir a torção e mantenha a posição durante uma expiração completa.
- Não permita que a perna alongada desça muito. Mantenha o controle contraindo os glúteos.
- Não balance o corpo de um lado para o outro. Quanto mais permanecer estável, maior será a eficiência do exercício!

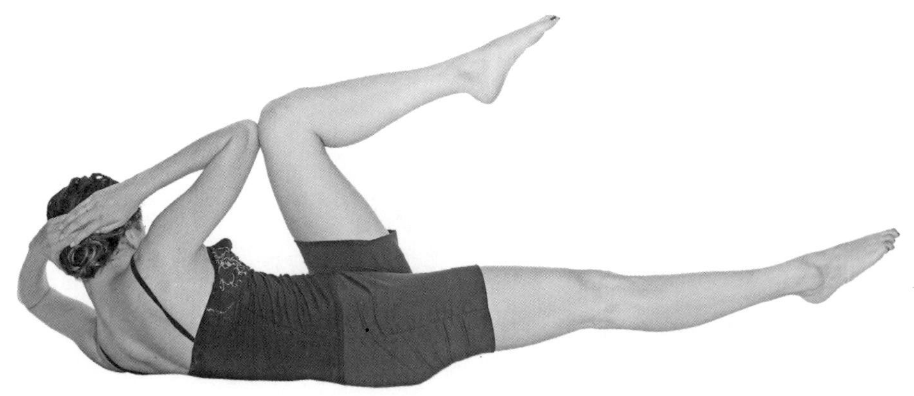

SPINE STRETCH FORWARD

(Alongar a coluna para a frente)

objetivo: Aumentar o alongamento da coluna a cada repetição.

passo a passo

1. Sente-se ereto no colchonete, com as pernas estendidas para a frente, afastadas segundo uma largura pouco maior que a dos quadris.
2. Alongue os braços para a frente, na altura dos ombros, e flexione os pés *como se estivesse pressionando os calcanhares contra a parede do outro lado da sala.*
3. Inicie o exercício inspirando e puxando seu umbigo em direção à coluna. Ao mesmo tempo, sente-se ainda mais ereto, *imaginando que o topo da cabeça está pressionando o teto.*
4. Traga o queixo para o peito e comece a curvar-se para a frente.
5. *Imagine que você pode flexionar a coluna como se ela fosse um canudinho dobrável.*
6. Expire enquanto se alonga para a frente, tomando cuidado para não rolar à frente dos quadris. Eis, novamente, a oposição em ação. A pelve deve permanecer imóvel o tempo todo.
7. Comece a inspirar e reverta o sentido do movimento.
8. Expire, voltando a sentar-se ereto e empurrando os ombros para baixo.
9. Repita o exercício três vezes. Termine sentando-se ereto e dobrando os joelhos na direção do peito, preparando-se para o *open leg rocker.*

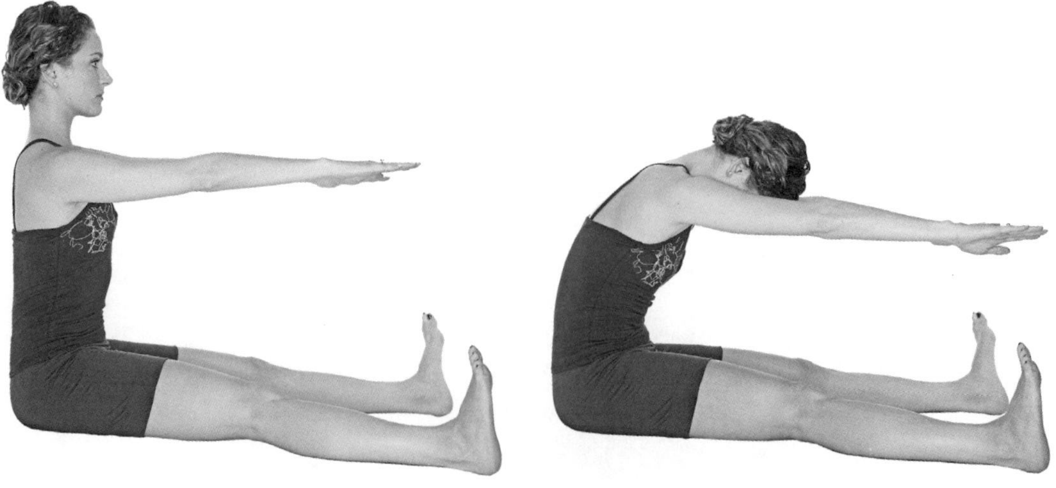

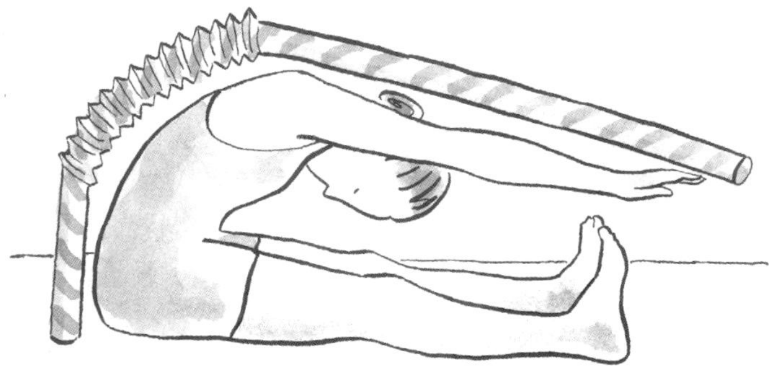

orientações

- Se o alongamento dos isquiotibiais (na região posterior das coxas) for excessivo, simplesmente "desbloqueie" os joelhos para aliviar a tensão. Ao progredir, tente aumentar o alongamento esticando uma perna, depois a outra, ao expirar.
- Ao retornar para a posição sentada, eleve-se usando a casa de força. A cabeça deve ser a última a subir.
- Empurre os ombros para baixo e para longe das orelhas conforme sobe, visando liberar os músculos posteriores do pescoço.

precauções

- Não deixe que os joelhos girem para dentro ao alongar-se para a frente. Imagine estar puxando os dedos dos pés para si.
- Não role para trás, mas para cima, ao retornar à posição sentada.

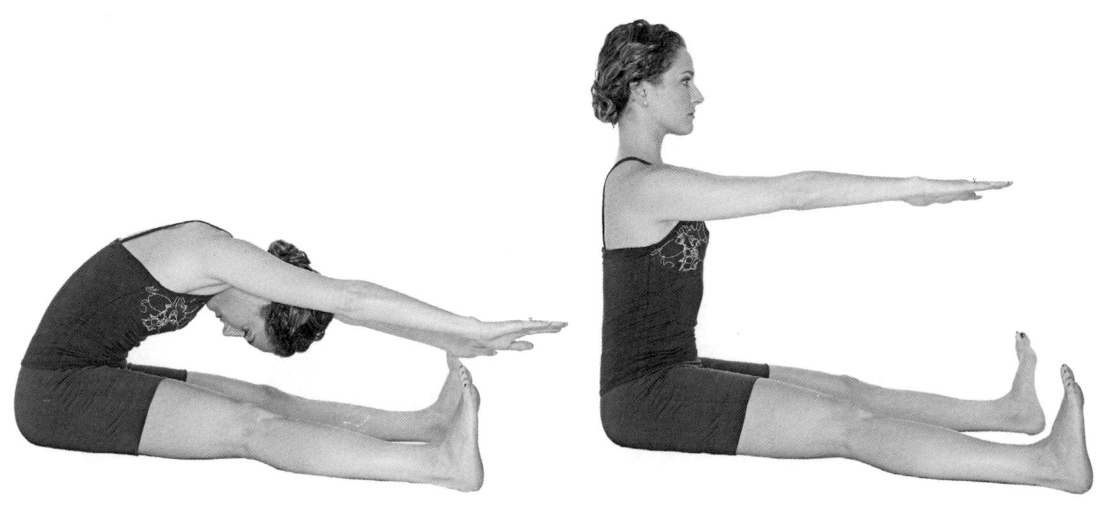

OPEN LEG ROCKER

(Balanço com as pernas separadas)

objetivo: Conseguir balançar-se com pernas e braços esticados, usando a casa de força.

passo a passo

1. Sente-se no meio do colchonete com os joelhos dobrados na direção do peito. Afaste os joelhos segundo a largura dos ombros e segure os tornozelos com os polegares para cima. Afunde o umbigo fortemente e incline-se para trás até equilibrar-se na região do cóccix, com os pés afastados do chão.
2. Estenda as pernas, abertas em V, em direção ao teto e equilibre-se. Os braços devem estar esticados. (Se necessário, segure as pernas na região posterior das panturrilhas.)
3. Para iniciar o balanço, inspire, aprofunde o umbigo e traga o queixo para o peito. Não inicie o movimento atirando a cabeça para trás.
4. Role para trás até a altura das escápulas, mantendo a posição em V, e então expire para retornar.
5. *Imagine-se como um joão-bobo ou uma fruta com o peso concentrado na parte de baixo tentando voltar para a posição de equilíbrio.*
6. Repita o exercício de três a cinco vezes. Termine retornando para cima e equilibrando-se, para se preparar para o *double leg kicks.*

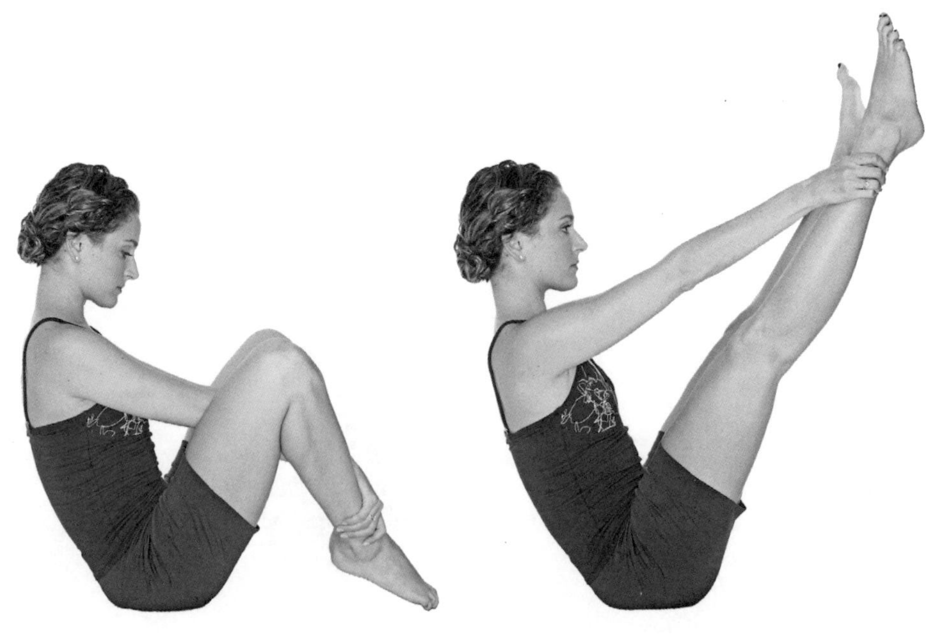

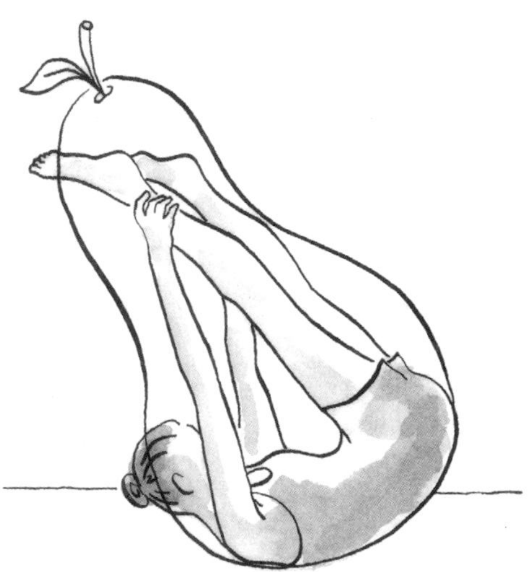

orientações

- Mantenha braços e pernas tão esticados quanto possível durante toda a sequência de balanço.
- Trabalhe usando os abdominais para evitar distensões ao subir. A dinâmica é o segredo.
- De início, role até os ombros, e, à medida que for progredindo, até a base das escápulas.

precauções

- Não role sobre o pescoço! Use os abdominais para controlar a amplitude de movimento.
- Não jogue as pernas para criar impulso.

progressão: Para um desafio avançado, faça o balanço sem segurar. Lembre-se de iniciar a partir da casa de força! Mantenha os braços para a frente e equilibre-se no ponto mais alto de cada movimento de balanceio.

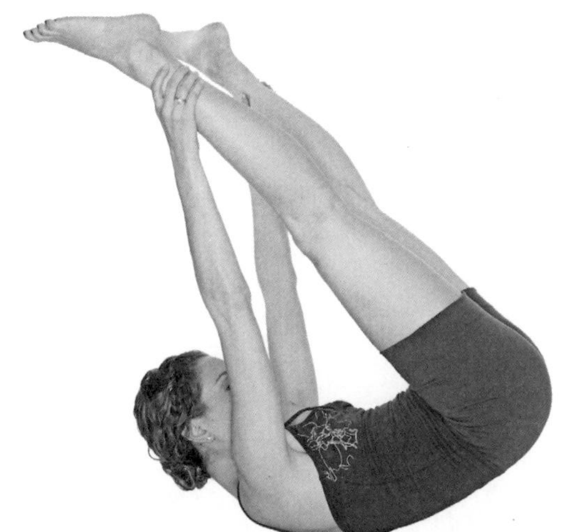

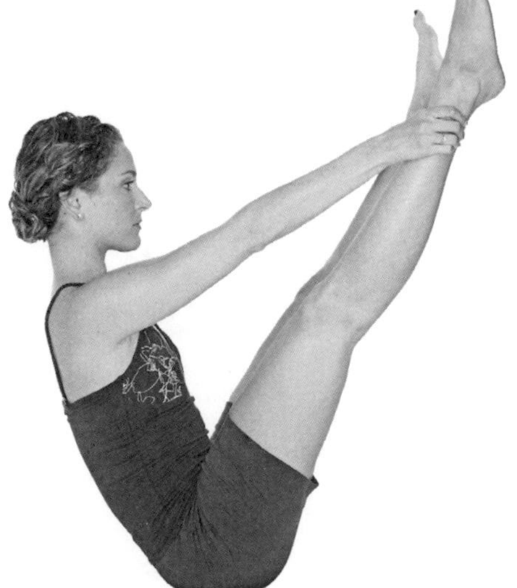

DOUBLE LEG KICKS

(Chutes com as duas pernas)

objetivo: Tocar as nádegas com os calcanhares durante os chutes; pressionar os cotovelos contra o colchonete com as mãos colocadas no ponto mais alto possível das costas; manter as pernas juntas e pés para baixo ao alongar as costas.

passo a passo

1. Deite-se de barriga para baixo, com o rosto voltado para o lado. Prenda as mãos atrás de si e coloque-as sobre o dorso, confortavelmente, o mais acima possível, enquanto a frente dos ombros e dos cotovelos continua tocando o colchonete.
2. Contraia os glúteos, aperte a região superior interna das coxas uma contra a outra e expire ao chutar os dois calcanhares em direção às nádegas, *imitando o rabo de um peixe, três vezes.*
3. Ao estender as pernas, de volta ao colchonete, inspire e alongue os braços para trás, seguindo-as. Afaste o peito do colchonete e alongue a cabeça para a frente.
4. Continue esticando as mãos, presas uma à outra, para trás, aproximando as escápulas e alongando a coluna.
5. Mantenha as pernas e a ponta dos pés pressionadas contra o colchonete enquanto alonga as costas.
6. Expire quando a região superior do corpo retornar ao colchonete, girando o rosto para o outro lado e trazendo mãos e calcanhares de volta à posição inicial de chute. Lembre-se de tocar o colchonete com ombros e cotovelos, deixando as mãos presas e no mais alto possível das costas.
7. *Imagine que suas mãos e seus pés estão unidos por uma mola.*
8. Faça três sequências.

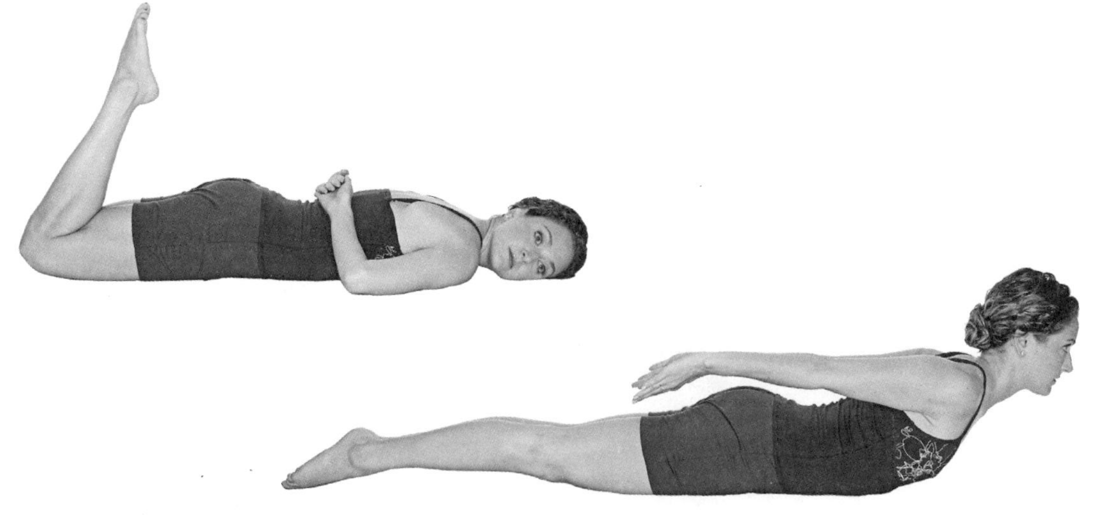

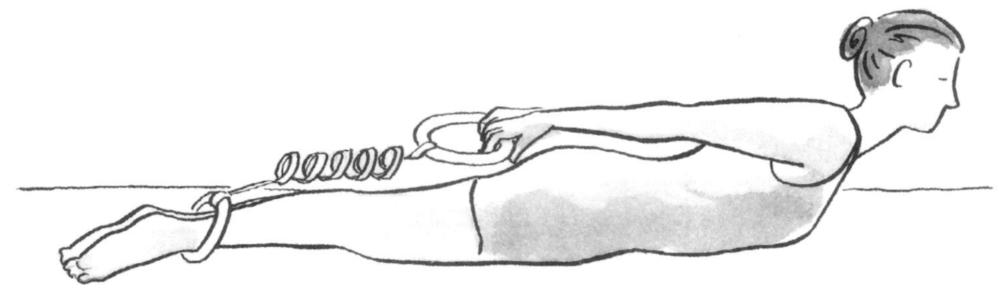

orientações

- Cuide para manter os braços esticados e junto ao corpo atrás de si. Tente fazê-los ultrapassar as nádegas.
- Tente manter a região anterior dos pés pressionada contra o colchonete enquanto se alonga para trás, acionando os glúteos e músculos das coxas o tempo todo.
- Trate de aprofundar o umbigo continuamente, a fim de sustentar a região lombar.
- Se sentir dor nas costas, PARE! Sente-se de acordo com a posição de *low back stretch* (alongamento lombar).

precaução

- Não permita que as nádegas se elevem ao chutar os calcanhares em sua direção.

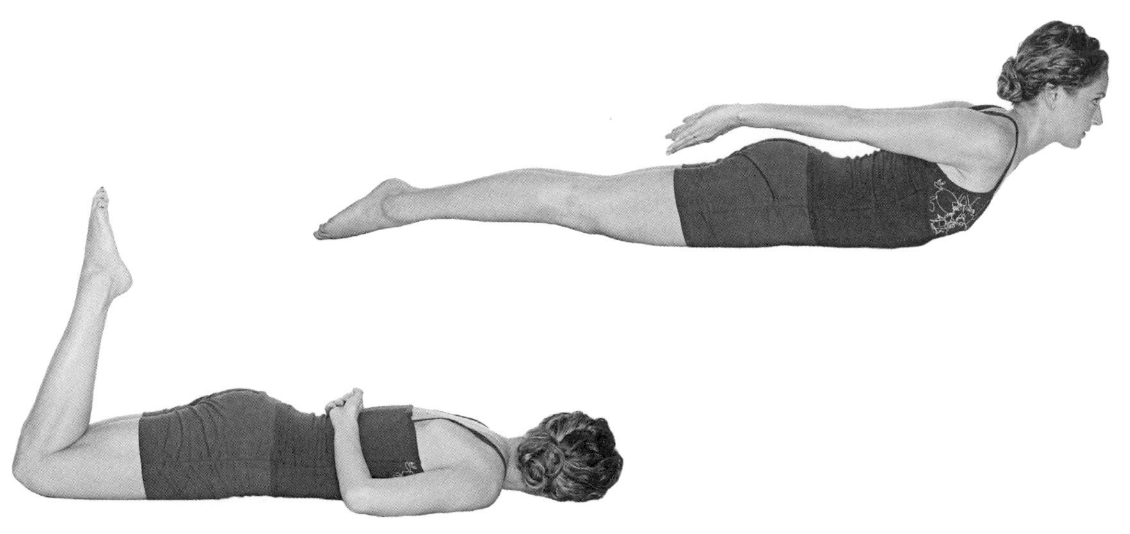

LOW BACK STRETCH

(Alongamento lombar)

objetivo: Manter a casa de força pressionada para longe das coxas.

passo a passo

Embora não seja um exercício oficial, essa posição permite que os músculos das costas se alonguem após a posição de extensão que a precede. Ao realizar esse alongamento no meio de uma série, não demore demais para não quebrar a fluidez. Essa posição também pode ser usada para descansar a região lombar ao final de uma série que tenha provocado acúmulo de tensão nessa área.

1. Ajoelhe-se no colchonete e sente-se sobre os calcanhares.
2. Incline-se para a frente e apoie a testa no colchonete.
3. Leve os braços para a frente, alongando a cintura.
4. Mantenha as nádegas tão próximas dos calcanhares quanto possível, sem soltar-se, *como se estivesse resistindo suavemente ao peso de uma criança sentada sobre a região lombar.*
5. Continue puxando a barriga para dentro e para longe das coxas, aumentando o alongamento da musculatura posterior.
6. Ao fazer a transição para o exercício seguinte, inspire e acione a casa de força enquanto rola para cima e se senta com as nádegas sobre os calcanhares. A cabeça deve ser a última parte a subir.

modificação: Se tiver problemas nos joelhos, não assuma essa posição. Em vez disso, deite-se de costas e puxe suavemente as coxas para o peito, relaxando os músculos lombares.

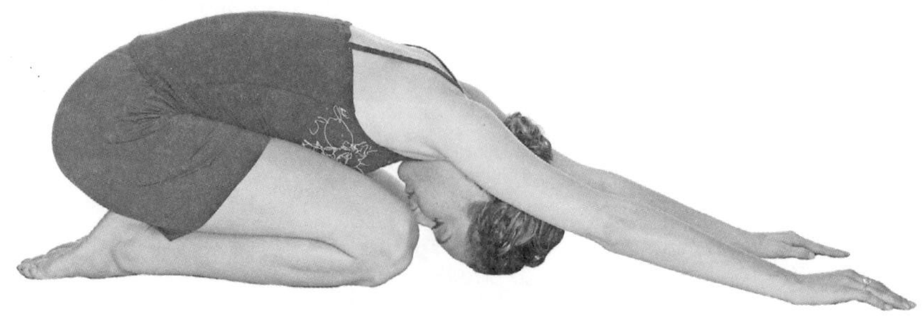

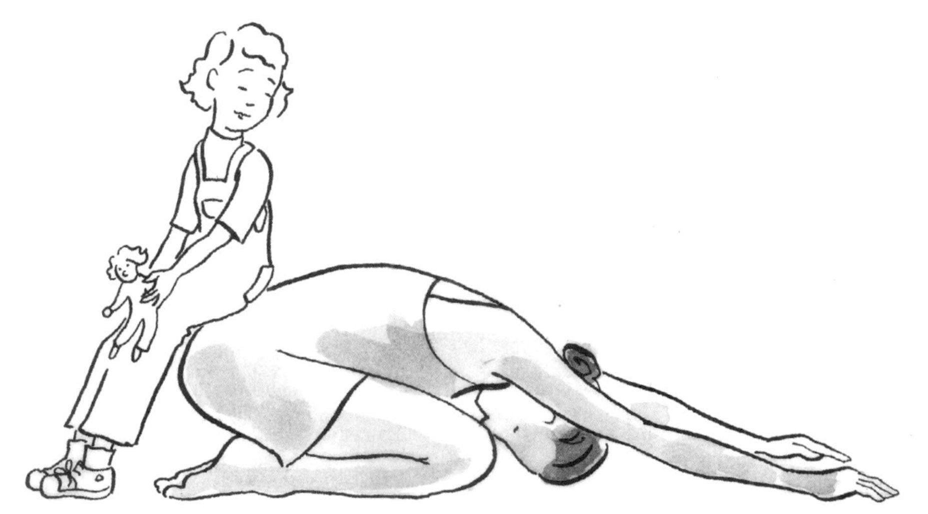

Adicionar abdominais O Pilates é um sistema estruturado em torno da região abdominal, sendo que cada exercício deveria iniciar-se e irradiar-se a partir desses músculos estabilizadores. Isso é mais fácil de dizer do que de fazer. Boas notícias: antes mesmo de adquirir a capacidade de manter os abdominais como foco de todos os movimentos, pode-se praticar alguns exercícios do Pilates que são mais caracterizados pela posição de barriga para baixo ou que foram idealizados para serem sentidos mais fortemente nos abdominais (pense no clássico abdominal: independentemente da maneira com que se faça esse exercício, ele deve sempre ser sentido nos abdominais). A série "adicionar abdominais" foi concebida de modo a ter os abdominais como alvo, sem sombra de dúvida. Isso posto, não esqueça o resto do corpo. Quanto mais apto a manter a posição correta (com muitos músculos acionados), mais você sentirá o trabalho no lugar adequado. Lembre que os níveis indicados são apenas referências, sendo que você deve considerar as modificações e progressões sugeridas, além de sua própria intuição, para que o ajudem a definir o seu nível.

Nota: "Os dez desafiadores" estão destacados no mapa do caminho para indicar sua posição em relação à nova série. As instruções nas páginas seguintes pertencem aos novos exercícios da série "adicionar abdominais". Encaixei os novos movimentos em lugares que considerei apropriados para a manutenção do ritmo e da fluidez adequados ao trabalho de solo. No Pilates nunca se mantém a mesma posição por muito tempo, e, considerando essa característica de trabalho e seu consequente resultado cardiovascular, inseri cada novo exercício entre os dez desafiadores de forma a garantir a maior continuidade possível. Instruções em cada página estabelecerão a transição de um exercício para o outro. Lembre-se de permanecer concentrado em seu objetivo de aumentar a força abdominal durante a execução de cada movimento, sem negligenciar os outros músculos do corpo. Seu corpo inteiro trabalhará visando ao fortalecimento do centro.

Mapa do caminho

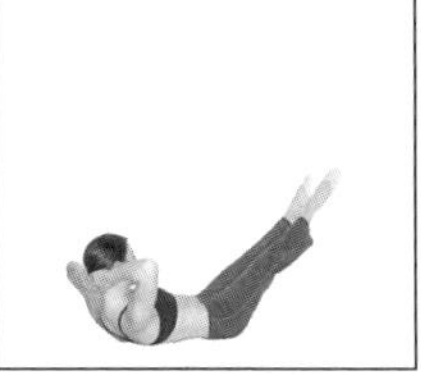

footwork
(trabalho de pés)
intermediário

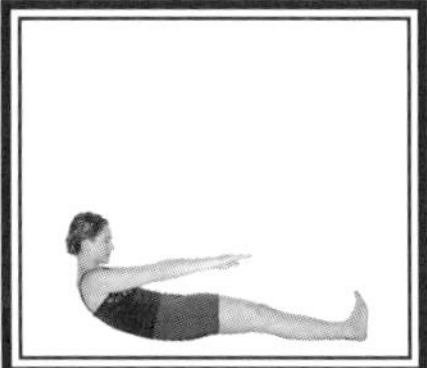

the roll up
(rolar para cima)
iniciante

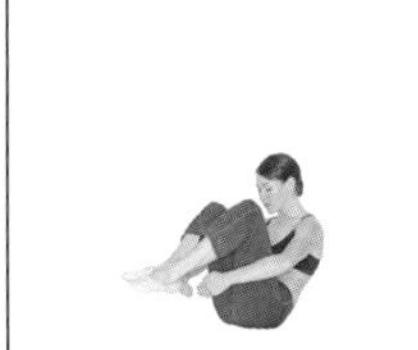

stomach massage I
(série abdominal I)
avançado

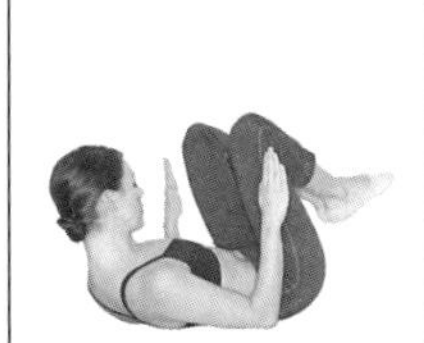

coordination
(coordenação)
avançado

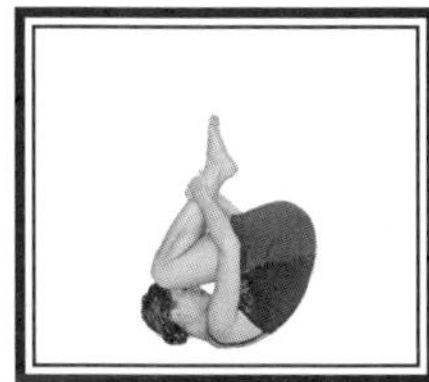

rolling like a ball
(rolando como uma bola)
iniciante

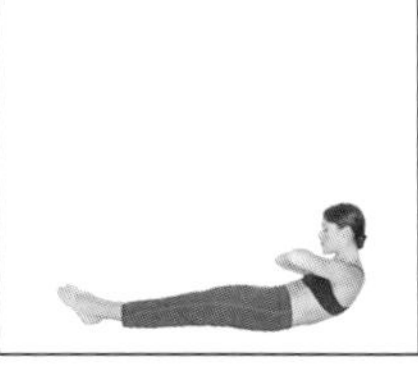

rowing I
(remada I)
avançado

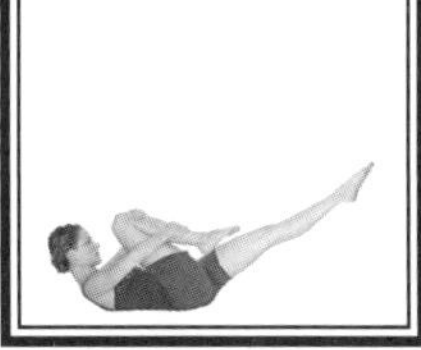

single leg stretch
(alongar uma perna)
iniciante

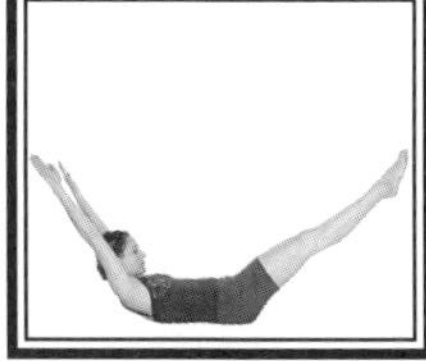

double leg stretch
(alongar as duas pernas)
intermediário

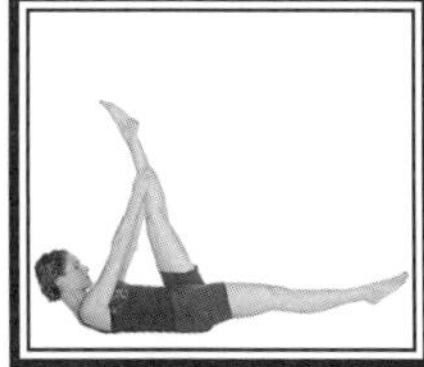

single straight leg stretch
(alongar uma perna estendida)
intermediário

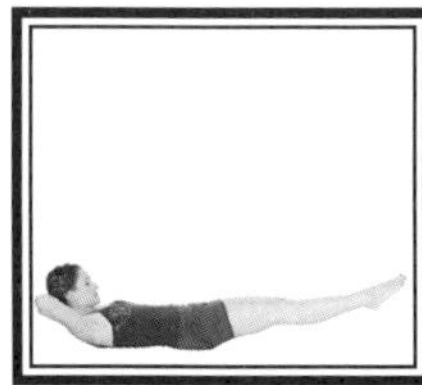

double straight leg stretch
(alongar as duas pernas estendidas)
avançado

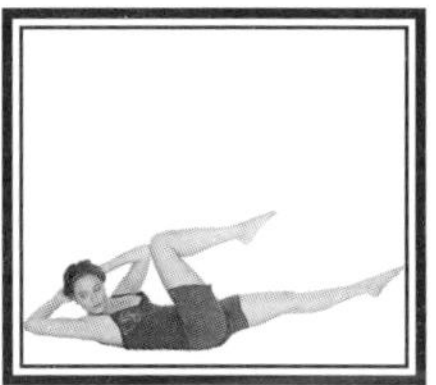

crisscross
(entrecruzado)
avançado

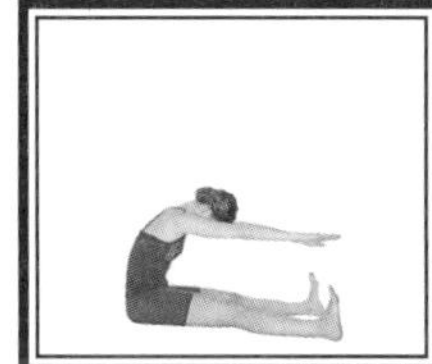

spine stretch forward
(alongar a coluna para a frente)
iniciante

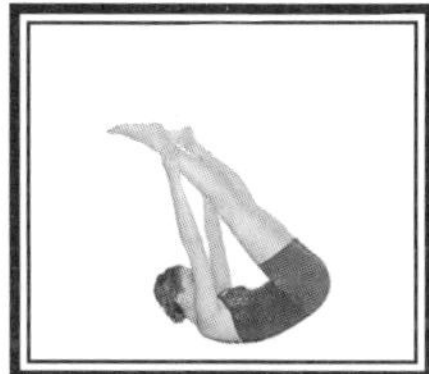

open leg rocker
(balanço com as pernas separadas)
intermediário

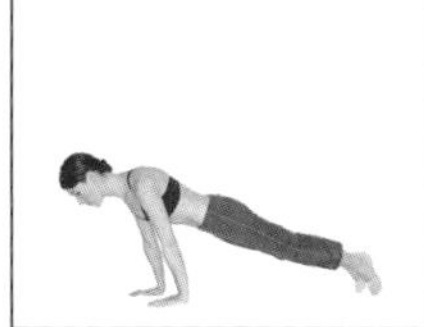

long stretch
(estiramento alongado)
intermediário

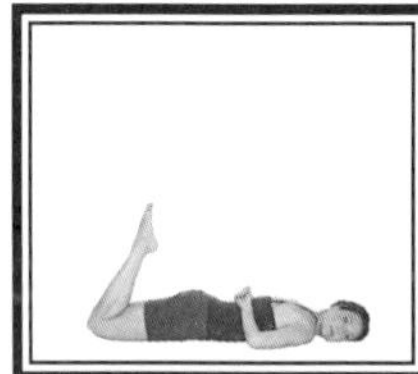

double leg kicks
(chutes com as duas pernas)
avançado

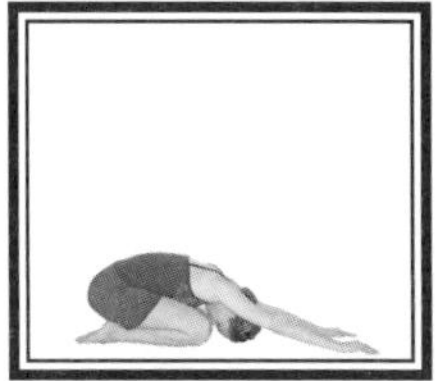

low back stretch
(alongamento lombar)

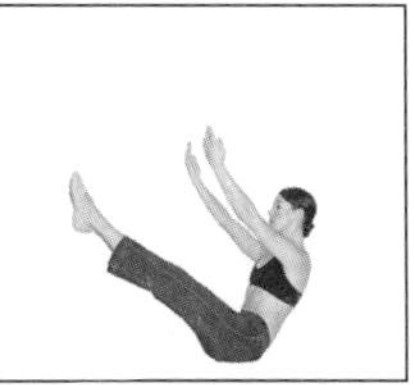

reformer teaser
(*teaser* no *reformer*)
intermediário

F O O T W O R K

(Trabalho de pés)

objetivo: Aprofundar a casa de força a cada repetição.

passo a passo

1. Deite-se de costas com os joelhos dobrados sobre o peito, afastados com a mesma distância da largura dos ombros, e os calcanhares apertados um contra o outro.
2. Apoie as mãos uma sobre a outra atrás da base da cabeça e puxe a casa de força para baixo, na direção do colchonete, com o objetivo de prender a região lombar.
3. Eleve a cabeça e olhe para a casa de força.
4. Inspire, aprofunde a concavidade da casa de força e empurre as pernas para longe de si.
5. Expire e traga os joelhos de volta, em direção aos ombros, criando uma resistência imaginária.
6. *Imagine-se puxando uma mola pesada presa na parede à sua frente.*
7. Repita o exercício de cinco a oito vezes. Termine abaixando a cabeça, espreguiçando todo o corpo e preparando-se para o *roll up*.

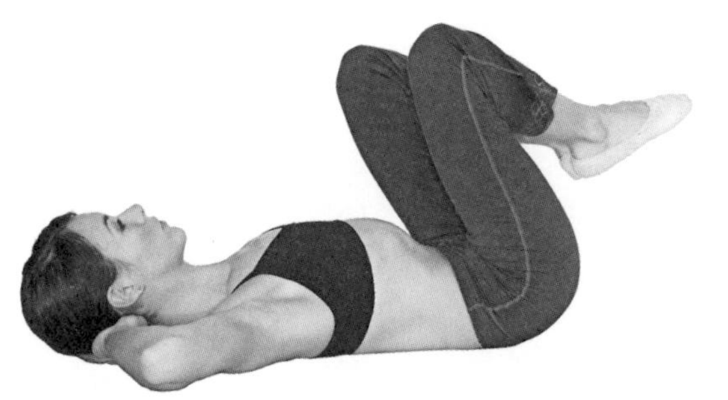
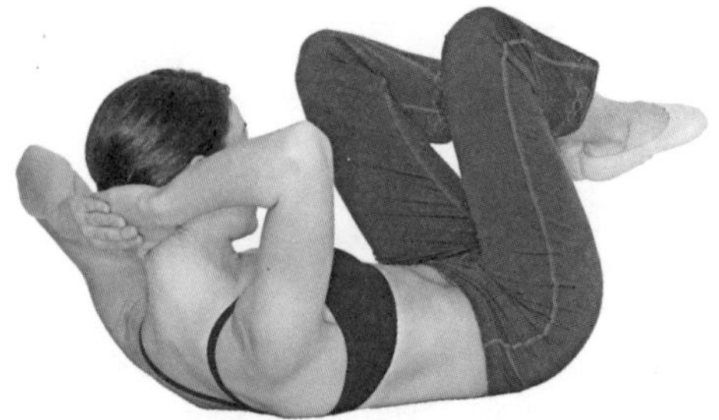

Fortalece os abdominais e interior das coxas, alonga os ombros

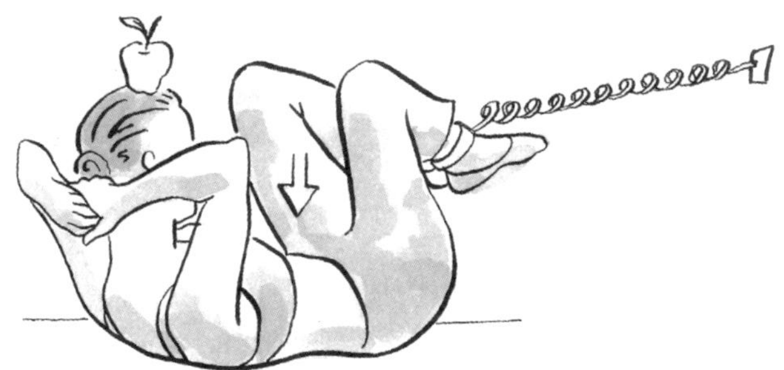

orientações

- Mantenha a região superior do corpo absolutamente imóvel, *como se equilibrasse uma maçã sobre a cabeça.*
- Continue a apertar os calcanhares um contra o outro para trabalhar a região interna das coxas e manter o alinhamento.
- Pressione as escápulas profundamente contra o colchonete para manter o posicionamento.
- Mantenha os cotovelos tão afastados quanto possível durante todo o movimento.

precauções

- Não dobre as pernas sem usar a casa de força.
- Não permita que as nádegas se elevem do colchonete.

modificação: Coloque as mãos em V sob as nádegas para apoiar a região lombar.

progressão: Antes de puxar os joelhos de volta, mantenha as pernas alongadas e faça ponta e flexão com os pés, prendendo a respiração.

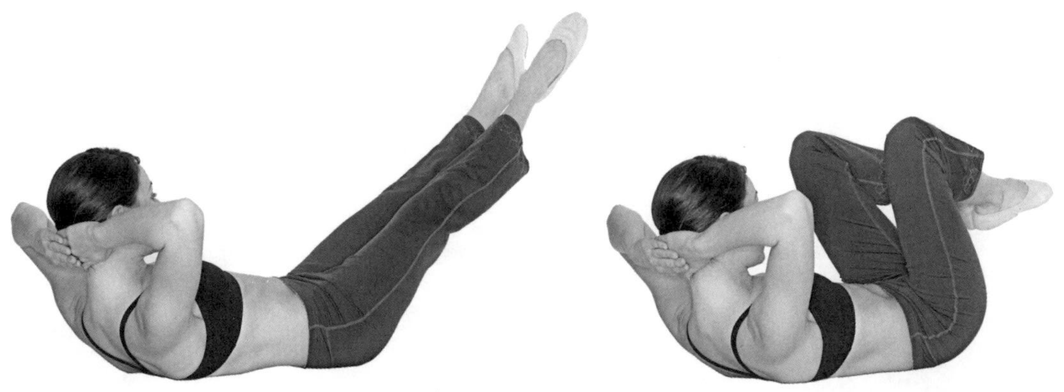

STOMACH MASSAGE I

(Série abdominal I)

objetivo: Manter a região lombar elevada durante todo o movimento, aprofundando a casa de força.

passo a passo

Transição a partir do *roll up*, iniciada ao rolar para cima para sentar-se, trazendo os joelhos para junto do peito, com os calcanhares juntos e a ponta dos dedos dos pés tocando o colchonete.

1. Eleve os pés do chão e equilibre-se sobre o cóccix, com os joelhos dobrados na direção do peito, afastados segundo uma distância igual à largura dos ombros, e os braços em torno das coxas.
2. Mantenha-se elevado e olhe para a casa de força, sem derrubar a cabeça para a frente.
3. *Imagine-se equilibrado sobre uma tachinha.*
4. Inspire e estique as pernas para a frente sem mudar a posição da região superior do corpo. Os calcanhares devem permanecer juntos durante todo o tempo.
5. Expire ao flexionar os pés, inspire ao fazer ponta.
6. Puxe os joelhos de volta para o peito, expulsando todo o ar dos pulmões. *Imagine-se tirando o ar de uma bexiga que estaria sendo apertada entre o peito e as coxas.*
7. Repita o exercício de cinco a oito vezes. Termine rolando para baixo, com os joelhos dobrados em direção ao peito e os braços ao lado do corpo, formando um ângulo reto, preparando-se para o *coordination.*

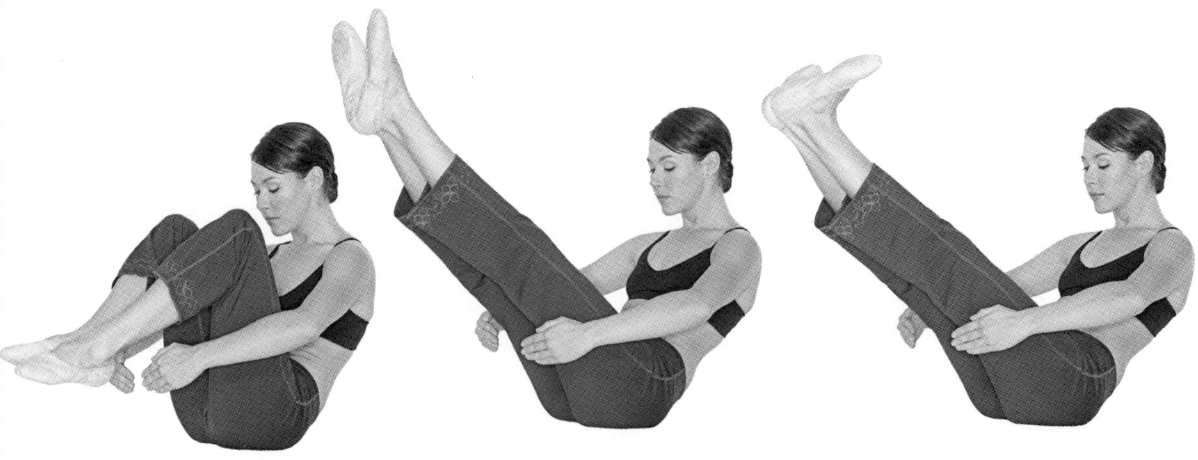

Firma abdominais e braços, alonga e fortalece os pés

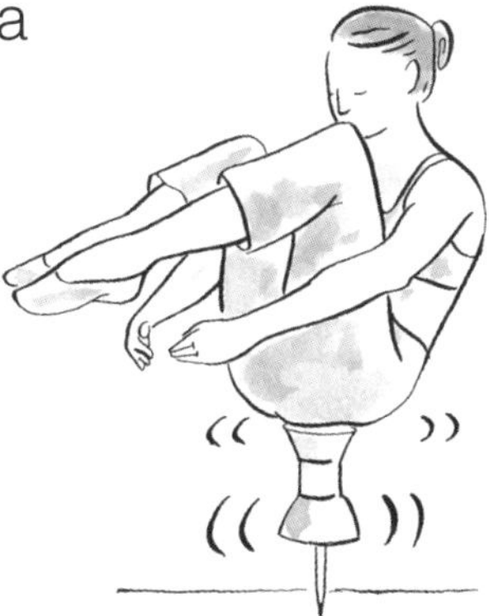

orientações

- Deixe suas pernas "leves", concentrando-se em puxar a barriga para dentro e para cima.
- Mantenha os calcanhares apertados firmemente um contra o outro durante os movimentos.
- Permaneça com o pescoço alongado. *Imagine-se equilibrando livros sobre a cabeça enquanto realiza a sequência.*

precauções

- Não role para a frente. Mantenha-se equilibrado sobre o cóccix.
- Não permita que os joelhos se abram, afastando-se. *Imagine-se mantendo uma bola entre eles.*
- Não deixe que os pés caiam. Em vez disso, tente "puxar" seus joelhos em direção aos ombros de forma controlada.

modificação: Não mantenha a posição em extensão para fazer ponta e flexionar o pé. Apenas dobre e estenda as pernas com controle e concentração. Coloque a ponta dos dedos no colchonete para equilibrar-se.

progressão: Mantenha os braços acima da cabeça o tempo todo, com os cotovelos abertos e os ombros para baixo e para trás.

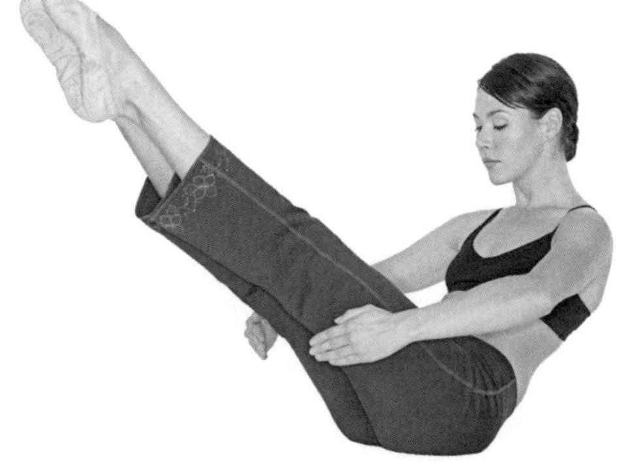

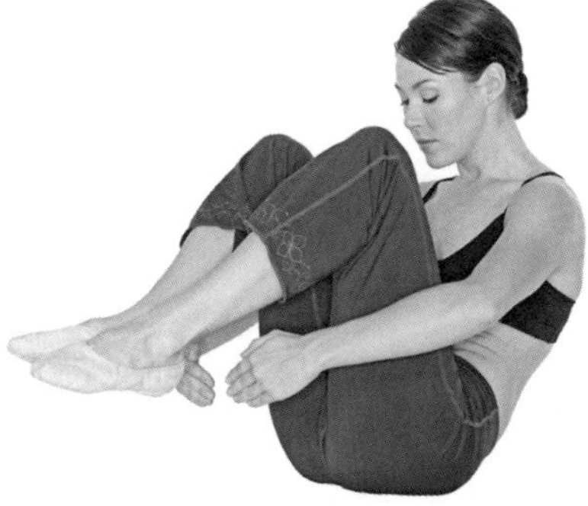

COORDINATION

(Coordenação)

objetivo: Criar um movimento fluido, com ênfase nas expirações profundas.

passo a passo

1. Deite-se de costas, com os joelhos dobrados em direção ao peito, afastados segundo uma distância igual à largura dos ombros, e calcanhares apertados um contra o outro firmemente.
2. Eleve a cabeça e olhe para a casa de força. Dobre os cotovelos, mantendo-os em um ângulo de noventa graus.
3. Inspire, aprofundando a concavidade da casa de força e empurrando as pernas e os braços para longe de si.
4. Prenda a respiração ao abrir e fechar as pernas.
5. Expire profundamente ao trazer os joelhos de volta para perto dos ombros, criando uma resistência imaginária.
6. *Imagine-se esvaziando uma bola com os joelhos ao puxá-los para si. Tire todo o ar da bola.*
7. Ao chegar ao fim da expiração, dobre os cotovelos e retorne à posição inicial. Mantenha os calcanhares erguidos todo o tempo.
8. Repita o exercício de cinco a oito vezes. Termine rolando para cima e sentando-se, preparando--se para o *rolling like a ball*.

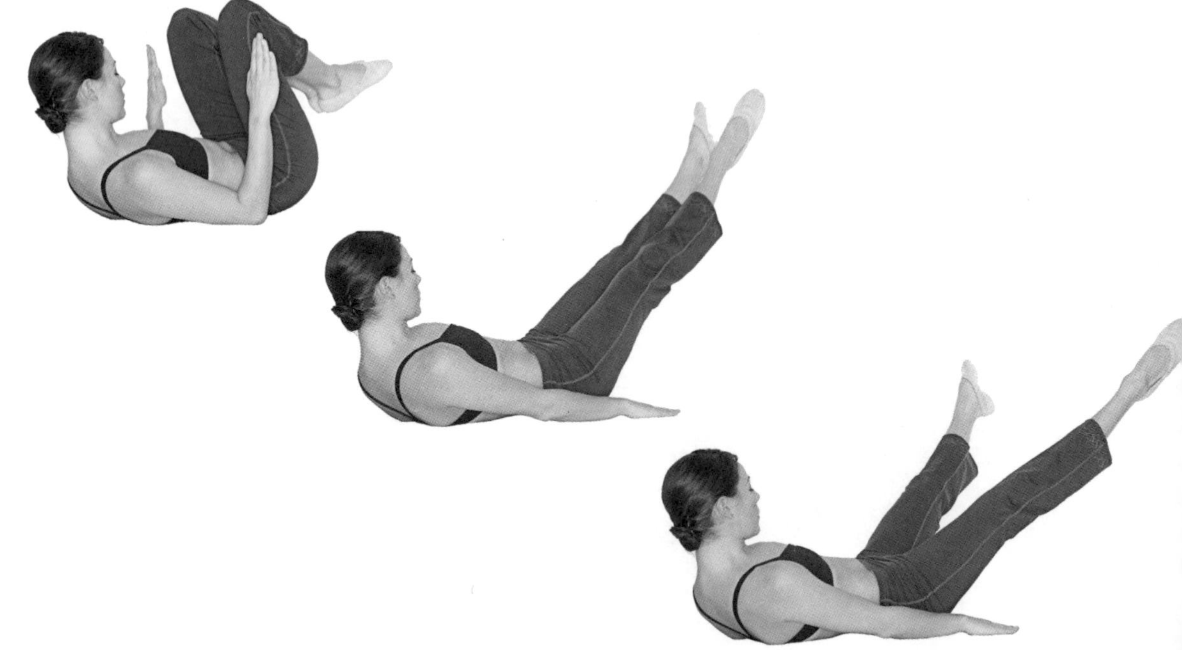

Aumenta a força abdominal, a capacidade pulmonar e tonifica a região interna das coxas

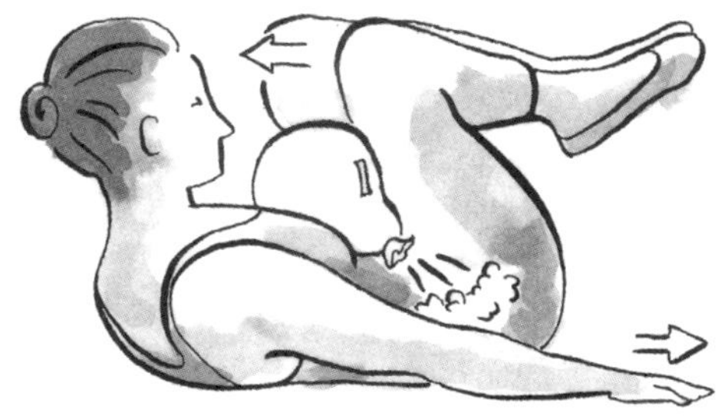

orientações

- Abra e feche as pernas trabalhando a partir da região interna e externa das coxas em vez de utilizar os pés. *Imagine uma faixa enrolada em torno da região superior das coxas, que precisam ser separadas, e resista ao aproximar as pernas.*
- Utilize o momento de aproximação dos joelhos para limpar os pulmões, eliminando o ar viciado.
- Projete os braços cada vez mais para a frente ao puxar os joelhos para si, criando oposição e trabalhando as laterais do corpo.

precauções

- Não permita que a região lombar se arqueie, afastando-se do colchonete, ao empurrar as pernas para longe.
- Não permita que os ombros se movimentem em direção às orelhas. Fixe os cotovelos no colchonete.

modificação: Coloque as mãos em posição de V sob as nádegas para apoiar a região lombar e movimente apenas as pernas, até estar apto a acrescentar os movimentos de braço.

progressão: Com as pernas estendidas, faça um pequeno movimento de balé (*changement**), cruzando levemente a perna direita sobre a esquerda e em seguida a esquerda sobre a direita, alternando as pernas oito vezes enquanto mantém a inspiração; na sequência, puxe os joelhos de volta para o peito e expire.

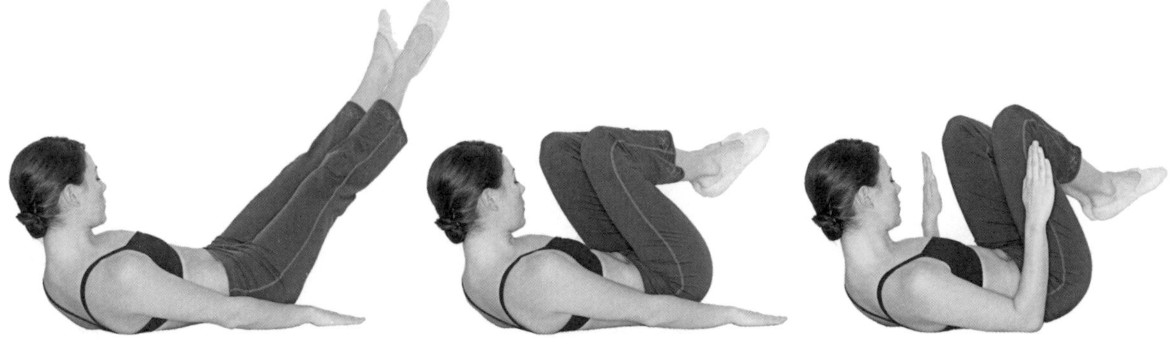

* Em francês no original. Refere-se a um movimento da dança clássica, cuja nomenclatura é sempre em francês. [N.T.]

R O W I N G I
(Remada I)

objetivo: Manter a região lombar alongada durante toda a sequência.

passo a passo

Transição a partir do *rolling like a ball*; os tornozelos devem ser soltos e as pernas esticadas à frente, sobre o colchonete.

1. Sente-se ereto, com as pernas estendidas de acordo com a postura Pilates e punhos fechados diante do esterno. Afaste os cotovelos para os lados.
2. Inspire ao rolar para trás, aprofundando a barriga e pressionando a região superior interna das coxas, uma contra a outra, para obter estabilidade.
3. Puxe os punhos para trás junto com você e pare onde puder manter-se imóvel. Estique as pernas em oposição, com os calcanhares firmes contra o colchonete.
4. Mantendo-se imóvel graças à casa de força, abra os braços para os lados, com a palma das mãos voltada para trás.
5. Expire e traga a região superior do tronco à frente dos braços. *Imagine seus braços como se fossem pesados remos com os quais estivesse remando.* Deixe que as mãos se unam em direção ao cóccix ao alongar-se para a frente.
6. Inspire e lentamente eleve as mãos unidas, alongando os braços em direção ao teto. *Não* permita que haja "estalos" na articulação do ombro durante esse alongamento!
7. Expire, fazendo um círculo com os braços em direção aos pés, em um amplo movimento.
8. *Imagine-se elevando o corpo para a frente como um campeão de nado borboleta faz para ganhar uma competição.*
9. Role para cima, voltando à posição inicial, e repita a sequência de três a cinco vezes. Termine puxando um joelho para o peito e lentamente role para trás, preparando-se para o *single leg stretch.*

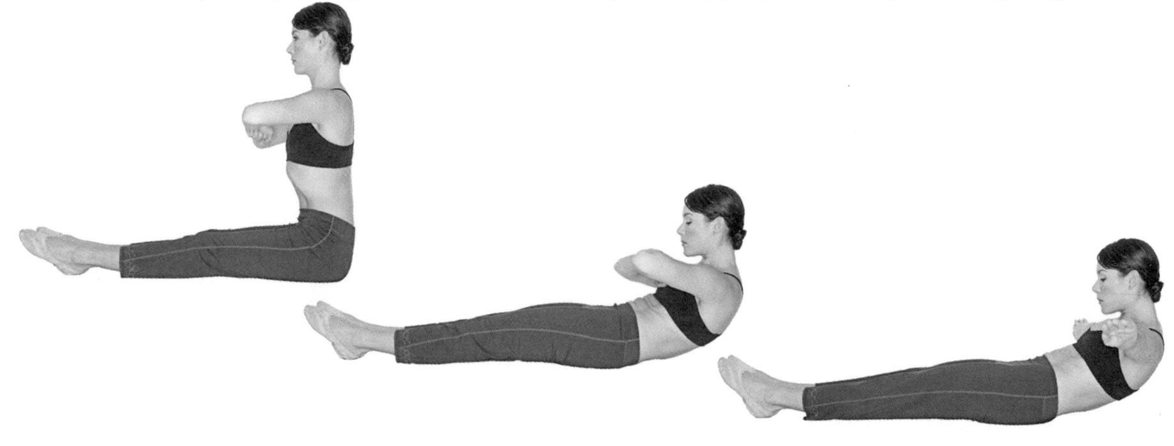

Fortalece os abdominais, alonga os ombros e a região lombar

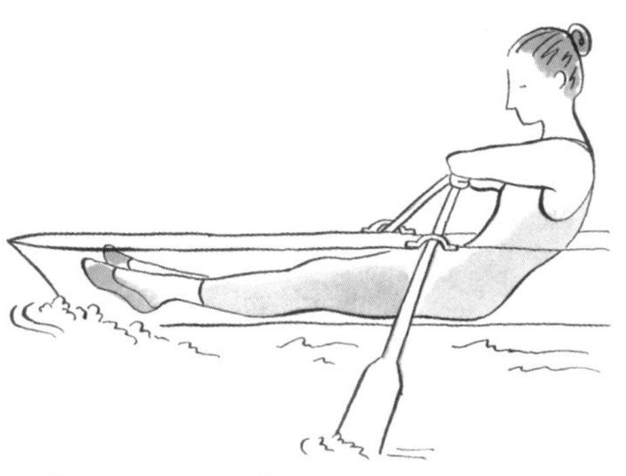

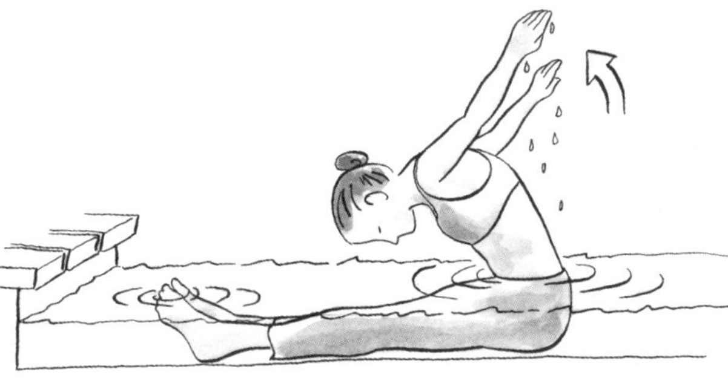

orientações

- Mantenha glúteos e pernas acionados o tempo todo.
- Crie resistência na casa de força ao estirar-se para a frente, melhorando o alongamento.
- Alongue a região anterior das coxas em oposição à casa de força ao rolar para trás.

precauções

- Não permita que os ombros subam até as orelhas em nenhum momento do exercício.
- Não deixe que as articulações dos ombros girem excessivamente ou estalem.

modificação: Dobre ambos os joelhos e coloque a planta dos pés sobre o colchonete, a sessenta centímetros das nádegas. Deixe as mãos na região posterior das coxas para conseguir apoio e role para o colchonete durante uma inspiração; em seguida, expire ao rolar para cima, esticando os joelhos. Traga as mãos para o cóccix e siga os passos seis, sete e oito. Termine rolando para cima e sentando-se com os joelhos dobrados (repita a sequência de três a cinco vezes).

progressão: Tente rolar toda a coluna para baixo, como se fosse deitar-se, sem relaxar a casa de força.

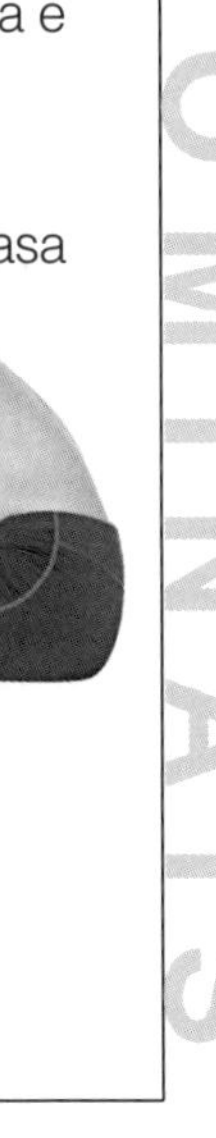

LONG STRETCH

(Estiramento alongado)

objetivo: Manter a casa de força acionada e puxada para cima, em direção à coluna. Lute contra a gravidade!

passo a passo

Transição a partir do *open leg rocker*, aproximando-se as pernas e dobrando-se os joelhos. Gire a parte superior do corpo para um lado e coloque a palma das mãos no colchonete – deixe a parte inferior do corpo seguir o movimento até que mãos e pés estejam pressionados contra o colchonete. (*Transição avançada:* Aproxime as pernas, assumindo a posição de balanço, e, com elas esticadas, gire para o colchonete, passando diretamente para a posição de apoio frontal.)

1. Comece apoiando-se sobre mãos e joelhos.
2. Cuide para que as mãos fiquem diretamente sob os ombros e curve os dedos dos pés, apoiando-se. Puxe o umbigo para cima, em direção à coluna, enquanto alonga uma perna por vez até colocar-se em posição de apoio frontal, com as pernas estendidas.
3. Contraia a região posterior das pernas, mantendo o corpo em linha reta – não deixe que os quadris caiam.
4. *Imagine-se tão forte e reto quanto um aríete**.
5. Inspire ao balançar-se para a frente, em direção à cabeça dos metatarsianos.
6. Expire ao levar o peso do corpo para trás, pressionando os calcanhares contra o colchão.
7. Repita o exercício cinco vezes e então flexione os joelhos e abaixe o corpo, indo em direção ao colchonete, preparando-se para o *double leg kicks*. (*Transição avançada*: Abaixe o corpo todo em direção ao colchonete na posição de apoio frontal.)

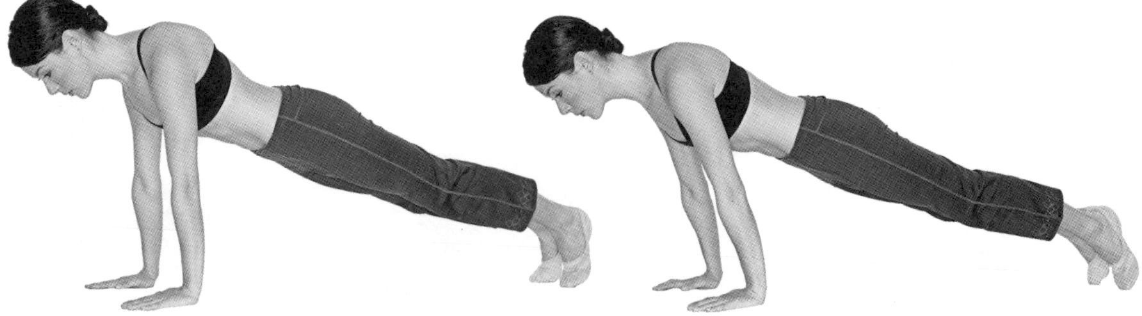

* Antiga máquina de guerra usada até o século XV para arrombar portas e muralhas, frequentemente com uma cabeça de carneiro (áries) esculpida na ponta. [N.T.]

Fortalece abdominais, braços, pernas e glúteos

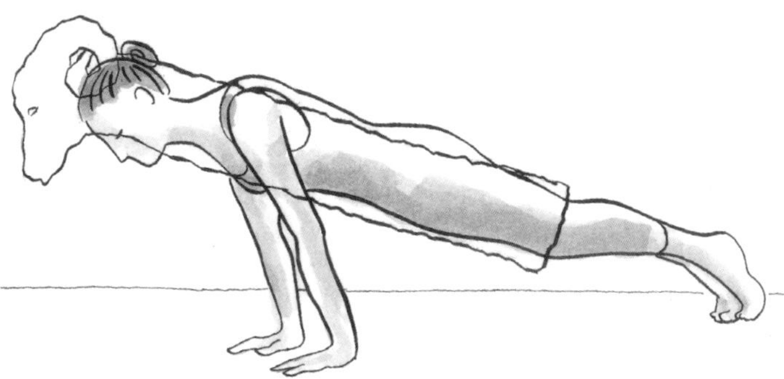

orientações

- Mantenha as pernas pressionadas uma contra a outra para estabilizar a região inferior do corpo.
- Empurre o chão para longe de si com ambas as mãos para manter o corpo elevado.
- Alongue a região posterior do pescoço e conduza o movimento com o topo da cabeça.

precauções

- Não bloqueie os cotovelos. Mantenha-os com uma leve rotação externa, assegurando-se de que os braços estão trabalhando, que você não está descarregando peso nas articulações e que o movimento está ocorrendo a partir das laterais do corpo.
- Não se afunde na região das costas ou dos ombros.

modificação: Realize os exercícios apoiado nos cotovelos. Coloque os cotovelos levemente à frente dos ombros e mantenha as mãos (ou punhos) pressionando o colchonete. Não se afunde entre os ombros em momento algum.

progressão: Eleve um pouco uma das pernas e a mantenha no ar enquanto você balança para trás e para a frente três vezes. Troque as pernas. Use o mesmo padrão respiratório descrito anteriormente.

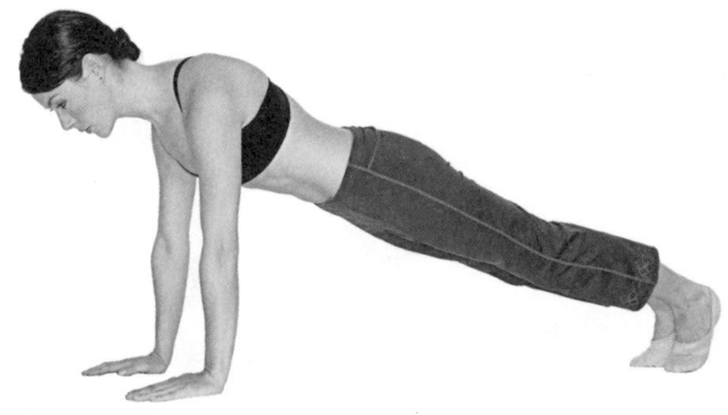

REFORMER TEASER

(*Teaser* no *reformer*)

objetivo: Utilizar o movimento circular dos braços como ferramenta para alongar a região lombar e a cintura.

passo a passo

Transição a partir do *low back stretch* (alongamento lombar); deve-se rolar para cima, sentando-se e girando a região superior do corpo para colocar a palma das mãos no colchonete de um lado. Pressione as palmas e eleve as nádegas, girando-as até chegar à posição sentada. Role as costas para o colchonete.

1. Deite-se de costas, com os joelhos dobrados em direção ao peito, braços esticados ao lado e palmas para cima. Aperte os calcanhares um contra o outro e afaste os joelhos segundo uma distância igual à largura dos quadris.
2. Eleve a cabeça para a frente, olhando para a casa de força.
3. Inspire e inicie o rolamento para cima, sentando-se. Simultaneamente, estique as pernas formando um ângulo de 45 graus e mantenha-as na postura Pilates.
4. Expire e mantenha a posição, apertando as pernas uma contra a outra até que a luz não possa passar por entre elas.
5. Continue equilibrando-se na região do cóccix enquanto faz três movimentos circulares para a frente com os braços, tentando, a cada círculo feito, elevar cada vez mais a região lombar. Inspire para começar o círculo e expire para completá-lo.
6. *Imagine que o movimento circular dos seus braços acontece com certa resistência, como se você estivesse segurando pesadas latas de tinta.* Faça os movimentos com concentração e controle, *como se não pudesse derramar nem um pingo.*
7. Mantenha os braços para cima após o último círculo, sustentando a inspiração, e então expire lentamente enquanto rola a coluna para baixo de forma controlada, voltando para a posição inicial.
8. Repita o exercício de três a cinco vezes.

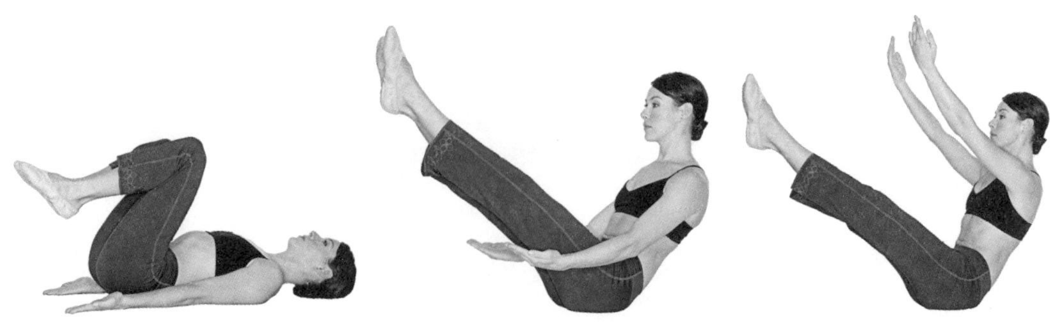

Fortalece a linha da cintura
e a região interna das coxas,
tonifica braços e ombros

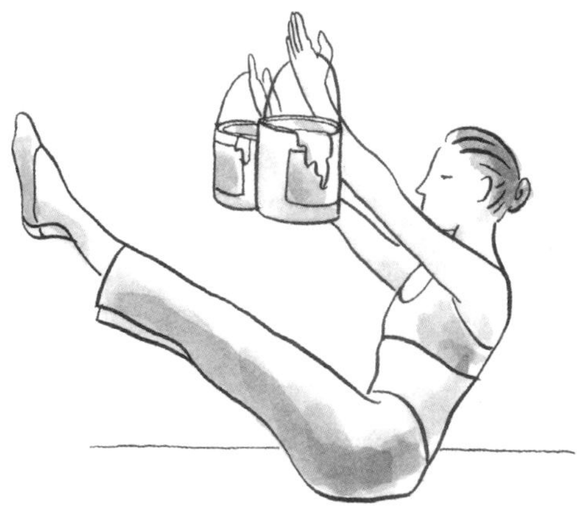

orientações

- Inicie cada círculo elevando-se a partir da casa de força e permita que os braços sigam essa elevação.
- Mantenha as palmas voltadas para o teto.
- Mantenha o olhar erguido e os ombros para baixo, longe das orelhas.

precauções

- Não bloqueie os ombros. Mantenha os cotovelos com um leve giro para fora, cuidando para que o movimento se origine nas laterais do corpo. *Imagine-se com uma pesada pilha de roupas nos braços.*
- Não permita que os ombros se elevem em nenhum momento do exercício.
- Não se incline para trás a ponto de afundar-se na região lombar.

modificação: Mantenha os joelhos levemente dobrados durante toda a sequência do exercício.

progressão: Mantenha os braços elevados acima da cabeça enquanto rola para cima e para baixo. Não permita que os ombros entrem em ação.

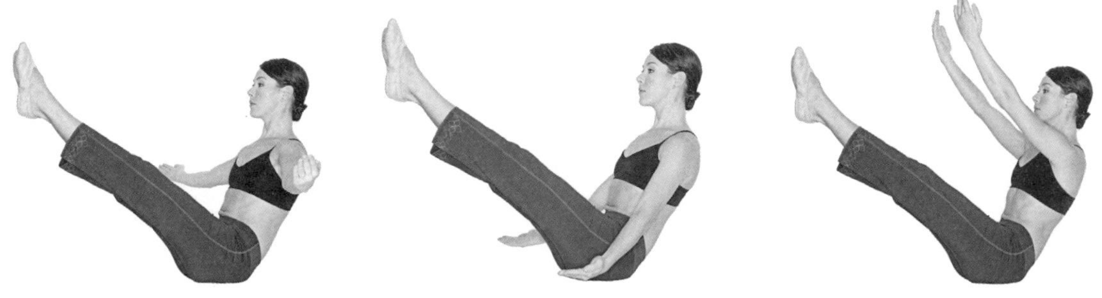

Afinar a região inferior do corpo Ao contrário do que normalmente se acredita, tonificar a região inferior do corpo (que eu defino como: quadris, coxas e nádegas), obtendo o visual longilíneo desejado, não é algo que depende de trabalhar duro ou levantar pesos na academia, mas de alongar e ativar grupos musculares para provocar a extensão. A série "afinar a região inferior do corpo" utiliza movimentos que o forçarão trabalhar em posições mais alongadas, estiradas, aumentando a flexibilidade articular e a amplitude de movimento. Quanto mais você puder incorporar estiramentos de oposição nesses exercícios, melhores resultados obterá.

Nota: "Os dez desafiadores" estão destacados no mapa do caminho para indicar sua posição em relação à nova série. As instruções nas páginas seguintes pertencem aos novos exercícios da série "afinar a região inferior do corpo". Encaixei os novos movimentos em lugares que considerei apropriados para a manutenção do ritmo e da fluidez adequados ao trabalho de solo. No Pilates nunca se mantém a mesma posição muito tempo, e, considerando essa característica de trabalho e seu consequente resultado cardiovascular, inseri cada novo exercício entre os dez desafiadores de forma a garantir a maior continuidade possível. Instruções em cada página estabelecerão a transição de um exercício para o outro. Lembre-se de permanecer concentrado em seu objetivo de alongar a região inferior do corpo durante a execução de cada movimento, sem negligenciar a casa de força. Isso fará toda a diferença quanto aos efeitos que o Pilates possa provocar em seu corpo.

Mapa do caminho

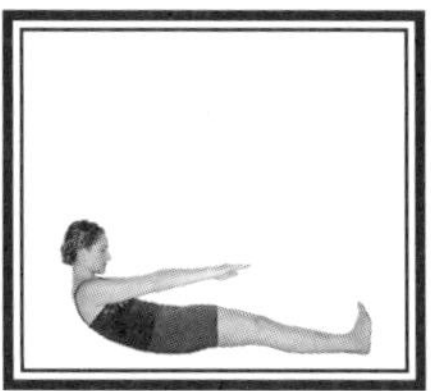

the roll up
(rolar para cima)
iniciante

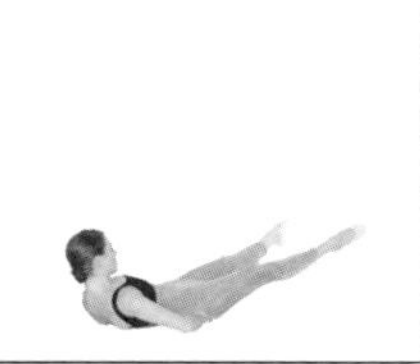

long strap circles
(círculos presos em correias longas)
avançado

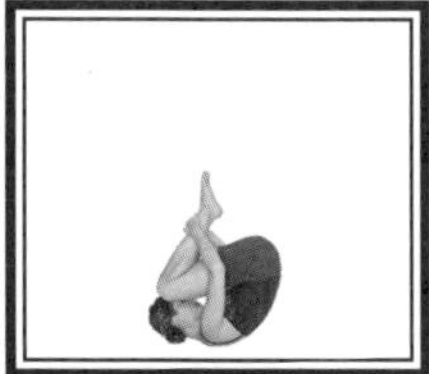

rolling like a ball
(rolando como uma bola)
iniciante

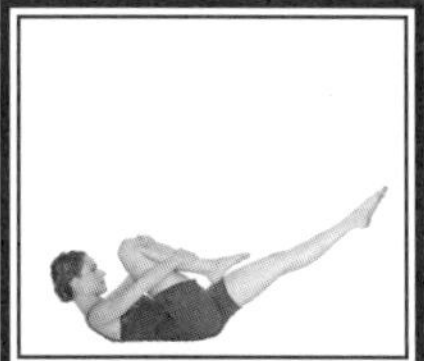

single leg stretch
(alongar uma perna)
iniciante

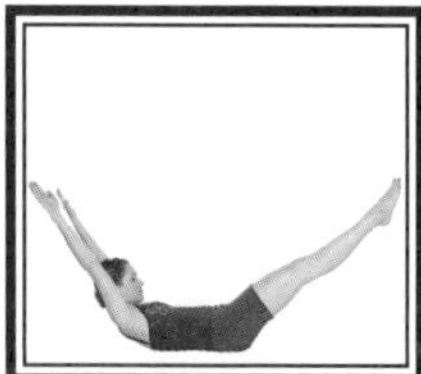

double leg stretch
(alongar as duas pernas)
intermediário

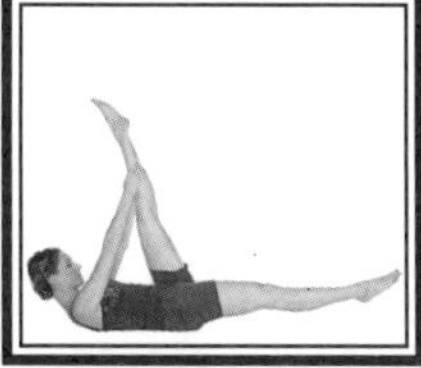

single straight leg stretch
(alongar uma perna estendida)
intermediário

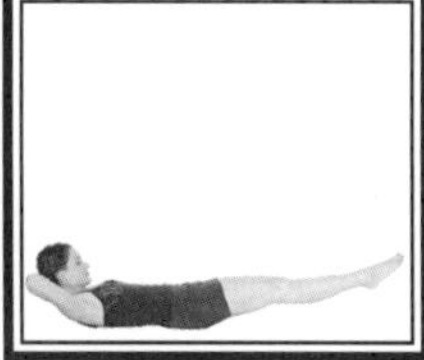

double straight leg stretch
(alongar as duas pernas estendidas)
avançado

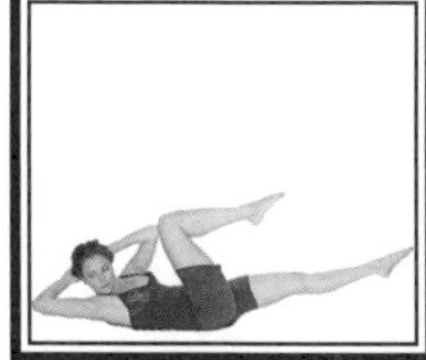

crisscross
(entrecruzado)
avançado

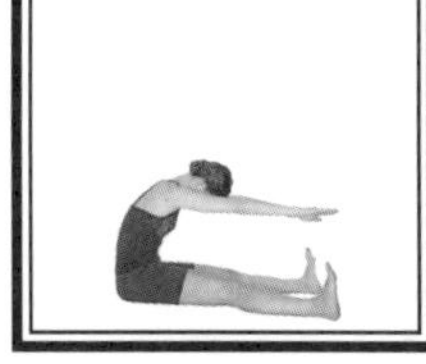

spine stretch forward
(alongar a coluna para a frente)
iniciante

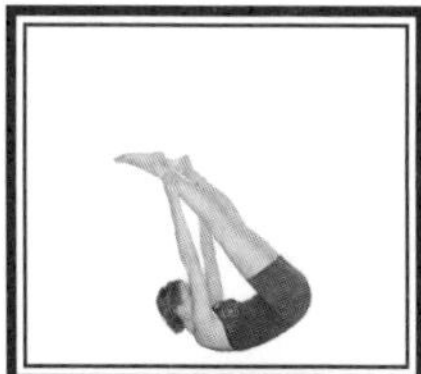

open leg rocker
(balanço com as pernas separadas)
intermediário

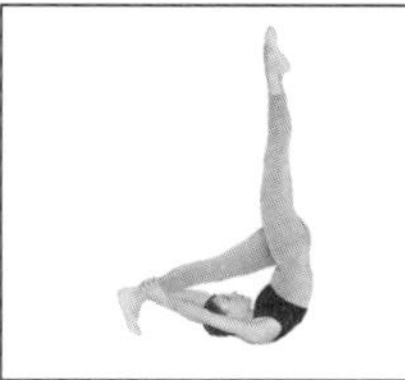

balance/control
(controle do equilíbrio)
muito avançado

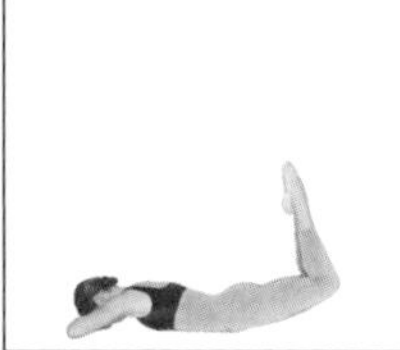

grasshopper*
(gafanhoto)
avançado

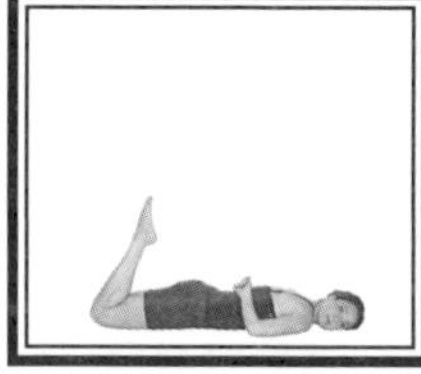

double leg kicks
(chutes com as duas pernas)
avançado

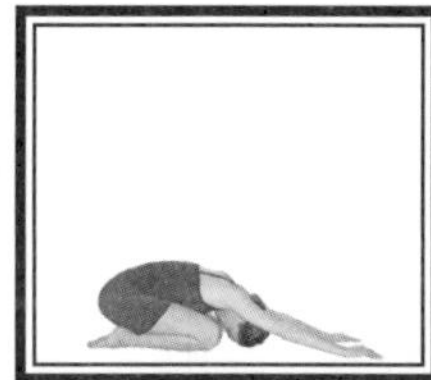

low back stretch
(alongamento lombar)

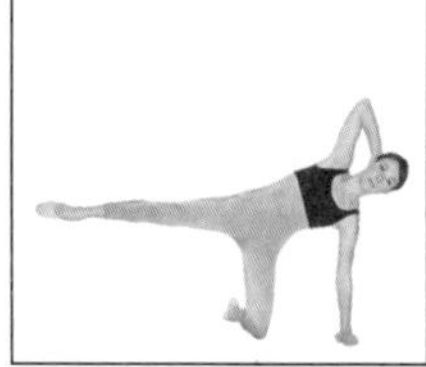

kneeling side circles
(círculos laterais ajoelhado)
avançado

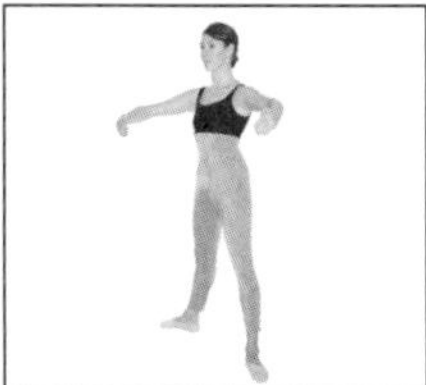

gondola**
(gôndola)
intermediário

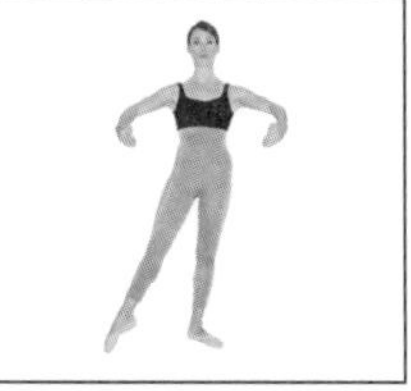

standing leg press
(*leg press* em pé)
intermediário

* O *grasshopper* pode ser feito na *wunda chair*, no *spine* corretor ou no *large barrel*. Não é fácil de fazer nos equipamentos. [N.T.]

** Segunda posição do balé clássico. [N.T.]

LONG STRAP CIRCLES

(Círculos presos em correias longas*)

objetivo: Aprofundar a casa de força a cada repetição.

passo a passo

Transição a partir do *roll up*; permaneça deitado de costas, abaixando os braços deixando-os ao lado do corpo.

1. Deite-se de costas, com as mãos sob as nádegas (veja a página 97 para maior detalhamento) e pernas formando um ângulo de noventa graus, em postura Pilates. Eleve a cabeça e olhe para a casa de força.
2. Inspire, aprofundando a concavidade da casa de força, e inicie um movimento circular com as pernas para fora e para baixo. Pare quando não mais puder manter as costas apoiadas. *Imagine que a região superior do corpo está atada ao colchonete.*
3. Expire e traga as pernas, juntas, para a posição inicial.
4. Repita o exercício de cinco a oito vezes e então pressione os joelhos contra o peito. Deixe as plantas dos pés apoiadas no chão e role para cima para o *rolling like a ball.*

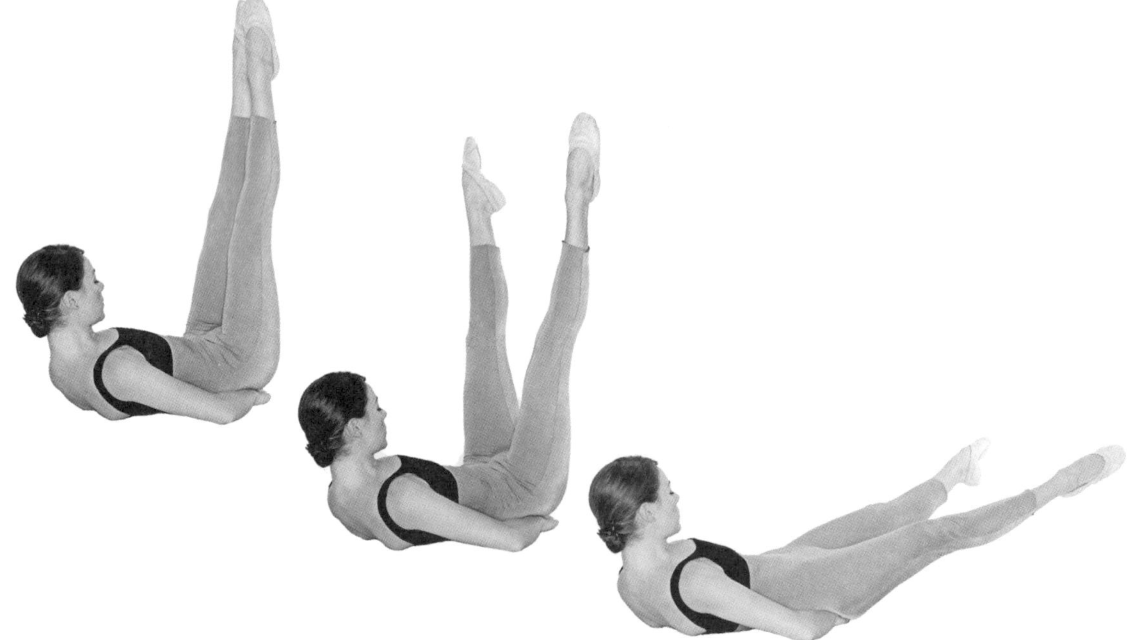

* Possível adaptação feita pela autora do exercício "círculo de pernas" do *reformer*. Aqui, o movimento é realizado com uma amplitude maior para aumentar o esforço, como se as pernas estivessem presas em correias longas. [N.T.]

Fortalece os abdominais, afina os quadris e a região interna das coxas

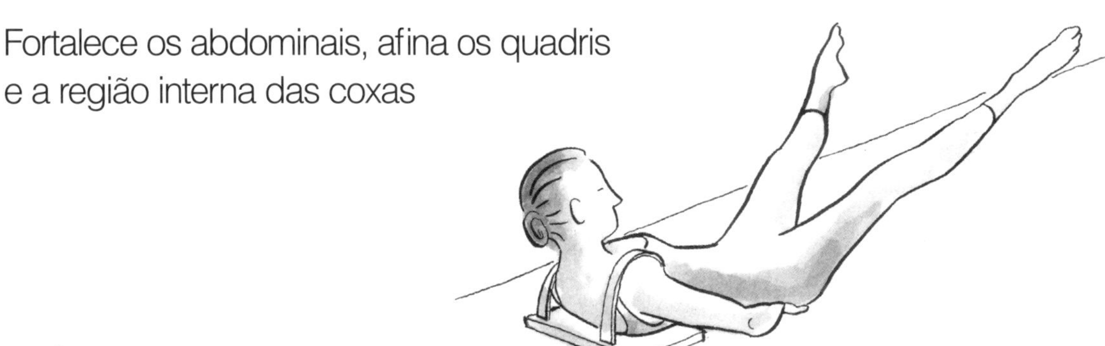

orientações

- Mantenha a região superior do corpo absolutamente imóvel, *como se houvesse um grande peso sobre seu peito.*
- Pressione as escápulas fortemente contra o colchonete para manter a posição.
- Conserve os cotovelos tão afastados quanto possível durante todo o movimento para ajudar a manter os ombros para baixo.

precauções

- Não afaste as pernas demasiadamente de maneira a não poder controlar o movimento.
- Não permita que as nádegas se elevem do colchonete ao formar o ângulo de noventa graus com as pernas.
- Não permita que as escápulas se elevem do colchonete ao abaixar as pernas.
- Não arqueie a região lombar.

modificação: Mantenha a cabeça para baixo e faça pequenos círculos com as pernas em posição de noventa graus.

progressão: Coloque as mãos na nuca e mantenha as costas apoiadas enquanto realiza o exercício.

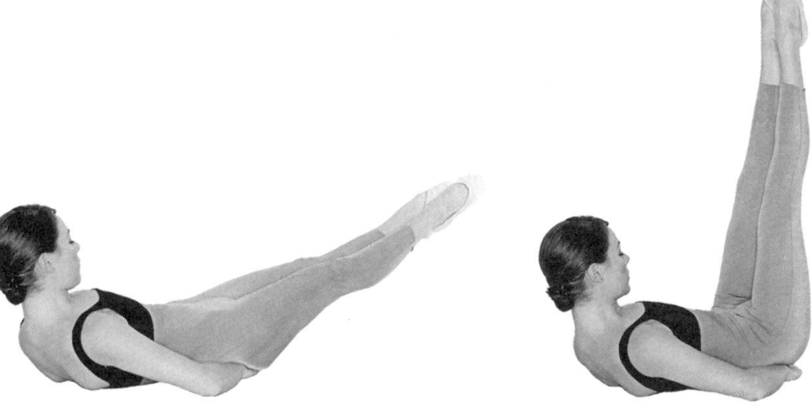

BALANCE/CONTROL

(Controle do equilíbrio)

objetivo: Manter a região superior do corpo estável ao trabalhar ritmicamente visando ao alongamento das pernas.

nota: Este exercício é *muito avançado*. Certifique-se de poder realizar a modificação sugerida com segurança antes de realizar o exercício completo.

passo a passo

Transição a partir do *open leg rocker*, aproxime as pernas e role, levando as costas de volta para o colchonete, sem mover as pernas. Deixe os braços acima da cabeça.

1. Deite-se de costas, com os braços acima da cabeça e as pernas formando um ângulo de noventa graus, em postura Pilates.
2. Inspire ao elevar as pernas acima da cabeça, iniciando a elevação a partir da casa de força, e traga os pés em direção às mãos.
3. Cuide para que fique equilibrado sobre a região posterior dos ombros, e *não* no pescoço!
4. Segure o tornozelo esquerdo com ambas as mãos, apoiando a região plantar dos dedos dos pés, e estenda a perna direita em direção ao teto, tão alto quanto possível, *como se fosse uma régua articulada sendo aberta.*
5. Solte o tornozelo e troque a posição das pernas, sem mudar a postura.
6. *Imagine-se esticando uma faixa de borracha entre os tornozelos durante todo o movimento.*
7. Faça de três a cinco repetições; então traga ambas as pernas para cima e lentamente role a coluna para baixo, distanciando-a da ponta dos dedos e articulando a coluna para obter um alongamento espinhal profundo.
8. Abaixe as pernas até o colchonete (dobre-as, se necessário) e role, deitando-se de barriga para baixo; apoie a testa sobre o dorso das mãos, preparando-se para o *grasshopper.*

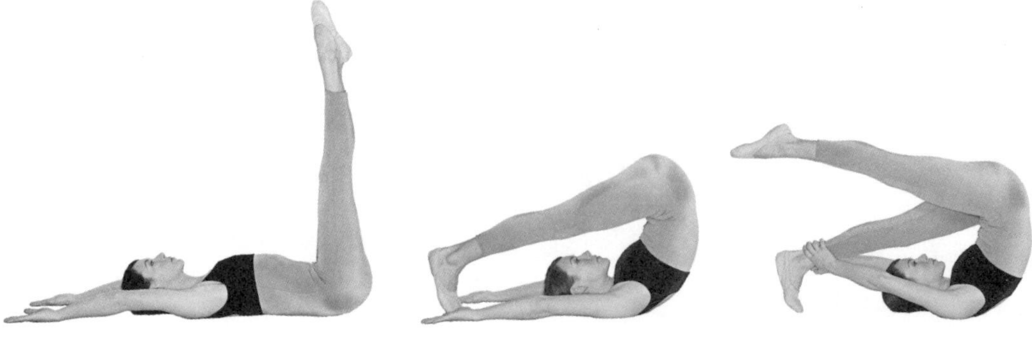

Alonga os músculos posteriores e firma as nádegas

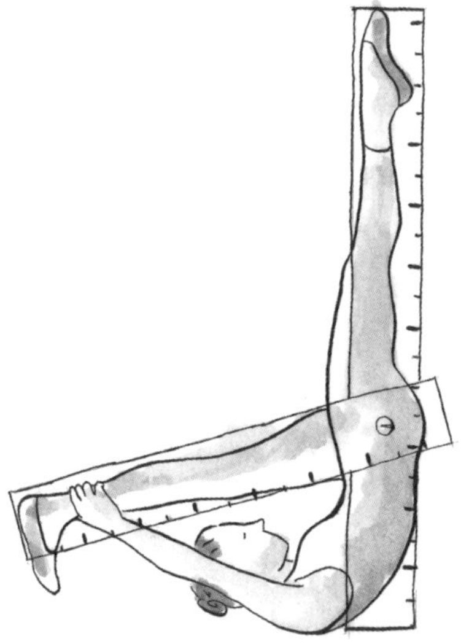

orientações

- Inicie a inversão de posição de pernas pela de baixo. Não deixe que a perna de cima caia ao executar o movimento.
- Acione os músculos das nádegas a cada elevação e abra a região anterior dos quadris, tentando tocar o teto com a ponta do pé.

precauções

- Ao rolar, *não* deixe que todo o peso vá para a região do pescoço!
- Não deixe que a perna elevada desça, mesmo que seja só um centímetro, até que a outra perna a encontre.

modificação: Realize apenas uma sequência lenta, sem elevar os braços acima da cabeça. Em vez disso, pressione os braços, ao lado do corpo, contra o colchonete. *Não* deixe o peso chegar ao pescoço!

progressão: Pressione os braços, ao lado do corpo, para baixo, contra o colchonete, e estabeleça um ritmo tão dinâmico quanto no *single straight leg stretch* (página 108). *Não* role até o pescoço!

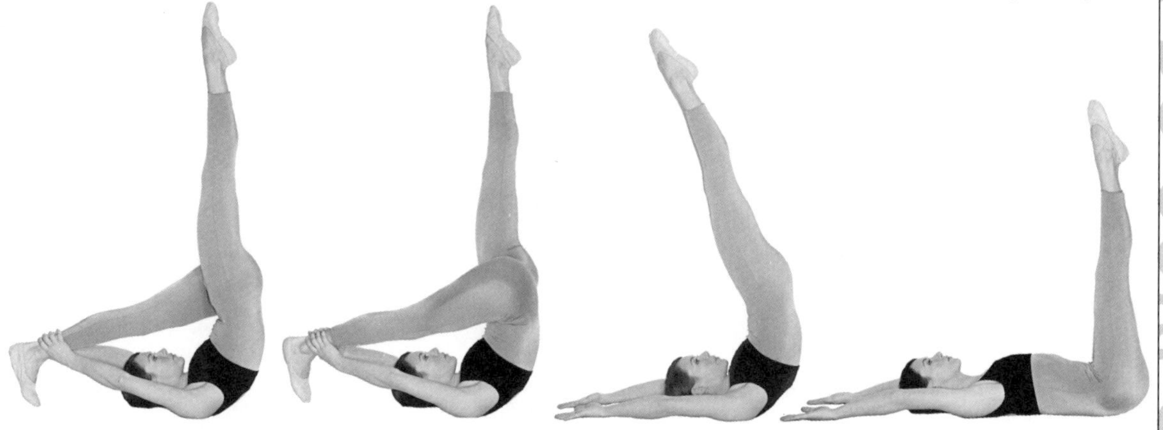

GRASSHOPPER
(Gafanhoto)

objetivo: Manter os joelhos elevados o máximo possível em relação ao colchonete, sem sobrecarregar a região lombar.

passo a passo

1. Deite-se de barriga para baixo, com a testa apoiada sobre as mãos (uma sobre a outra) e pernas (apertadas uma contra a outra), em postura Pilates.
2. Inspire, puxe a barriga em direção à coluna e eleve as pernas e coxas, afastando-as do colchonete, *como se estivessem penduradas no teto.*
3. Segure a respiração enquanto traz os calcanhares até as nádegas; em seguida, estique-os novamente, mantendo os joelhos elevados (você pode afastar os joelhos até formar um diamante*, mantendo os calcanhares colados um ao outro para o alinhamento).
4. *Imagine-se apertando uma bola entre os calcanhares e nádegas; empregue resistência.*
5. Expire ao abaixar as pernas esticadas, batendo uma contra a outra rapidamente (*como ao aplaudir*).
6. Repita o exercício cinco vezes, e em seguida deixe as mãos atrás das costas e gire o rosto para um lado, repousando-o sobre o colchonete e preparando-se para o *double leg kicks.*

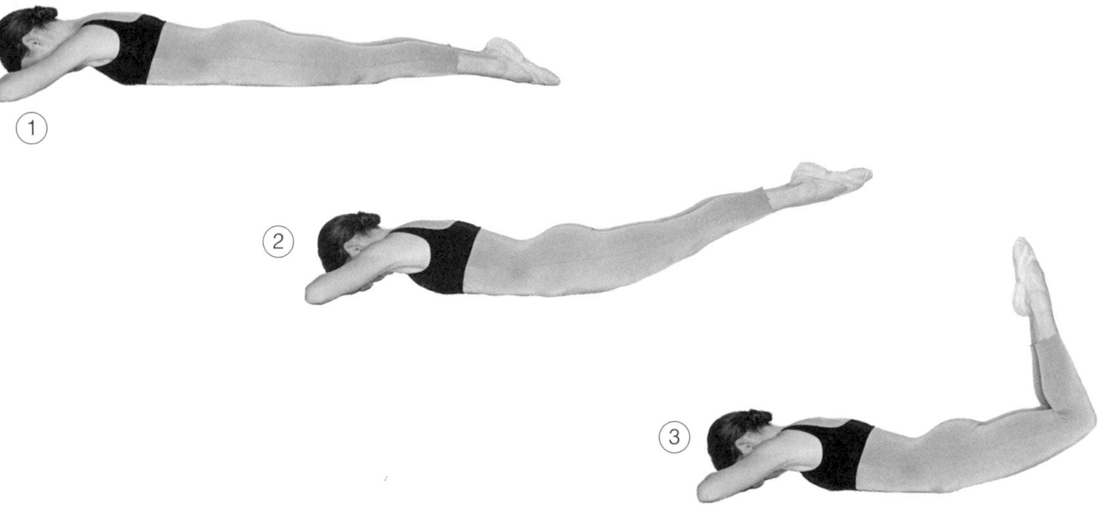

* Com os pés juntos e joelhos afastados, o espaço delimitado entre as linhas internas das coxas e das pernas forma um losango, que a autora denomina "forma de diamante". [N.T.]

Fortalece a região lombar e as nádegas, alonga os quadris, coxas e abdominais

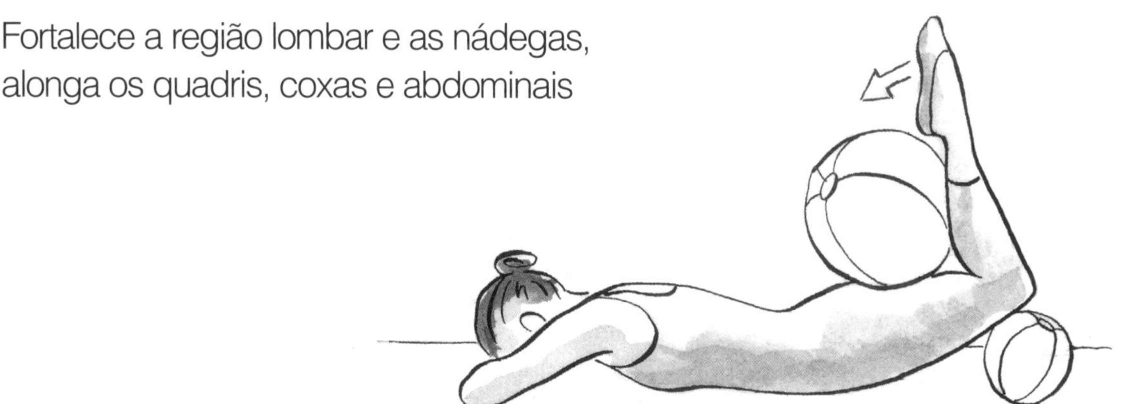

orientação

- Ao "aplaudir", utilize a perna inteira, não apenas os calcanhares, e sinta o trabalho na região interna das coxas.

precaução

- Não jogue as pernas para cima; eleve-as com controle.

modificação: Realize apenas a elevação e o abaixamento das pernas, sem chutar as nádegas. Acrescente os "aplausos" apenas quando a região lombar estiver suficientemente forte.

progressão: Mantenha as pernas apertadas uma contra a outra e paralelas durante todo o tempo (exceto no momento de aplaudir).

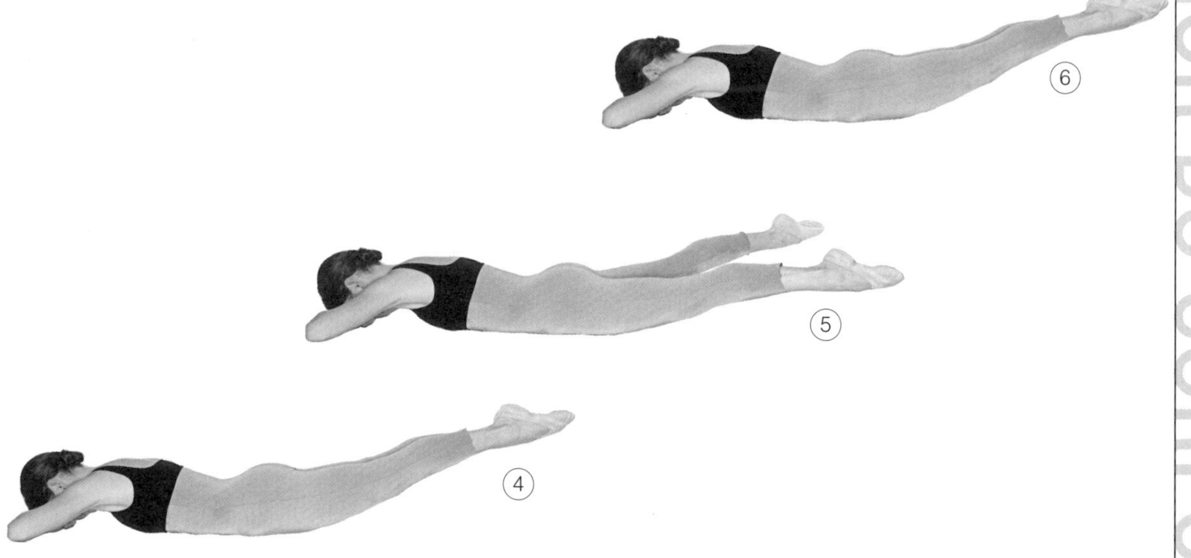

KNEELING SIDE CIRCLES

(Círculos laterais ajoelhado)

objetivo: Ancorar a moldura corporal enquanto a perna, "leve", se movimenta em círculos.

passo a passo

Transição a partir do *low back stretch* (alongamento lombar); role para cima, ajoelhando-se.

1. Ajoelhe-se no colchonete e impulsione-se para um lado, apoiando uma das mãos diretamente abaixo do ombro. Coloque a base da outra mão* ao lado da cabeça, pressionando levemente a lateral da cabeça contra a mão, para manter um adequado alinhamento de pescoço e coluna.
2. Estique a perna de cima ao longo do colchonete e em seguida erga-a até a altura do quadril, girando-a lentamente para fora, de forma a acionar os glúteos.
3. Estabilize os ombros e quadris, *como se fossem duas colunas jônicas.*
4. Inspire e comece a desenhar um círculo, para a frente, com a perna; expire e complete o círculo.
5. *Imagine-se desenhando círculos em gesso fresco na parede.*
6. Faça de três a cinco círculos em cada direção.
7. Traga o joelho para a posição inicial e eleve o corpo.
8. Repita a sequência para o outro lado. Termine em uma posição ajoelhada, com o tronco elevado. Apoie a planta de um dos pés à frente, no colchonete, e fique em pé segundo a postura Pilates, preparando-se para o exercício *gondola*. (*Transição avançada*: apoie a planta dos dedos dos pés, incline-se para trás e eleve-se, até ficar em pé, a partir da posição ajoelhada, sem afastar as pernas. Use os braços como alavancas.)

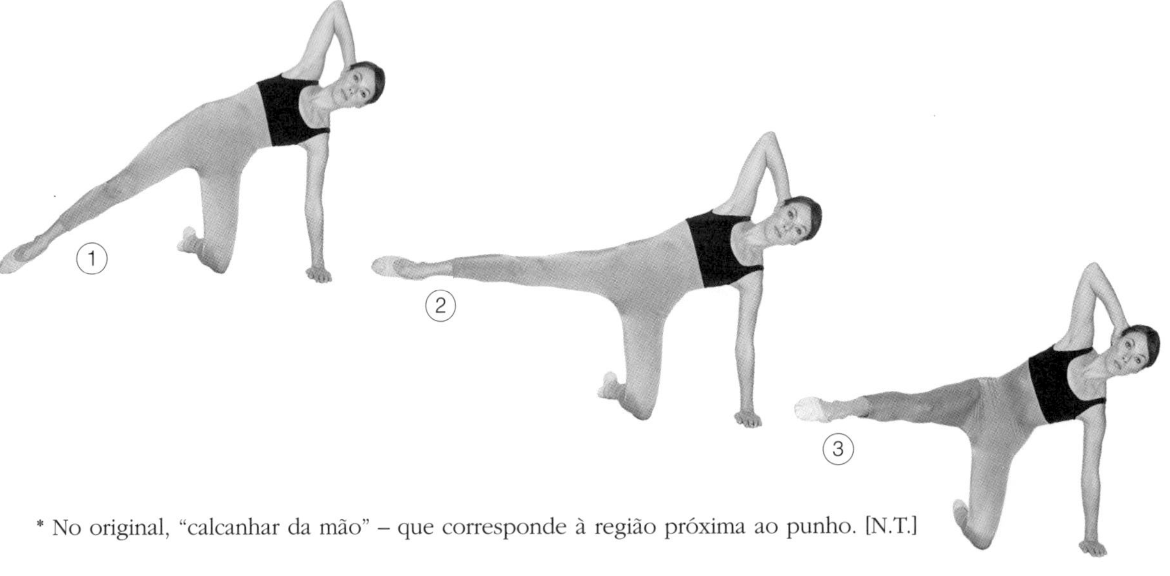

* No original, "calcanhar da mão" – que corresponde à região próxima ao punho. [N.T.]

Afina a cintura e as nádegas, fortalece a região superior das costas

orientações

- Mantenha o esforço de afinar a cintura para ajudar a diminuir a pressão sobre o punho de apoio.
- Mantenha a perna que faz o movimento circular com um leve giro para fora, para trabalhar os glúteos e a região posterior da coxa.
- Mantenha o corpo esticado, cuidando para que o quadril fique diretamente acima do joelho.
- Aprofunde continuamente a concavidade da casa de força enquanto empurra o púbis para a frente.
- Mantenha o topo da cabeça alongando-se em oposição à perna que faz os movimentos circulares.

precauções

- Não prenda os músculos da coxa para realizar o movimento circular. Utilize os glúteos e a região posterior da perna.
- Não permita que a cabeça caia. Pressione-a para cima, contra a sua mão, o que ajuda a fortalecer o pescoço.
- Evite bloquear o joelho para alongar a perna. Estique a perna a partir do quadril e da cintura.
- Não "quebre o movimento" no quadril e permita que as nádegas se movam para trás. Puxe continuamente as nádegas para a frente, alongando a parte anterior do quadril e da coxa.

modificação: Eleve e abaixe a perna sem fazer movimentos circulares.

progressão: Aumente o diâmetro dos círculos sem perder o equilíbrio ou mudar de posição.

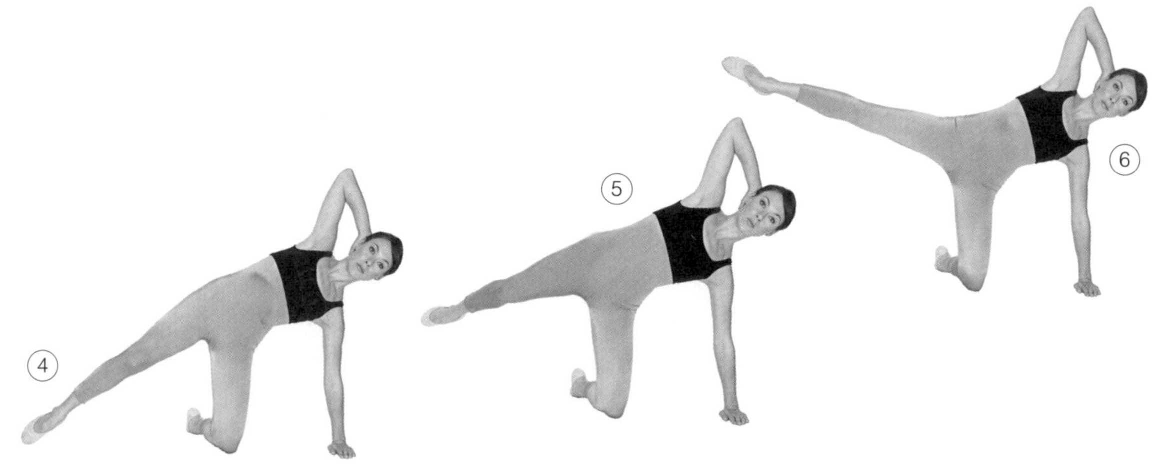

G O N D O L A

(Gôndola)

objetivo: Manter-se leve sobre os pés ao erguer a linha da cintura.

passo a passo

1. Fique em pé com as pernas e os pés voltados para fora e mais afastados do que na postura Pilates, mas não demais, para não causar sobrecarga nos joelhos. Cuide para que o giro para fora parta dos quadris, e não dos pés. Contraia a região interna das coxas e nádegas fortemente e puxe o púbis para a frente. Puxe a casa de força para cima para lutar contra a gravidade.
2. Mantenha os braços abertos e os cotovelos erguidos para acionar e tonificar a região posterior dos braços.
3. Inspire e faça que o pé direito deslize para o lado, com equilíbrio e controle, *como se estivesse usando patins.*
4. Segure a inspiração enquanto dobra os joelhos; deixe os joelhos afastados, ficando acima dos dedos mínimos dos pés.
5. Expire ao fazer que o calcanhar direito deslize em direção ao esquerdo, sempre mantendo os joelhos dobrados.
6. Continue a expirar enquanto empurra os calcanhares para ficar em pé, *como se fechasse as pernas com um zíper.*
7. Faça de três a cinco repetições e então inverta os movimentos.
8. Em pé, na posição Pilates, inspire enquanto dobra os joelhos, que devem estar acima dos dedos mínimos dos pés.
9. Mantenha a inspiração enquanto o pé esquerdo desliza para fora e desloque o peso de forma a equilibrar-se. Mantenha os joelhos dobrados todo o tempo.
10. Expire enquanto estica as pernas, sem bloqueá-las.
11. Continue a expirar enquanto desloca o peso, o mínimo possível, para a direita, de forma que a perna esquerda deslize, indo ao encontro da direita. Inicie esse deslizamento a partir da elevação da casa de força.
12. Faça de três a cinco repetições. Termine em postura Pilates, preparando-se para o *standing leg press.*

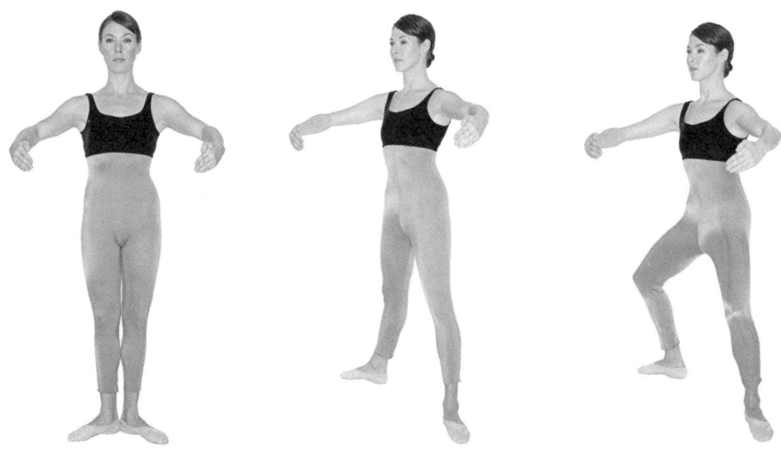

Tonifica os braços, alonga os quadris e achata o abdome

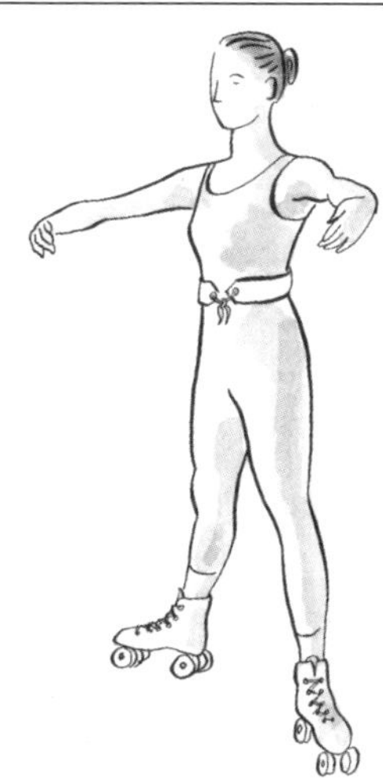

orientações

- Inicie cada movimento a partir dos músculos da casa de força e deixe as pernas leves.
- Mantenha os joelhos afastados e puxados para trás tanto quanto possível.
- Mantenha a região lombar alongada (talvez sinta necessidade de enrolar um pouco a pelve).

precauções

- Não bloqueie os joelhos em nenhum momento, nem permita que girem para dentro.
- Não permita que as nádegas se projetem para trás.

modificação: Faça apenas de cinco a oito acentuadas flexões de joelho, com os calcanhares afastados, para desenvolver sua posição em pé e a abertura dos quadris.

progressão: Realize toda a sequência sobre a região anterior dos pés; *não* pressione os dedos dos pés. Se possível, apoie-se em uma parede à sua frente para estabilizar-se. (Nota: facilite o movimento usando meias.)

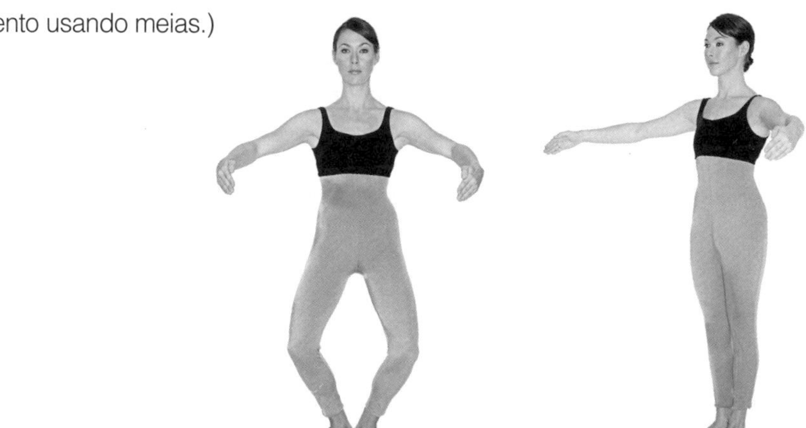

STANDING LEG PRESS

(*Leg press** em pé)

objetivo: Utilizar cada pressionamento das pernas para elevar e alongar a cintura.

passo a passo

1. Fique em pé segundo a postura Pilates, com os braços afastados e os cotovelos elevados para acionar e tonificar a região posterior dos braços.
2. Puxando a casa de força para cima, eleve o pé direito para que fique a uma distância de trinta a sessenta centímetros do chão. O dedão do pé deve estar alinhado com o umbigo, e a região interna da coxa de frente para o teto.
3. Ficando mais ereto, inspire e pressione a perna para baixo, contra uma resistência imaginária, *como se estivesse puxando uma mola presa na parede à sua frente.*
4. Mantenha a posição, contando até três, e então use a expiração para erguer a perna com leveza e controle.
5. Faça de três a cinco pressões e troque a posição das pernas. Repita os passos de um a quatro com a perna esquerda.
6. Após a última repetição para a frente, mude a posição das pernas mais uma vez e leve a perna direita para o lado, mantendo-a a uma distância de trinta a sessenta centímetros do chão, levemente à frente do quadril direito.
7. Ficando mais ereto, inspire e pressione a perna e o pé para baixo contra uma resistência imaginária, *como se estivesse puxando uma mola presa na parede ao seu lado.*
8. Mantenha a posição, contando até três, e então utilize a expiração para elevar a perna com leveza e controle.
9. Faça de três a cinco pressões e retorne para a posição em pé, trocando o posicionamento das pernas. Repita os passos de seis a oito com a perna esquerda.
10. Após a última repetição para o lado, troque a posição das pernas novamente, levando desta vez a perna direita para trás e mantendo-a a uma distância de trinta a sessenta centímetros do chão e alinhada com o quadril direito.
11. Fique mais ereto, inspire e pressione a perna e o pé para baixo contra uma resistência imaginária, *como se estivesse puxando uma mola presa na parede atrás de você.*
12. Mantenha a posição, contando até três, e então utilize a expiração para elevar a perna com leveza e controle.
13. Faça de três a cinco pressões e troque a posição das pernas. Repita os passos de dez a doze com a perna esquerda.

* *Leg press* é um equipamento de musculação no qual são exercitados os membros inferiores em cadeia fechada. [N.T.]

Firma braços e nádegas, melhora o equilíbrio

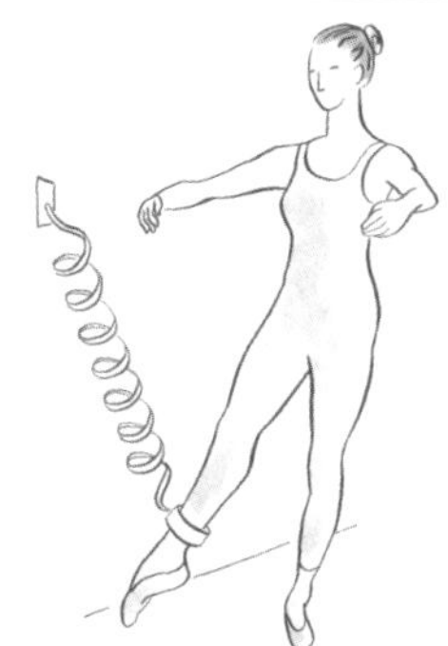

orientações

- Crie resistência imaginária suficiente para que possa obter os resultados desejados.
- Realize a sequência inteira (para a frente, para o lado e para trás) sem deixar que o quadril ou a cintura caiam.
- Cuide para que o corpo fique alinhado, e a perna de suporte mantenha-se abaixo do quadril.

precauções

- Não permita que os ombros se elevem enquanto os cotovelos são mantidos erguidos.
- Não eleve a perna demasiadamente. Concentre-se na pressão – não na elevação – e alongue a cintura.
- Não bloqueie a articulação do joelho, nem desloque o peso para o calcanhar da perna de apoio.
- Não permita que a região lombar se arqueie ao elevar a perna para trás.

modificação: Tente apenas elevar e abaixar a perna estendida, utilizando o chão como um pedal a ser empurrado para baixo. Repita o movimento três vezes, ficando mais ereto a cada pressão.

progressão: Nos passos quatro, oito e doze, deixe a perna levantada e realize três balanceamentos, *como se chutasse uma bola no ar.*

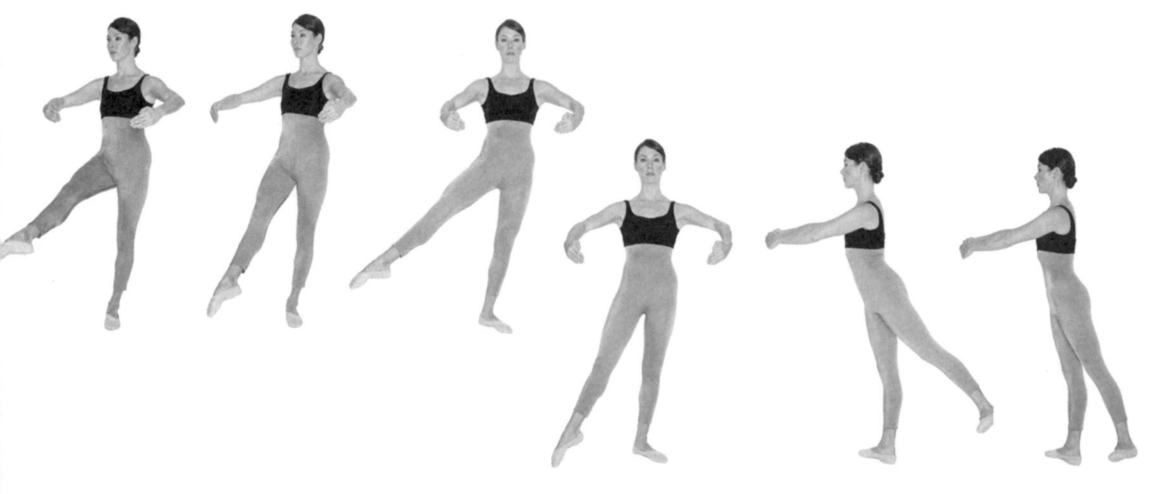

Aperfeiçoar a postura A boa postura resulta de uma série de elementos combinados: músculos espinhais fortes, flexibilidade do peito e dos ombros, abdominais e pescoço fortes, juntamente com equilíbrio muscular e boa amplitude de movimento articular. De muitas maneiras, a postura correta se inicia nos dedos dos pés, podendo ser delineada em função deles. A postura inadequada causa sobrecarga muscular e, por essa razão, desperdiça energia. Também causa compressão de órgãos internos, resultando em prejuízo das funções. Produz sobrecarga por haver desequilíbrio nas articulações e discos vertebrais, e, em casos extremos, pode causar danos permanentes. Na série "aperfeiçoar a postura" você utilizará exercícios especificamente concebidos para alongar e fortalecer os grupos musculares visados, e criará a harmonia que é tão essencial para manter-se equilibrado e elegante. Lembre-se de levar consigo essas lições sobre postura e adaptá-las à rotina da academia, dos esportes e durante o Trabalho Invisível. Acima de tudo, mantenha-se continuamente consciente de sua postura ao longo do dia. Essa consciência pode ser um eficiente catalisador para a melhoria de sua postura.

Nota: "Os dez desafiadores" estão destacados no mapa do caminho para indicar sua posição em relação à nova série. As instruções nas páginas seguintes pertencem aos novos exercícios da série "aperfeiçoar a postura". Encaixei os novos movimentos em lugares que considerei apropriados para a manutenção do ritmo e da fluidez adequados ao trabalho de solo. No Pilates nunca se mantém a mesma posição por muito tempo, e, considerando essa característica de trabalho e seu consequente resultado cardiovascular, inseri cada novo exercício entre os dez desafiadores de forma a garantir a maior continuidade possível. Instruções em cada página estabelecerão a transição de um exercício para o outro. Lembre-se de permanecer concentrado em seu objetivo de aperfeiçoar a postura durante a execução de cada movimento. Ajuste os exercícios da série dos dez desafiadores de forma a adaptá-los ao seu objetivo de aperfeiçoamento da postura. Você atrai o que pensa.

Mapa do caminho

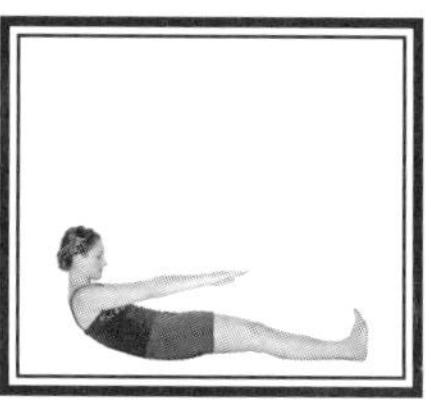
the roll up
(rolar para cima)
iniciante

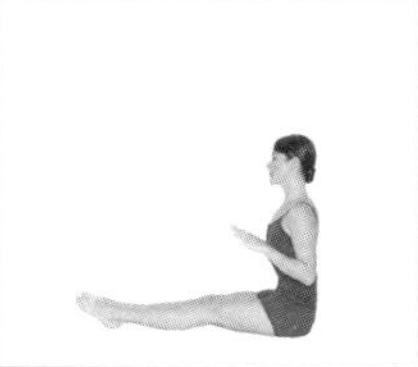
rowing from chest*
(remada III)
intermediário

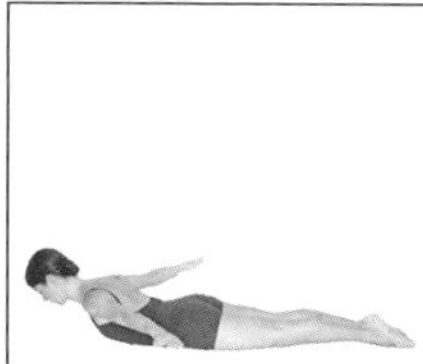
pull straps II*
(puxar as correias)
avançado

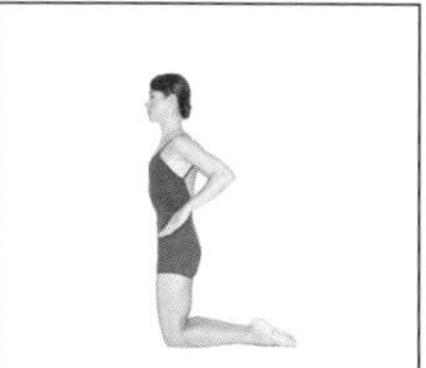
long back stretch
(estiramento de braços com as costas alongadas)
intermediário

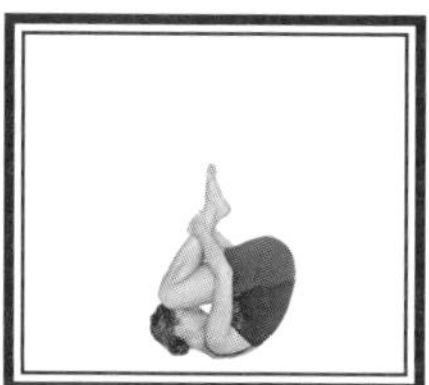
rolling like a ball
(rolando como uma bola)
iniciante

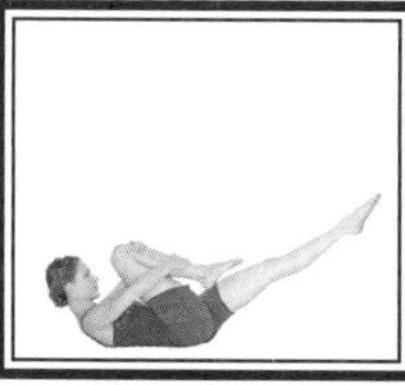
single leg stretch
(alongar uma perna)
iniciante

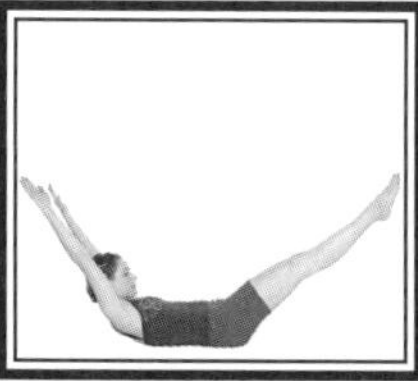
double leg stretch
(alongar as duas pernas)
intermediário

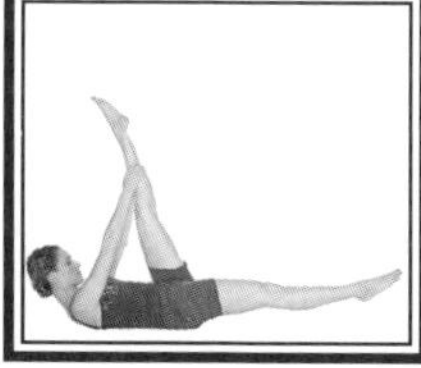
single straight leg stretch
(alongar uma perna estendida)
intermediário

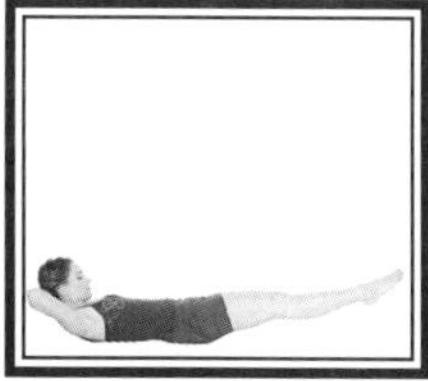
double straight leg stretch
(alongar as duas pernas estendidas)
avançado

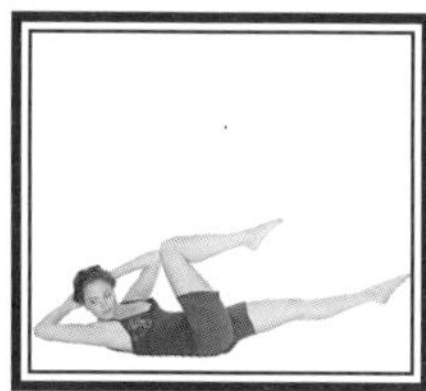
crisscross
(movimento entrecruzado)
avançado

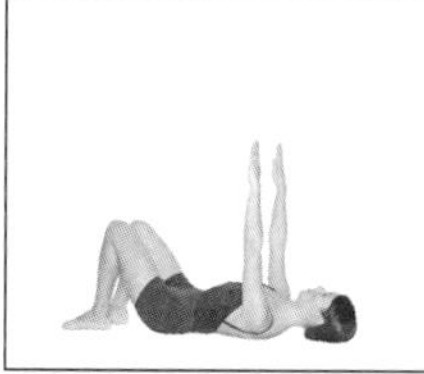
the breathing**
(respiração sustentada)
iniciante

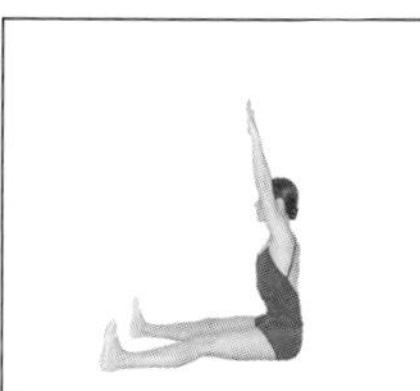
spine stretch with arm circles
(alongamento da coluna com círculos feitos pelos braços)
iniciante

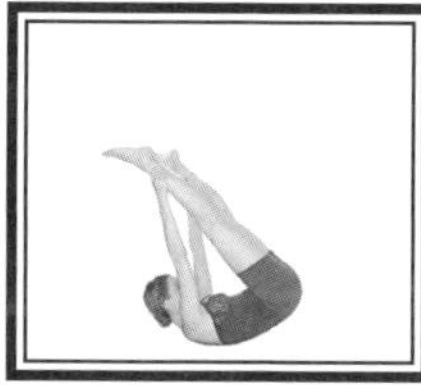
open leg rocker
(balanço com as pernas separadas)
intermediário

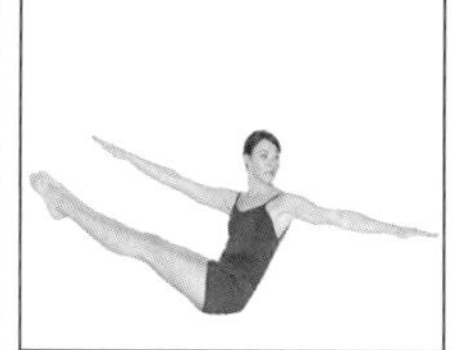
stomach massage III*
(série abdominal III)
avançado

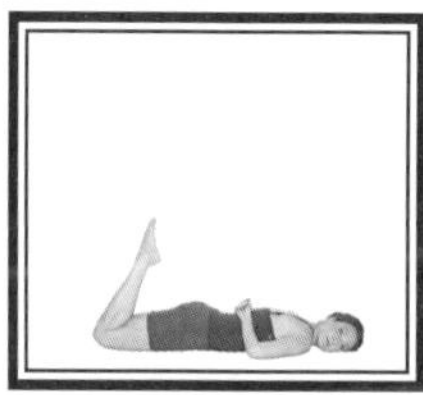
double leg kicks
(chutes com as duas pernas)
avançado

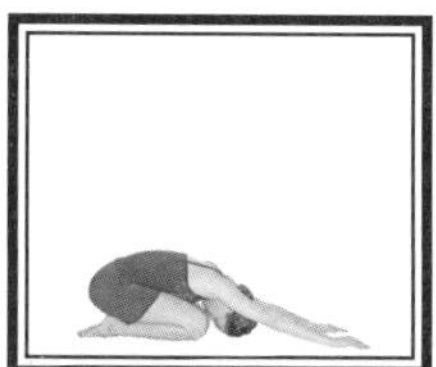
low back stretch
(alongamento lombar)

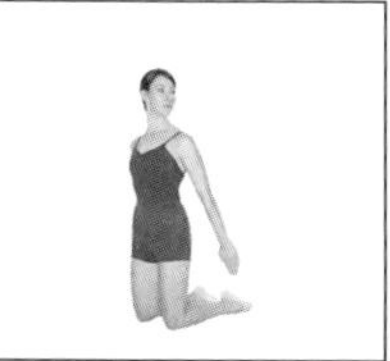
chest expansion***
(expansão do tórax)
intermediário

* Exercício do *reformer* – nome dado ao movimento na série descrita em *O corpo Pilates.* [N.T.]
** Exercício do *cadillac.* [N.T.]
***Exercício do *reformer* e do *cadillac.* [N.T.]

ROWING FROM CHEST

(Remada III)

objetivo: Utilizar os movimentos dos braços para elevá-lo a partir da cintura.

passo a passo

Transição a partir do *roll up*; role para cima e sente-se posicionando os braços lateralmente.

1. Sente-se ereto, com as pernas estendidas segundo a postura Pilates, pés alongados e relaxados, cotovelos dobrados e próximos do corpo, com a palma das mãos voltada para baixo e os dedos esticados.
2. Inspire ao sentar ereto e alongue os braços, trazendo o corpo, com leve inclinação, para a frente para alongar a região lombar, *como se um avião o estivesse puxando para cima.*
3. Mantenha os ombros abaixados, expire e pressione os braços para baixo até que a ponta dos dedos toque o colchonete.
4. Inspire enquanto eleva os braços em direção ao teto, em um movimento rápido, sentindo que a linha da cintura se eleva com os braços – mas mantenha as costelas puxadas para dentro. Conserve os ombros pressionados para baixo, em oposição.
5. Fique ainda mais ereto e, expirando lentamente, leve os braços para os lados, contra uma forte resistência, *como se fosse um ginasta exercitando-se nas argolas.*
6. Quando as mãos se aproximarem do colchonete, dobre os braços e puxe-os de volta, colando--os ao lado do corpo.
7. Faça de três a cinco repetições e gire, ficando de barriga para baixo, com o rosto voltado para o chão e os braços esticados para os lados, preparando-se para o *pull straps* II.

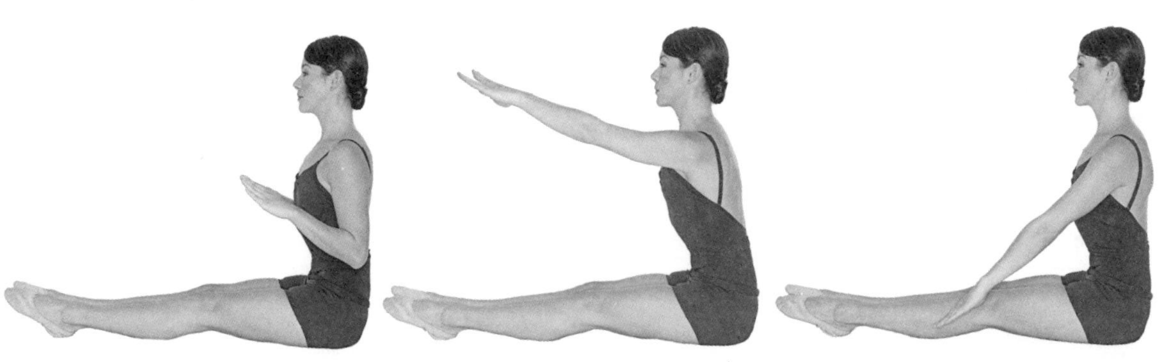

Afina a cintura, define os ombros, aumenta a capacidade pulmonar

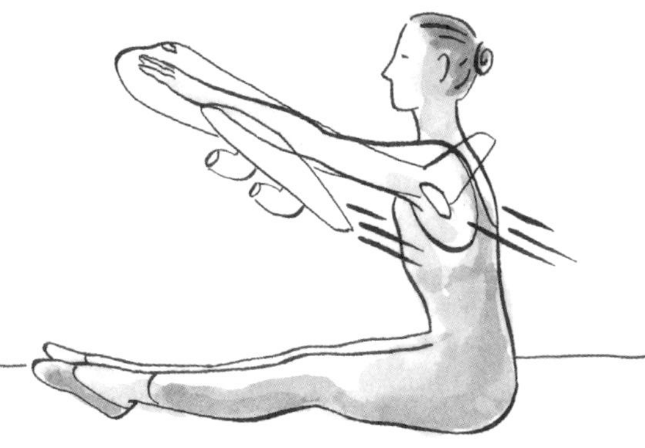

orientações

- Leve os braços para os lados ao fazer força para baixo para acionar suas "asas".
- Acione a região interna das coxas durante todo o tempo, apertando uma contra a outra para criar estabilidade.

precauções

- Não permita que os braços se movimentem para trás dos ombros ao fazer o movimento circular para baixo. Mantenha-os dentro de seu campo de visão periférica.
- Não bloqueie os cotovelos nem prenda os joelhos.

modificação: Dobre os joelhos e apoie a planta dos pés no colchonete, separados por uma distância equivalente à da largura dos quadris, deixando os calcanhares a cinquenta centímetros das nádegas. Realize a sequência conforme foi descrita.

progressão: Ao trazer os braços de volta, coloque a palma das mãos sobre o colchonete e incline a cabeça em direção aos joelhos. Expire, deixando que as mãos escorreguem ao longo do colchonete em direção aos calcanhares, com a cabeça imóvel sobre os joelhos. Inspire, rolando de volta para cima, com os braços alongados à frente, na altura dos ombros. Expire, dobrando os cotovelos e deixando-os novamente ao lado do corpo, e repita toda a sequência da remada.

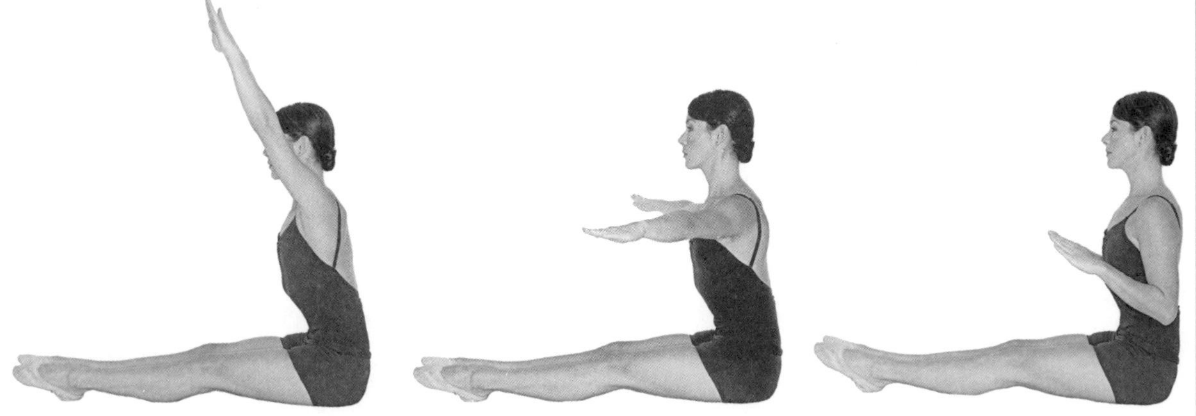

PULL STRAPS II

(Puxar as correias)

objetivo: Imobilizar a região inferior do corpo de forma que a parte superior possa mover-se livremente.

passo a passo

1. Deite-se de bruços com os braços esticados para os lados, testa no colchonete e pescoço alongado. Não deixe de puxar a barriga para dentro, em direção à coluna, e de juntar as pernas, de modo que uma aperte a outra, em postura Pilates e com as nádegas contraídas.
2. Inspire ao elevar o peito e os braços, afastando-os do colchonete de forma controlada. Leve os braços para trás, contra a resistência do ar, abrindo a região anterior dos ombros e acionando a região posterior dos braços, *como se estivesse abrindo asas gigantes.*
3. Sustente a inspiração, mantendo o peito elevado.
4. *Imagine-se sendo puxado para trás por um paraquedas gigante.*
5. Conte até três e lentamente comece a expirar, invertendo os movimentos e abaixando até o colchonete. Inicie o movimento pelo peito e continue com os braços.
6. Faça cinco repetições e sente-se para trás, sobre os calcanhares, passando em seguida para a posição ajoelhada, preparando-se para o *long back stretch.*

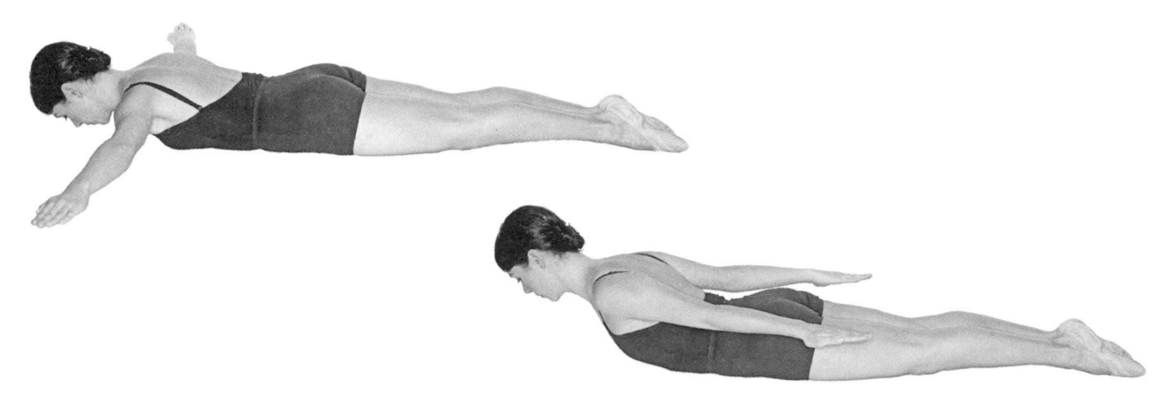

Fortalece os braços e a região superior das costas, firma as nádegas, aumenta a capacidade pulmonar

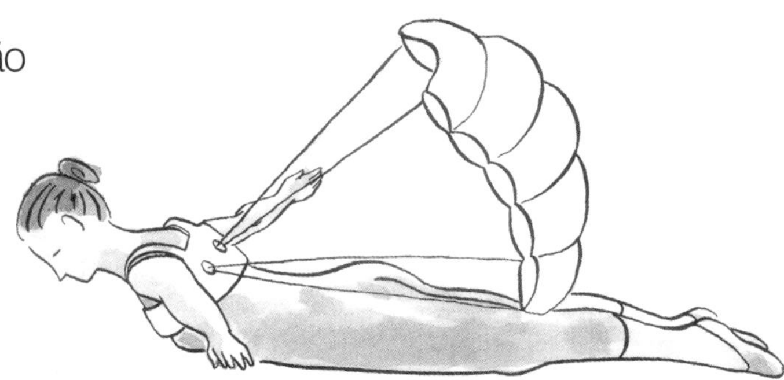

orientações

- Empurre os ombros para longe do topo da cabeça, aumentando o comprimento do pescoço.
- Alongue o topo da cabeça em sentido oposto aos calcanhares, de forma a estender e proteger a região lombar.
- Acione os músculos da região posterior dos braços, levando-os um ao encontro do outro e esticando a ponta dos dedos em direção aos calcanhares, ao levá-los para trás.
- Acione os músculos da região superior das costas e dos ombros alongando os braços em direção a paredes opostas, ao retornarem à posição inicial.

precauções

- Não jogue os braços para trás para iniciar a elevação do peito.
- Não arqueie a região lombar, mas acione a musculatura abdominal contraindo-a.
- Não permita que a cabeça caia para trás ou que o pescoço estale.
- Durante todo o exercício, não permita que os calcanhares se afastem.

modificação: Realize o movimento dos braços sem tirar a cabeça e o pescoço do colchonete. Trate de iniciar a sequência do movimento de braços acionando a casa de força e assegurando a posição das pernas.

progressão: Inicie o movimento com os braços estendidos para a frente (como na natação Pilates, página 216) e realize a sequência, mas retorne à nova posição a cada execução. Não permita que os ombros subam até as orelhas.

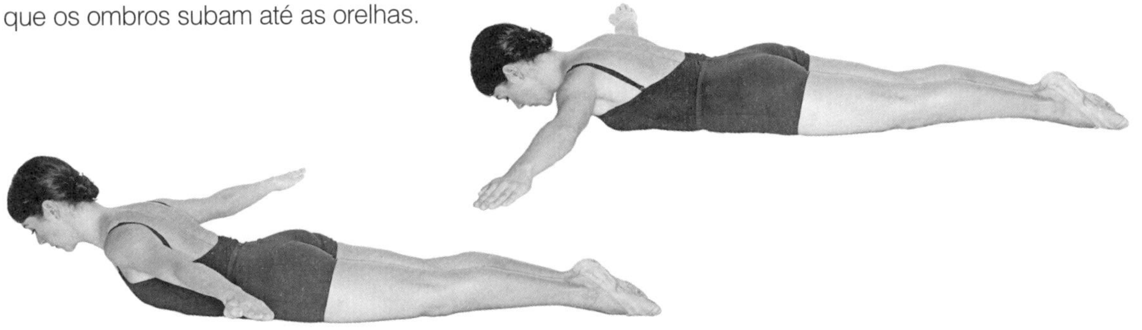

LONG BACK STRETCH
(Estiramento de braços com as costas alongadas)

objetivo: Utilizar o movimento dos braços para aumentar a elevação do peito.

passo a passo

1. Ajoelhe-se sobre o colchonete com os joelhos pressionados um contra o outro, as nádegas contraídas e os braços esticados ao lado do corpo. Mantenha o púbis para a frente de maneira a abrir a região anterior dos quadris.
2. Inspire, puxe a casa de força fortemente para dentro e empurre ambos os braços para trás – enfrentando certa resistência – tanto quanto puder, elevando o peito em oposição aos cotovelos.
3. Mantendo a inspiração, dobre os braços, elevando os cotovelos tanto quanto possível atrás de si e trazendo as mãos para a altura do peito, com as palmas para baixo e os dedos esticados. Os braços devem estar fortemente apertados contra os lados do corpo.
4. *Imagine a região superior dos braços sendo puxada para trás e para cima.*
5. Empurre as palmas para baixo contra a resistência, *como se você estivesse apoiado entre duas cadeiras invisíveis, tentando levantar-se.* Empurre o topo da cabeça em direção ao teto em oposição à ponta dos dedos.
6. Realize de três a cinco repetições e então inverta a sequência, fazendo de três a cinco alongamentos adicionais. Termine sentando do lado das pernas e girando os pés para a frente, com os joelhos dobrados, preparando-se para o *rolling like a ball.*

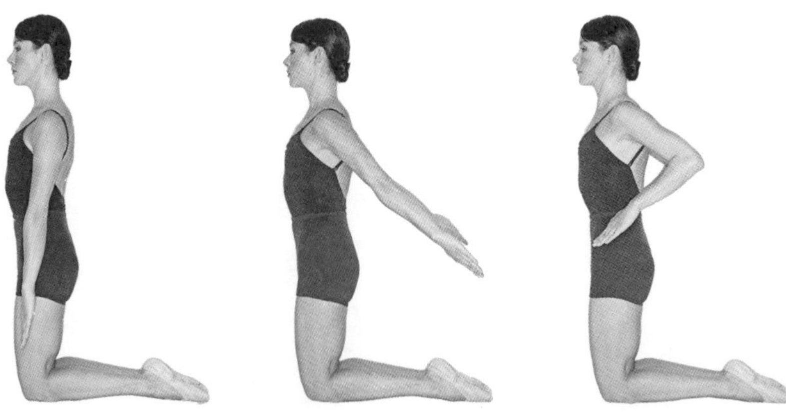

Tonifica braços, pernas e nádegas, abre o peito e os ombros

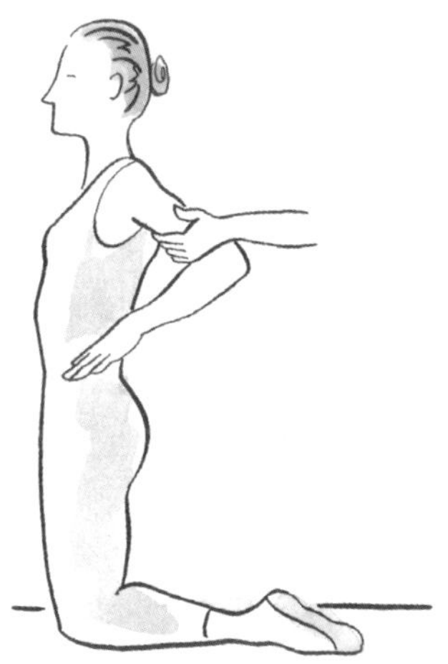

orientações

- Mantenha as pernas como se estivessem *costuradas uma a outra* e a pelve para a frente para estabelecer uma base firme a partir da qual as costas possam se alongar.
- Utilize a respiração para fazer que os movimentos fluam. Crie uma resistência imaginária.
- Leve os cotovelos um em direção ao outro e mantenha os braços fortemente apertados contra as laterais do corpo o tempo todo.

precauções

- Fique atento para que os ombros não subam imperceptivelmente até as orelhas.
- Não permita que os cotovelos caiam nem um centímetro ao dobrar os braços.

modificação: Realize o movimento em pé, segundo a postura Pilates, com o peso deslocado para a região anterior dos pés. Deixe as coxas juntas durante todo o movimento.

progressão: Realize o movimento em postura Pilates, equilibrando-se sobre a ponta dos pés. Os calcanhares e as coxas devem permanecer juntos o tempo todo, sendo que os calcanhares devem descer a cada repetição.

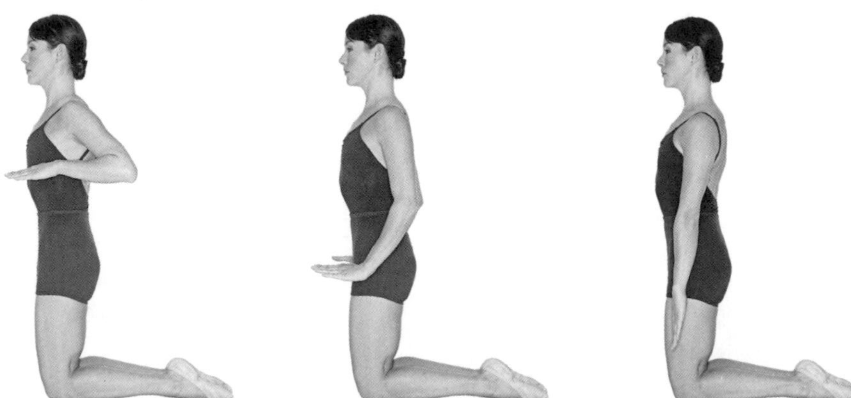

THE BREATHING

(Respiração sustentada)

objetivo: Expandir os pulmões e aumentar a capacidade respiratória.

passo a passo

Transição a partir do *crisscross*; deite-se de costas e abaixe os pés até o colchonete.

1. Deite-se de costas, com os joelhos dobrados, afastados de acordo com a largura do quadril, e a planta dos pés apoiada no colchonete; mantenha os calcanhares quase diretamente abaixo dos joelhos. Eleve os braços, esticando-os em direção ao teto, e mantenha as costas planas e os ombros pressionados contra o colchonete.
2. Inspire e simultaneamente empurre os braços para baixo, então role os quadris para cima, afastando-os do colchonete.
3. *Imagine uma faixa de suspensão sob a região lombar e as nádegas levantando-o.*
4. Mantenha a inspiração e conte até cinco, enquanto pressiona a região posterior dos braços contra o colchonete e aprofunda ainda mais a concavidade da casa de força.
5. Empurre o púbis em direção ao teto e os calcanhares contra o colchonete, *como se afundasse o salto dos sapatos no chão.* Isso cria alongamento de oposição entre a região anterior dos quadris e coxas.
6. Ao contar até cinco, comece lentamente a rolar para baixo, ao longo da coluna, levando os braços para a frente e para cima até voltar à posição inicial.
7. Faça de três a cinco repetições. Termine rolando para cima até que fique na posição sentada. Alongue as pernas à sua frente e prepare-se para o *spine stretch with arm circles.*

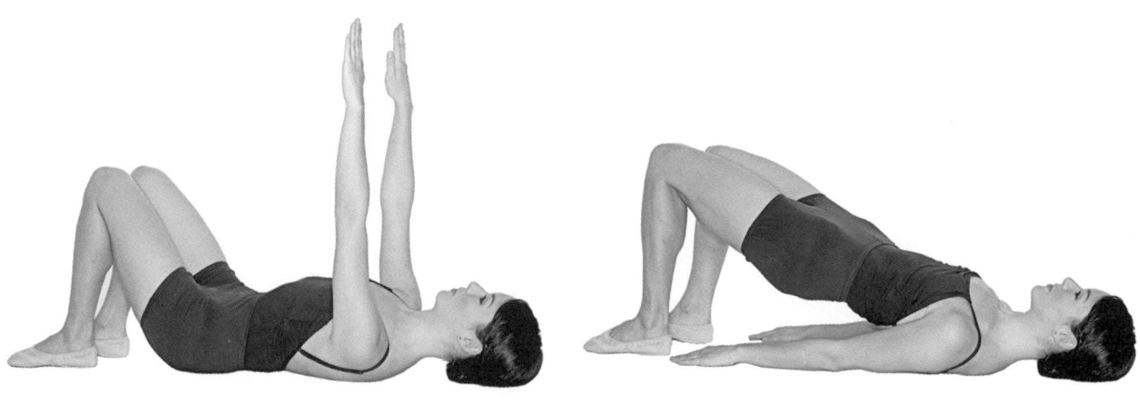

Fortalece as pernas e nádegas,
alonga as coxas e achata a barriga

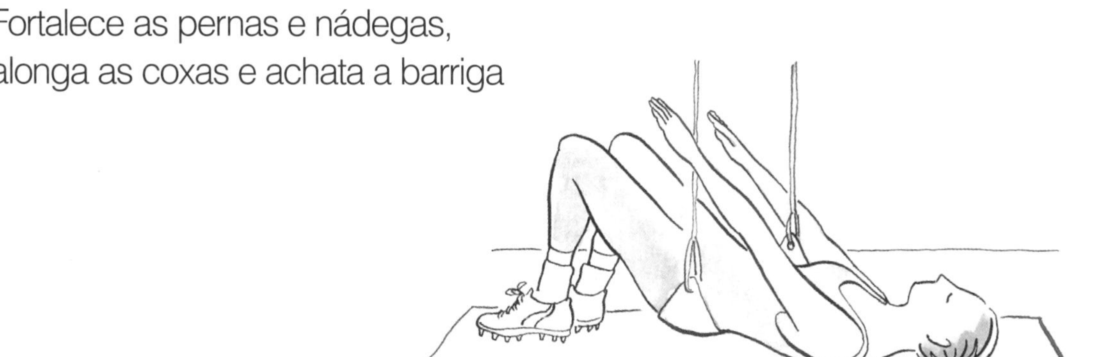

orientações

- Tente criar uma resistência imaginária ao movimentar os braços pelo ar.
- Pressione a região posterior dos braços contra o colchonete para facilitar a abertura do peito e dos ombros.
- Acione a região posterior do pescoço, conduzindo o topo da cabeça em sentido oposto às nádegas ao rolar para baixo e proporcionando à coluna maior alongamento.

precauções

- *Não* permita que a região lombar se arqueie ao rolar para cima. Faça pressão com os calcanhares e role, tirando uma vértebra por vez do colchonete.
- Não permita que os joelhos se afastem ou se aproximem. Eles devem permanecer absolutamente imóveis o tempo todo.

modificação: Deixe de lado o movimento dos braços e apenas role os quadris para cima, afastando-os do colchonete, abrindo o peito e mantendo-se assim durante o máximo tempo possível (até dez segundos).

progressão: Aumente a duração da inspiração.

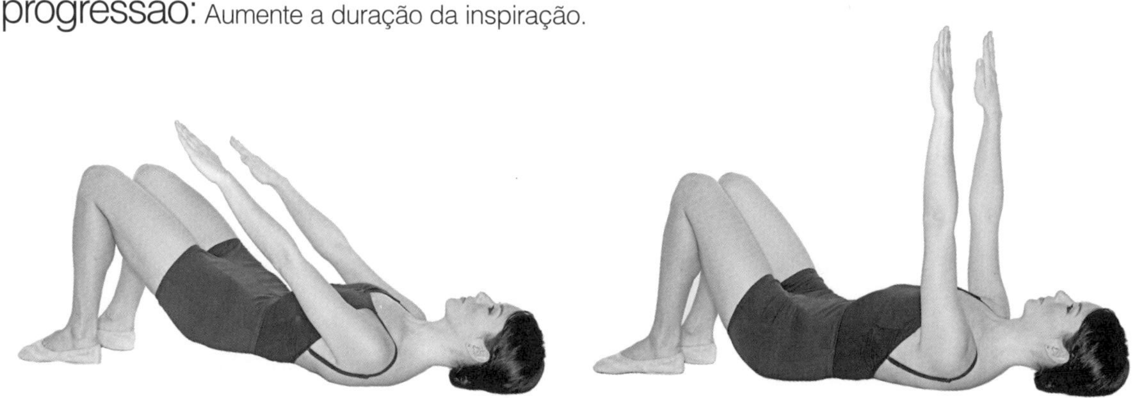

SPINE STRETCH WITH ARM CIRCLES

(Alongamento da coluna com círculos feitos pelos braços)

objetivo: Aumentar o alongamento da coluna e a extensão da cintura a cada repetição.

passo a passo

1. Sente-se ereto, com as pernas estendidas sobre o colchonete e abertas segundo a largura dos ombros.
2. Estenda os braços à sua frente e flexione os pés, *como se quisesse pressionar os calcanhares contra a parede do outro lado da sala.*
3. Inspire e puxe o umbigo em direção à coluna, ficando ainda mais ereto, *como se quisesse pressionar o topo da cabeça contra o teto.*
4. Traga o queixo para o peito e expire, enquanto começa a curvar-se fortemente para a frente, *como se estivesse espremendo o resto de pasta de um tubo de dentifrício.*
5. Quando o ar tiver sido expulso dos pulmões, inicie uma lenta inspiração e inverta o movimento, rolando para cima, *como se fosse apoiar-se em uma parede atrás de si.*
6. Expire ao retornar para a posição sentada (de forma ereta), com os braços estendidos à sua frente.
7. Inspire e eleve os braços tanto quanto possível, sem erguer os ombros. Sinta a cintura subir com o movimento dos braços, *como se ela se expandisse em seu centro como um tubo flexível.*
8. Fique ainda mais ereto ao expirar, abra os braços (mantenha-os nas laterais do corpo) e empurre-os para baixo, enfrentando certa resistência, *como se nadasse em direção à superfície, vindo do fundo do oceano.*
9. Faça de três a cinco repetições. Termine juntando os pés e puxando-os para si. Segure na região interna dos tornozelos, preparando-se para o *open leg rocker.*

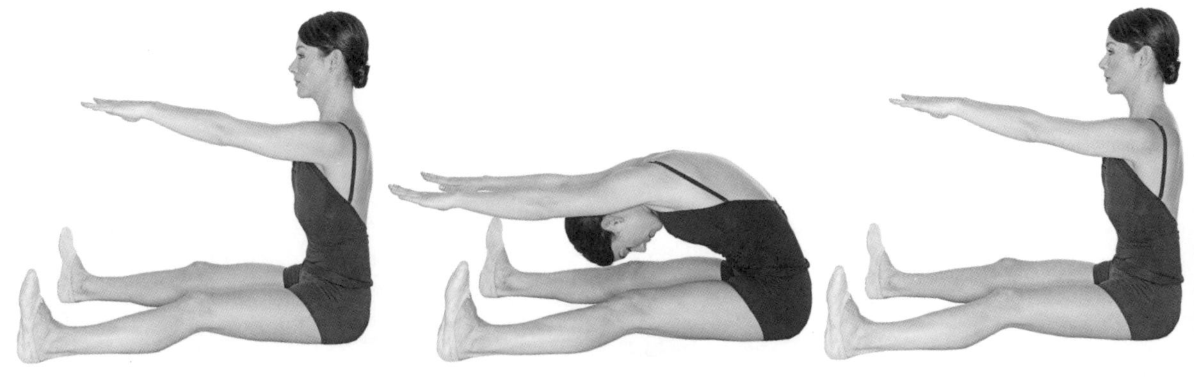

Tonifica braços, pernas e nádegas; alonga os isquiotibiais, afina a cintura

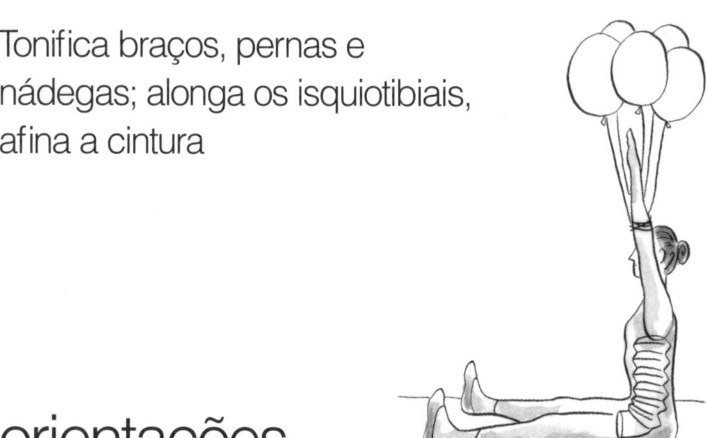

orientações

- Alongue o topo da cabeça em direção ao teto e os ombros para baixo e para trás.
- *Imagine-se pressionando a região lombar e os quadris contra uma parede para conseguir a estabilização.*
- Mantenha as pernas e nádegas sempre acionadas, aumentando a oposição ao alongamento da coluna.

precauções

- Não se incline para trás ao rolar para cima. Mantenha seu peso levemente deslocado para a frente do centro.
- Não inicie o rolamento para cima pela cabeça. Inicie o movimento a partir da casa de força e deixe que a cabeça seja a última parte a subir.
- Não permita que os joelhos girem para dentro ao alongar-se para a frente. Puxe os dedos dos pés para si.

modificação: "Solte" os joelhos para facilitar o alongamento para a frente.

progressão: Acrescente os movimentos de braço do *rowing from chest* (página 152).

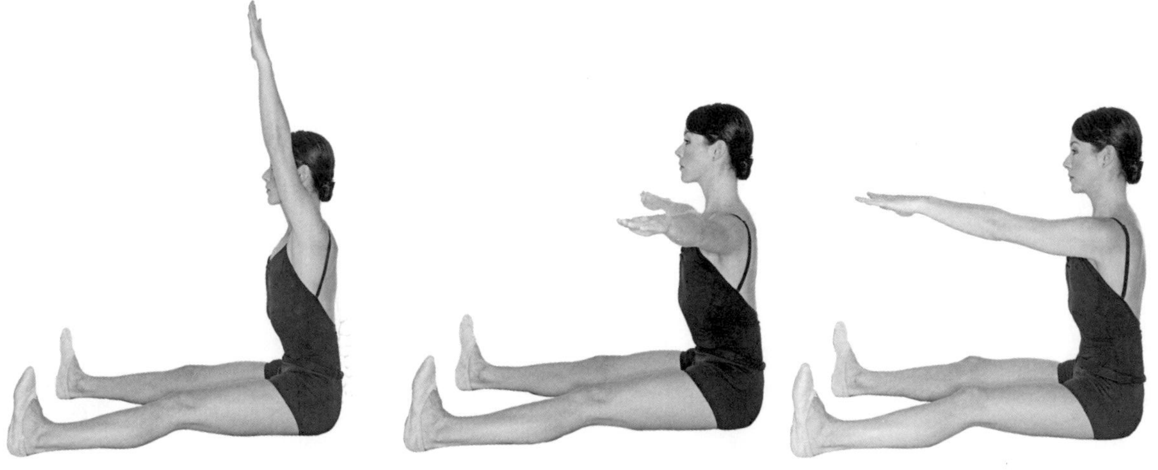

STOMACH MASSAGE III
(Série abdominal III)

objetivo: Manter-se elevado e fazer que a região lombar fique leve durante os movimentos.

passo a passo

Transição a partir do *open leg rocker*, dobre os joelhos (mantendo-os afastados), junte os pés e descanse levemente a ponta dos dedos dos pés no colchonete.

1. Sente-se e equilibre-se sobre o cóccix, com os joelhos afastados um pouco além em relação à largura dos ombros, dobrados em direção ao peito, e com os dedos dos pés levemente apoiados sobre o colchonete. Os braços devem estender-se para cima em direção ao ponto de encontro entre parede e teto, respeitando, porém, o limite estabelecido pelos joelhos.
2. Inspire e eleve a cintura e o topo da cabeça, olhando para além da ponta dos dedos.
3. *Imagine-se sobre uma trave de equilíbrio.*
4. Expire enquanto estica as pernas para cima e gira a porção superior do corpo, seguindo o braço que vai para trás. Mantenha o braço que está à frente imóvel enquanto "varre" o braço oposto para trás, impulsionando o giro a partir do centro, *como se cortasse uma árvore localizada atrás de si.*
5. Inspire ao inverter o giro, puxando os joelhos de volta para o peito e tocando levemente o colchonete com a ponta dos dedos dos pés. Repita o movimento do outro lado. Faça de três a cinco sequências. Termine rolando sobre a barriga, preparando-se para o *double leg kicks.*

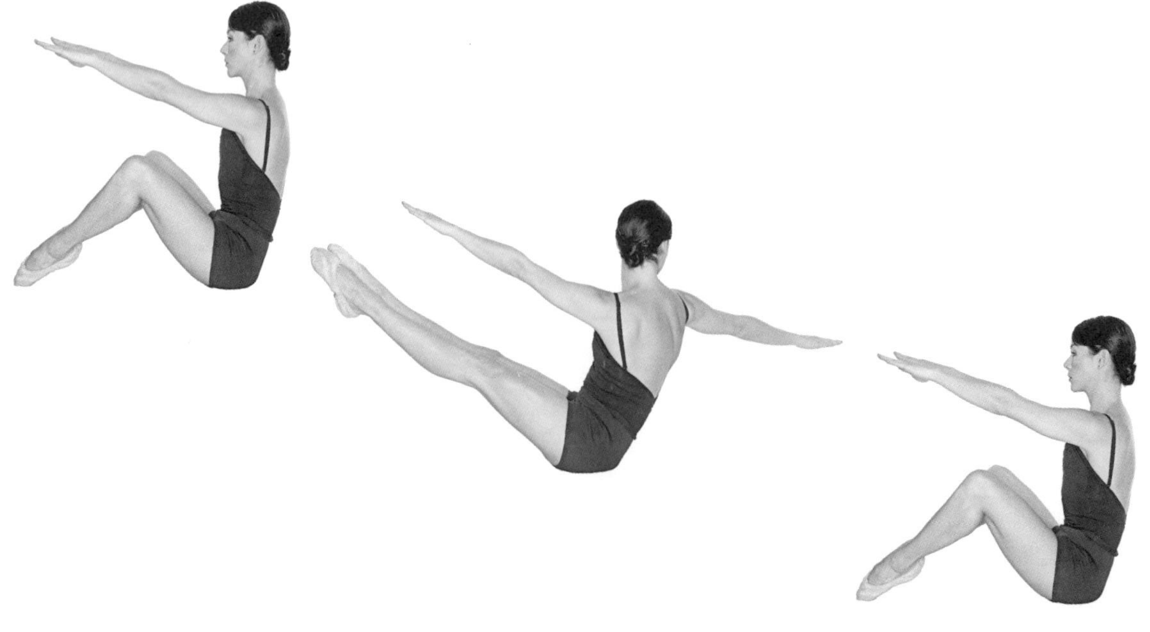

Fortalece os abdominais e as pernas, alonga os músculos posteriores

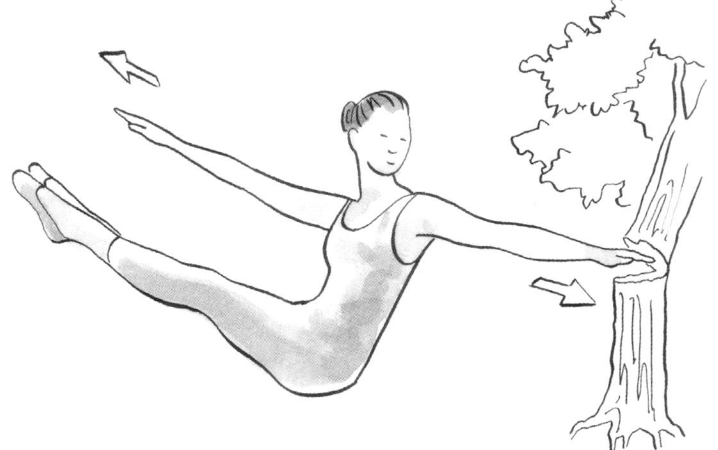

orientações

- Traga o peito para cima e para a frente, ao encontro das pernas, puxando os joelhos para dentro.
- Mantenha as pernas leves, com o objetivo de elevá-las a cada giro.
- Imagine-se equilibrando livros sobre a cabeça enquanto realiza a sequência. *Continue empurrando os livros para cima para manter o pescoço alongado.*

precauções

- Não permita que os joelhos fiquem muito afastados. Controle-os usando a região interna das coxas, *como se segurasse uma bola entre os joelhos.*
- Não deixe que os pés caiam ao dobrar os joelhos. Tente puxar os joelhos de volta, em direção aos ombros, de forma controlada.

modificação: Realize apenas o giro. Mantenha os joelhos dobrados e apoie-se na planta dos pés ou apenas na ponta dos dedos.

progressão: Realize todo o exercício equilibrando-se sobre o cóccix. Enquanto os joelhos estiverem dobrados, os dedos dos pés devem permanecer elevados.

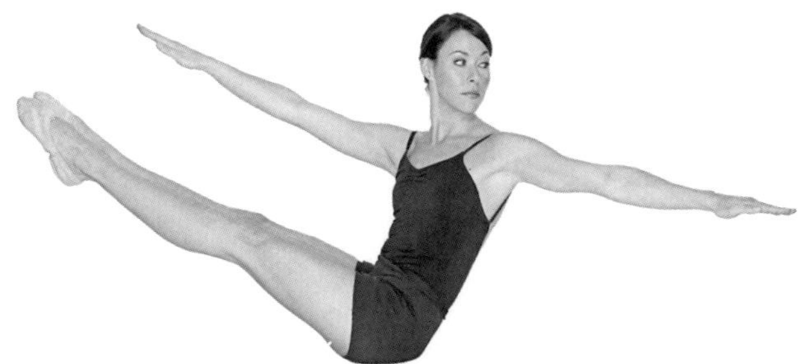

CHEST EXPANSION

(Expansão do tórax)

objetivo: Aumentar a capacidade pulmonar e a extensão da linha da cintura.

passo a passo

Transição a partir do *low back stretch*; role para cima até sentar-se nos calcanhares, elevando, então, as nádegas para ficar na posição de joelhos.

1. Ajoelhe-se sobre o colchonete, com as pernas afastadas segundo a largura do quadril, as nádegas contraídas e os braços à frente do corpo.
2. Inspire, aprofunde a casa de força e empurre ambos os braços para trás, contra certa resistência, tanto quanto possível, elevando o peito em oposição aos cotovelos, sem permitir que as costelas sobressaiam.
3. *Imagine-se como a figura de proa de um navio.*
4. Segurando a inspiração, gire a cabeça para a direita, volte ao centro, gire à esquerda, volte ao centro de novo e então, lentamente, expire e libere a tensão dos braços.
5. Na próxima repetição, comece girando a cabeça para a esquerda. Alterne o sentido a cada repetição.
6. Faça de quatro a seis repetições (ou de duas a três sequências, uma iniciando-se pela direita, outra pela esquerda).

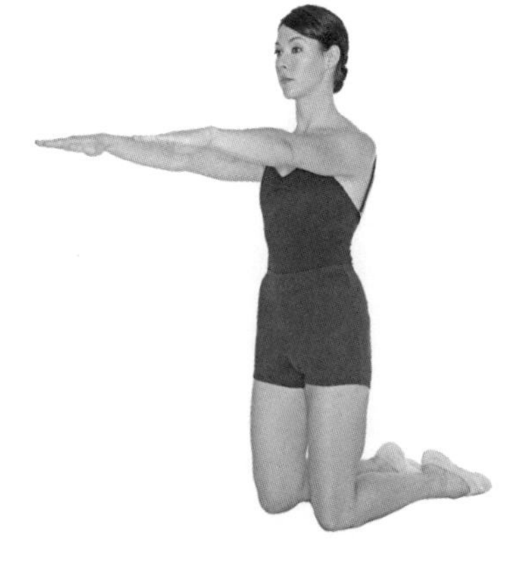

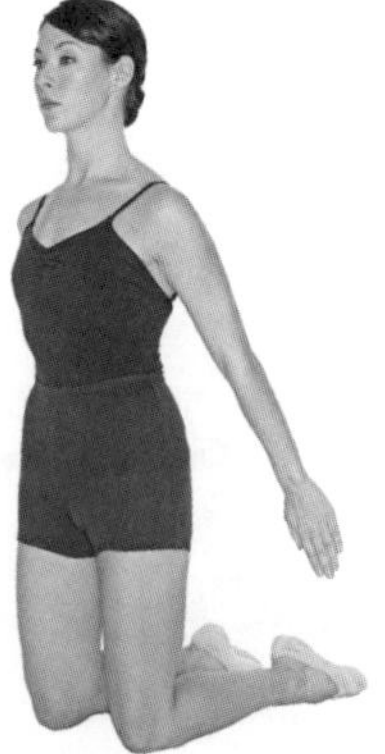

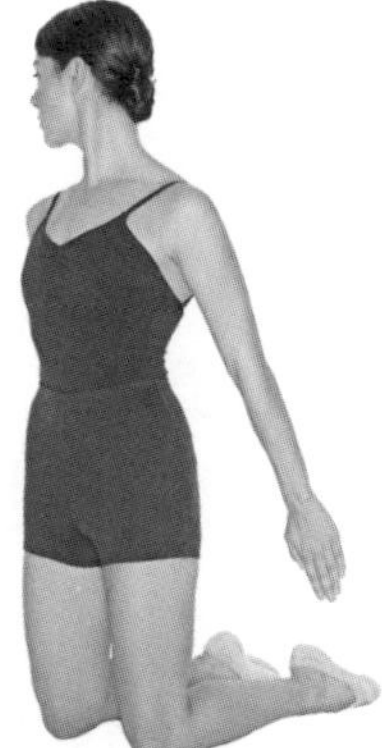

Alonga o pescoço, os ombros e o peito; tonifica os braços e as nádegas

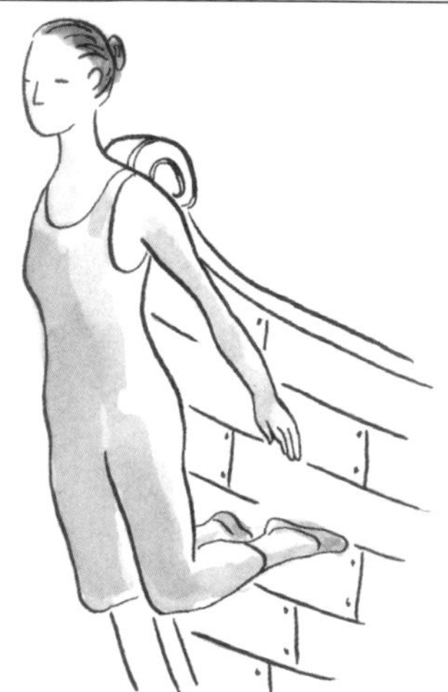

orientações

- Controle o giro da cabeça de um lado a outro para que o alongamento dos músculos do pescoço seja realmente acentuado (*não* force demais para evitar uma distensão).
- Acione as pernas e nádegas o tempo todo para criar uma base estável a partir da qual possam movimentar-se.

precauções

- *Não* permita que a cabeça caia para trás ao girá-la de um lado para outro. Mantenha o topo da cabeça mais e mais para cima e o pescoço alongado.
- Não arqueie a coluna ao empurrar os braços para trás.

modificação: Complete os passos de um a três, deixando de lado o giro da cabeça. Concentre-se em aumentar o tempo máximo de sustentação da inspiração e na expansão do peito.

progressão: Acrescente um alongamento para as coxas à sequência, inclinando todo o corpo para trás, em oposição aos braços quando estes se anteriorizam. Não force os joelhos nem interrompa o movimento nos quadris.

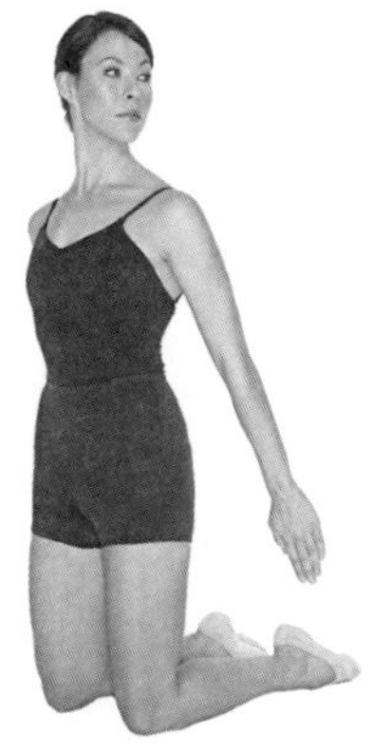

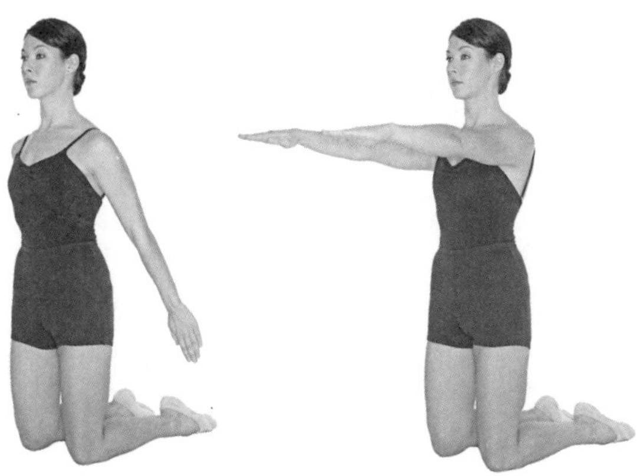

Descobrir a flexibilidade Para alguns, o conceito de flexibilidade é vago, sendo provavelmente o aspecto mais negligenciado do condicionamento físico. A flexibilidade diminui o risco de lesões, desacelera o desgaste articular, aumenta a eficiência física e o desempenho, desenvolve a coordenação neuromuscular e reduz a dor muscular. Perfeito demais, não é? Porém, muita gente acha que a flexibilidade é algo que se tem ou não. Isso não é verdade. Na realidade, as chaves para a flexibilidade encontram-se na forma como os músculos são treinados, no que diz respeito à resposta que apresentarão quando solicitados, e na regularidade com que são desafiados a trabalhar seu potencial. Quanto mais perfeitamente um exercício em particular for executado, tanto maior a chance de desenvolver a flexibilidade ao realizá-lo.

"Descobrir a flexibilidade" é uma ótima forma de ajudá-lo a aumentar sua amplitude de movimento tanto mental quanto fisicamente. A dedicação à obtenção de flexibilidade é um fator decisivo para consegui-la. O controle respiratório adequado também é um elemento essencial para um alongamento bem-sucedido. A respiração adequada relaxa e aquece devido ao aumento do fluxo sanguíneo, ajudando-o automaticamente a remover ácido láctico e outros produtos derivados do exercício corporal. A coisa mais importante a ser lembrada sobre a obtenção da flexibilidade é que ela requer força para que o caminho possa ser percorrido de forma segura e eficiente; assim, nada de movimentos descuidados ou casuais. Utilize os princípios de *Desafios do corpo Pilates* para conseguir o melhor alongamento possível durante seu exercício físico.

Nota: "Os dez desafiadores" estão destacados no mapa do caminho para indicar sua posição em relação à nova série. As instruções nas páginas seguintes pertencem aos novos exercícios da série "Descobrir a flexibilidade". Encaixei os novos movimentos em lugares que considerei apropriados para a manutenção do ritmo e da fluidez adequados ao trabalho de solo. No Pilates nunca se mantém a mesma posição por muito tempo, e, considerando essa característica de trabalho e seu consequente resultado cardiovascular, inseri cada novo exercício entre os dez desafiadores de forma a garantir a maior continuidade possível. Instruções em cada página estabelecerão a transição de um exercício para o outro. Lembre-se de permanecer concentrado em seu objetivo de aumentar a flexibilidade, sem ignorar os aspectos relativos ao alongamento de cada movimento. Para conseguir equilíbrio entre flexibilidade e força é necessário tirar partido da competência de sua casa de força.

Mapa do caminho

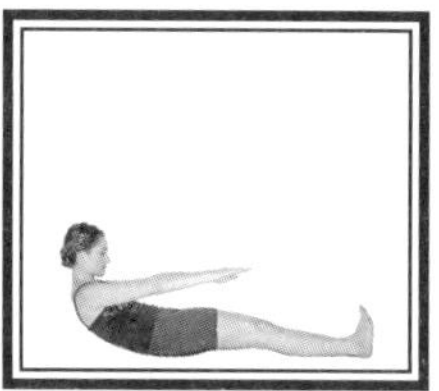

the roll up
(rolar para cima)
iniciante

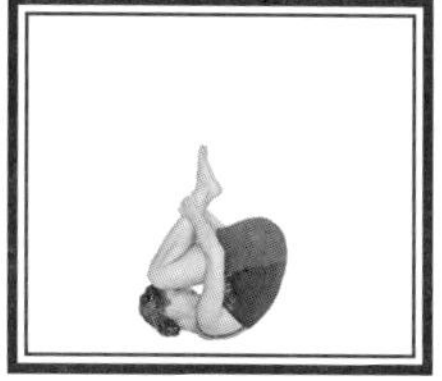

rolling like a ball
(rolando como uma bola)
iniciante

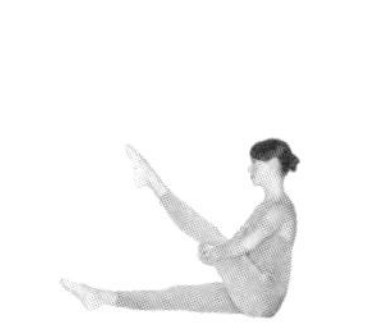

the tree*
(a árvore)
intermediário

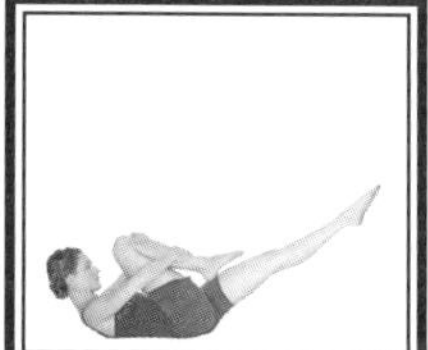

single leg stretch
(alongar uma perna)
iniciante

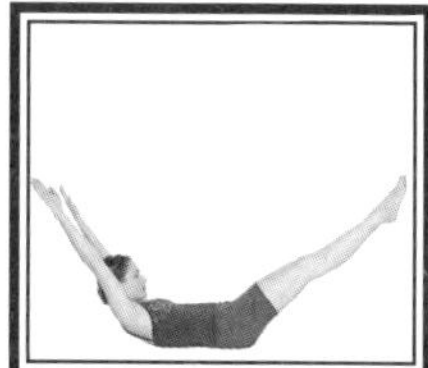

double leg stretch
(alongar as duas pernas)
intermediário

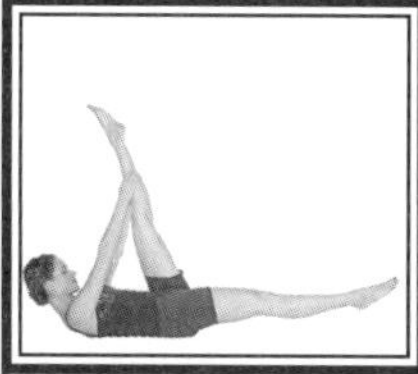

single straight leg stretch
(alongar uma perna estendida)
intermediário

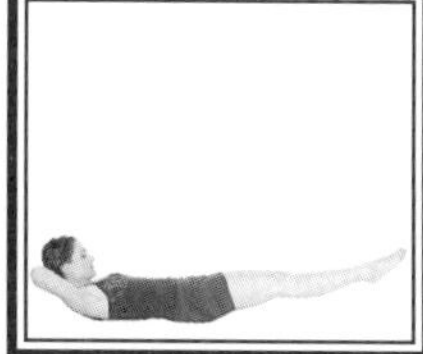

double straight leg stretch
(alongar as duas pernas estendidas)
avançado

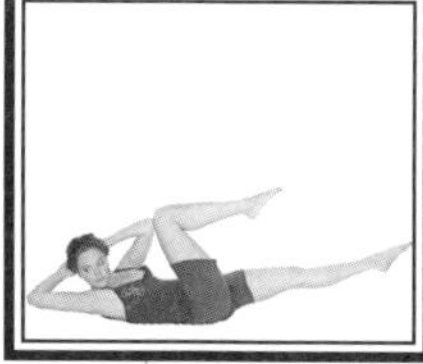

crisscross
(entrecruzado)
avançado

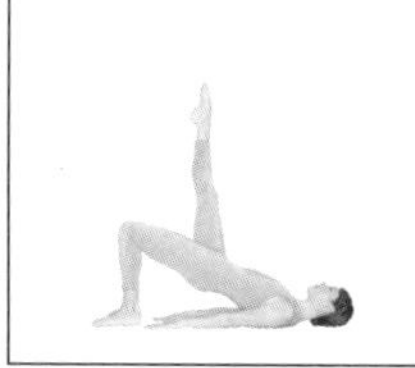

shoulder bridge
(ponte sobre os ombros)
avançado

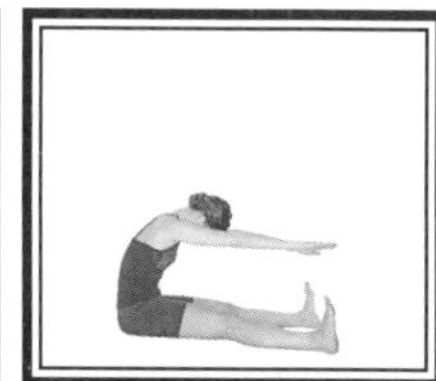

spine stretch forward
(alongar a coluna para a frente)
intermediário

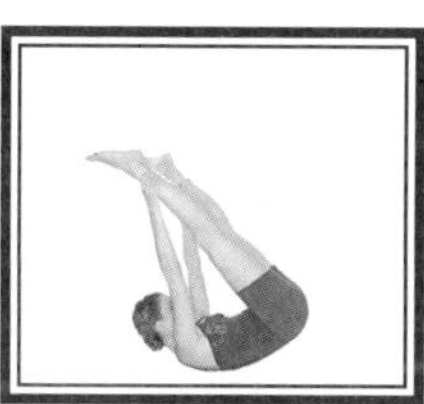

open leg rocker
(balanço com as pernas separadas)
intermediário

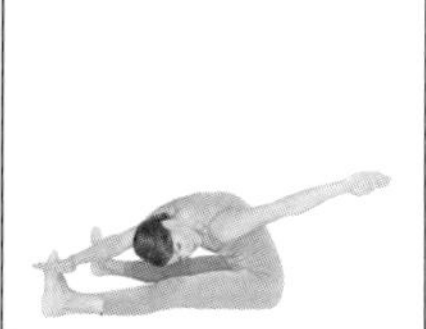

the saw
(o serrote)
intermediário

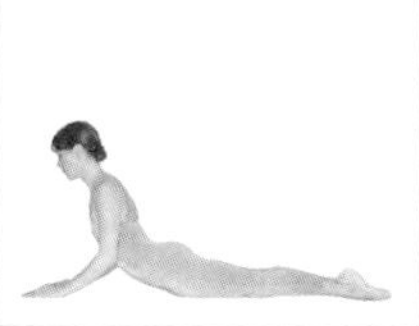

swan prep
(preparatório para o cisne)
intermediário

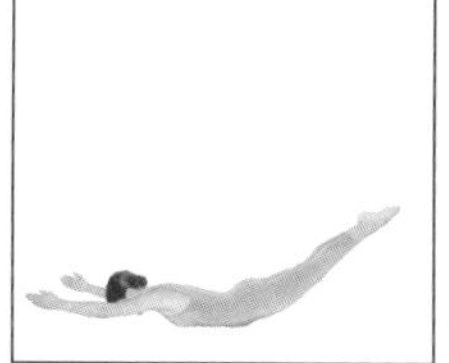

swan dive
(mergulho do cisne)
avançado

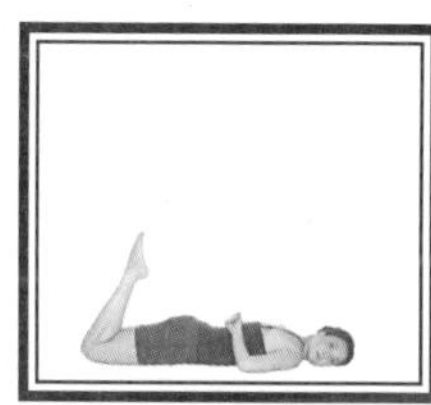

double leg kicks
(chutes com as duas pernas)
avançado

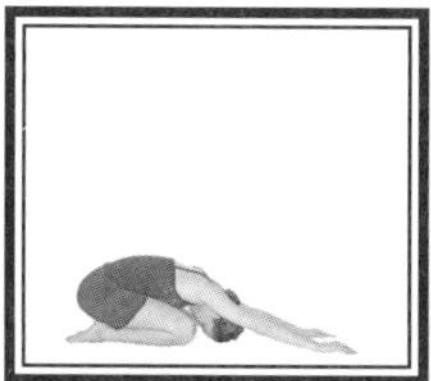

low back stretch
(alongamento lombar)

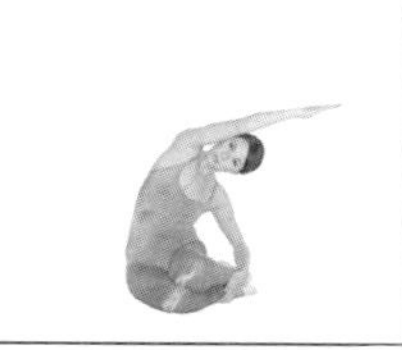

mermaid
(sereia)
intermediário

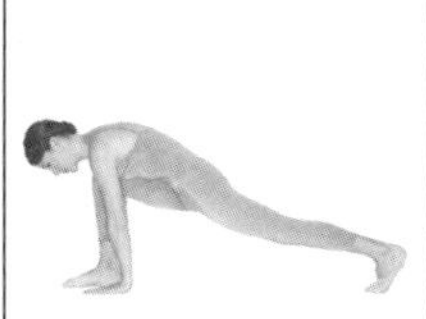

front split
(alongamento de frente)
intermediário

* Exercício do *short box* no *reformer*. [N.T.]

THE TREE

(A árvore)

objetivo: Alongar as costas e a cintura.

passo a passo

Transição de *rolling like a ball*; solte os tornozelos e segure na parte posterior de uma perna, alongando a outra, apoiada sobre o colchonete.

1. Sente-se ereto, com uma perna esticada sobre o colchonete e a outra dobrada em direção ao peito; segure a perna que está dobrada com as mãos uma sobre a outra. Segure atrás da perna, e não atrás do joelho.
2. Acione a casa de força e eleve o pé até cerca de trinta centímetros acima do chão.
3. Inspire ao alongar a perna em direção ao teto e expire ao dobrá-la novamente. Repita o movimento três vezes, ficando cada vez mais ereto.
4. Na última elevação, deixe a perna erguida em direção ao teto e leve as mãos ao tornozelo. Eleve-se na região da cintura, *como se estivesse amarrando um espartilho*, e traga o queixo para o peito, expirando.
5. Aprofunde ainda mais a concavidade na casa de força para controlar o movimento; lentamente, incline-se para trás até que a região posterior da pelve toque o colchonete, esticando a perna em direção ao teto.
6. *Imagine que sua perna é um carvalho.* Não permita que a perna de suporte, ou seja, a *raiz*, se eleve.
7. Utilizando as mãos para um leve apoio, expire enquanto as direciona para baixo, pela perna, e pressione a coluna contra o colchonete, vértebra por vértebra. Mantenha o controle a partir da casa de força o tempo todo.
8. Inverta o movimento e percorra a perna indo de volta para cima, sem permitir que ela se mova. Eleve-se para a frente e sente-se ereto (como ilustrado).
9. Repita os passos de quatro a seis, três vezes. Na última repetição, mantenha-se ereto, dobre o joelho e troque as pernas. Termine trocando novamente as pernas, mas desta vez role lentamente as costas em direção ao colchonete, preparando-se para o *single leg stretch*.

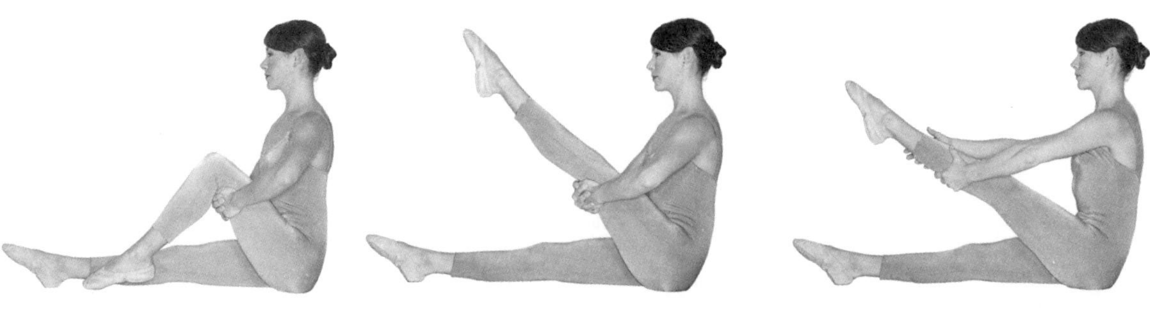

Fortalece os abdominais e a região lombar, tonifica os braços

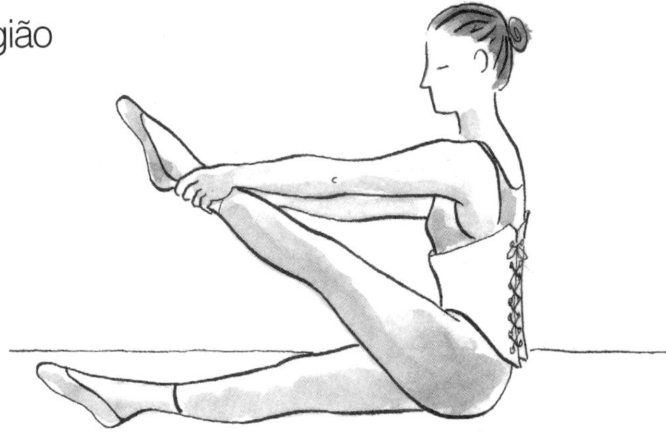

orientações

- Mantenha os cotovelos afastados e elevados durante todo o tempo para trabalhar a região posterior dos braços.
- Se necessário, sacrifique (um pouco) a extensão da perna esticada, permitindo que se "desbloqueie", mas não sacrifique a extensão das costas.

precauções

- Não bloqueie os cotovelos ou se afunde entre os ombros ao rolar para trás.
- Não deixe o peso do corpo cair. Controle o movimento a partir da casa de força.
- Não prenda a região anterior da coxa. Tente manter, no quadril, um leve giro para fora (como na postura Pilates), de maneira a acionar mais os músculos das nádegas.

modificaçãos: Realize os passos de um a três, que podem ajudá-lo a ganhar flexibilidade. Quando se sentir mais confiante quanto à sua postura, acrescente outro passo, sendo um por vez. Você pode também manter uma leve flexão dos joelhos durante toda a sequência.

progressão: Na última repetição do passo sete, deite-se com os braços nas laterais do corpo, pressionando o colchonete. Faça três círculos em cada direção com a perna; em seguida, volte a subir na árvore.

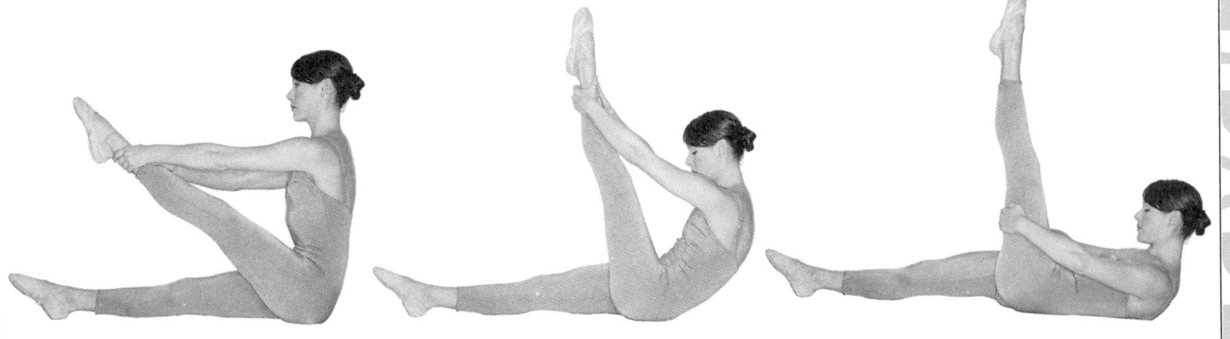

SHOULDER BRIDGE
(Ponte sobre os ombros)

objetivo: Manter-se absolutamente imóvel sobre a perna de suporte.

passo a passo

Transição a partir do *crisscross*; deite-se sobre o colchonete com os braços nas laterais, ao longo do corpo, e baixe os pés até o colchonete.

1. Deite-se de costas, com os joelhos dobrados e os pés apoiados firmemente, deixando os calcanhares quase diretamente abaixo dos joelhos. Os pés e os joelhos devem estar bem pressionados uns contra os outros.
2. Inspire, aprofundando a casa de força e rolando o cóccix para cima e para longe do colchonete. Certifique-se de estar acionando as nádegas ao empurrar com os pés.
3. Continue a inspirar à medida que for destacando a coluna do colchonete, vértebra por vértebra. Não permita que porções inteiras da coluna subam de uma vez.
4. Expire quando toda a coluna tiver subido, e afunde os músculos abdominais mais ainda enquanto pressiona o púbis em direção ao teto.
5. *Imagine que há uma faixa de suspensão em torno do quadril elevando-o, deixando-o no ar.*
6. Estique uma perna, que deve ficar alinhada com o joelho dobrado, e dirija a ponta do pé para a parede oposta.
7. Inspire e dê um chute com essa perna em direção ao teto, sem mover nenhuma outra parte do corpo.
8. Agora flexione o pé e alongue-se, *como se estivesse tentando tocar o teto.*
9. Abaixe a perna, enfrentando certa resistência, *como se estivesse preso a uma mola pendurada no teto.*
10. Quando o calcanhar se aproximar do chão, deixe o pé em ponta e dê um chute para cima, com precisão e controle.
11. Realize de três a cinco chutes, recoloque o pé sobre o colchonete e troque as pernas. Dê de três a cinco chutes com a outra perna e role a coluna para o colchonete, vértebra por vértebra, esticando os braços ainda mais para a frente, encompridando o movimento.
12. Faça que os pés deslizem para mais longe das nádegas e role para cima, sentando-se. Sente-se ereto, com as pernas alongadas e afastadas segundo uma distância equivalente à largura dos ombros, preparando-se para o *spine stretch forward.*

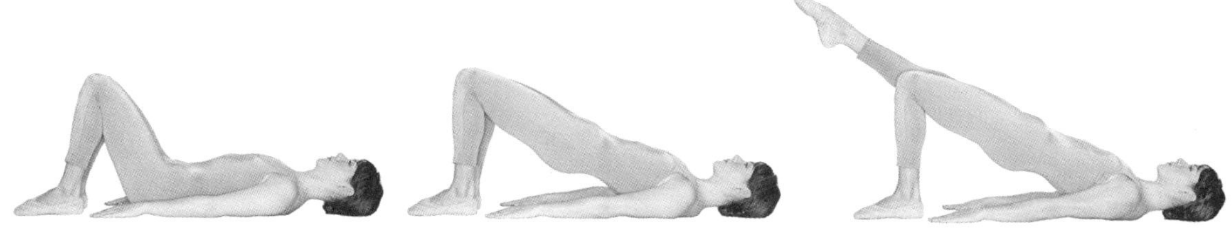

Firma braços, pernas e nádegas

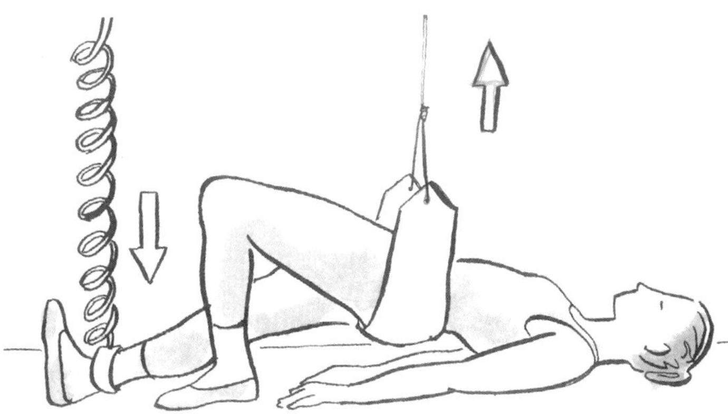

orientações

- Use a perna *como um macaco para carros*, elevando o quadril a cada abaixamento da perna.
- Pressione, de forma contínua, a região posterior dos braços e ombros fortemente contra o colchonete.
- Apoie toda a sola do pé para sentir a região das nádegas trabalhando.
- *Imagine a perna que vai chutar começando abaixo das costelas e estendendo-se até a região anterior do quadril.*

precauções

- Não permita que as nádegas caiam nem um centímetro durante o exercício.
- Não permita que a perna de suporte gire para fora ou para dentro. Apoie os pés para estabilizar a posição.
- Não permita que o abdome se projete. Você deve conseguir ver os quadris além da barriga.

modificação: Para praticar, role a pelve para cima e para baixo, com os joelhos e pés apertados uns contra os outros, mantendo a posição adequada e abrindo a região anterior dos quadris.

progressão: Após seu último chute para cima, e ainda na posição elevada, realize três elevações das nádegas, tentando tocar o teto com a ponta do pé a cada suspensão.

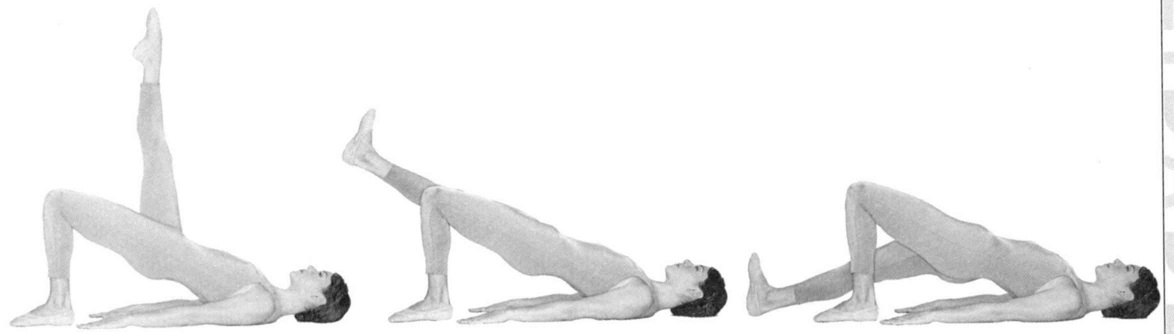

THE SAW

(O serrote)

objetivo: Manter a região inferior do corpo firmemente ancorada, permitindo que a região superior se alongue livremente.

passo a passo

Transição a partir do *open leg rocker*; dobre os joelhos e junte os pés no colchonete. Solte os tornozelos e estique as pernas para a frente.

1. Sente-se ereto, tanto quanto possível, com as pernas estendidas e afastadas segundo uma distância maior que a do quadril. Estique os braços lateralmente, *como se quisesse tocar ambos os lados da sala ao mesmo tempo.* Mantenha as mãos dentro de seu campo de visão. Flexione os pés, empurrando os calcanhares.
2. Inspire, puxando a casa de força para dentro e para cima enquanto gira, a partir da região da cintura, para a esquerda. Mantenha-se equilibrado, pressionando os ossos das nádegas (ísquios) contra o colchonete.
3. *Imagine-se enterrado na areia, podendo apenas mover a área acima dos quadris.*
4. Expire, curvando a cabeça para baixo, em direção ao joelho esquerdo, e levando a mão direita além do dedo mínimo do pé, *como se a mão fosse serrar esse dedinho.* Estique o outro braço em oposição.
5. Ao alongar-se, aprofunde a expiração empurrando a barriga para dentro, em oposição à mão que se estende, *como se estivesse sendo puxado para trás por uma faixa em torno da cintura.*
6. Quando tiver expirado completamente, inspire e comece a puxar o corpo para a posição ereta, levando o topo da cabeça para cima, *como se fosse possível ultrapassar o teto.*
7. Repita a sequência para a direita, expirando profundamente enquanto alonga a cabeça em direção ao joelho direito. *Imagine-se curvando a cabeça em direção ao joelho ao mergulhar em uma piscina.*
8. O braço oposto pode permanecer elevado durante toda a sequência para aumentar a força de oposição.
9. Faça quatro sequências. Termine aproximando as pernas, girando a região superior do corpo para um lado e colocando a palma das mãos no colchonete. Gire e fique de barriga para baixo, com as mãos abaixo dos ombros, preparando-se para o *swan prep.*

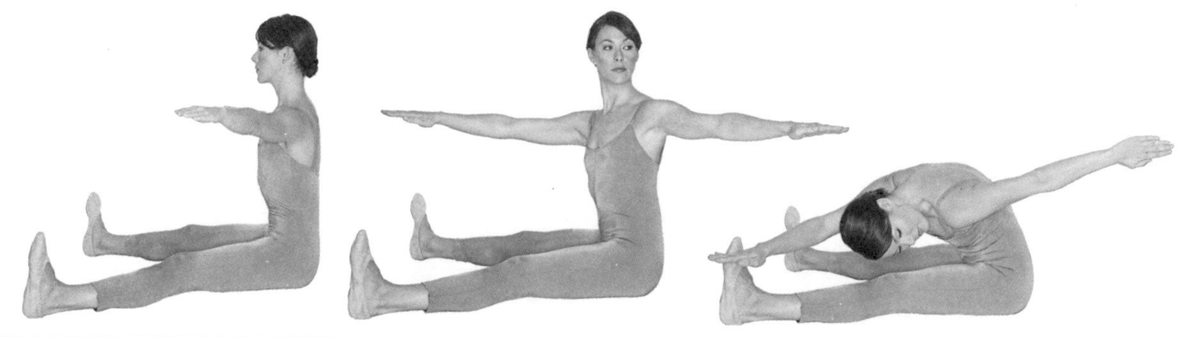

Limpa os pulmões, tonifica os braços e afina a linha da cintura

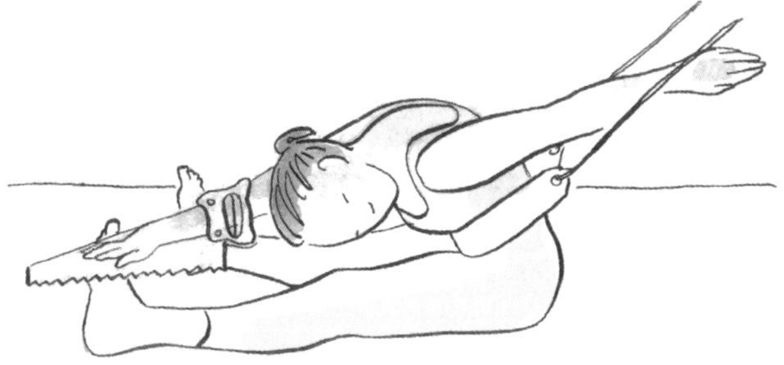

orientações

- Estabilize os quadris para fazer o alongamento, puxando a barriga para cima e para longe do braço esticado.
- Lembre-se de sempre voltar à posição inicial antes de girar para o lado oposto.
- Considere a possibilidade de encher os pulmões ao elevar-se e *esvaziá-los* ao girar.
- Inicie o rolamento para cima a partir da casa de força. A cabeça deve ser o último segmento a subir.

precauções

- Não permita que os joelhos girem para dentro ao rolar. Cuide para que os dedões apontem para o teto.
- Mantenha o pescoço esticado ao curvar-se. Alongue-se a partir do topo da cabeça.
- Não gire a partir dos ombros e braços. Alongue-se e gire a partir da linha da cintura.

modificação: Execute o exercício sem elevar os braços. Coloque as mãos uma de cada lado da perna sobre a qual você está se inclinando e utilize as palmas para sustentar a região superior do corpo.

progressão: Execute o exercício permitindo que o corpo "balance" a cada movimento do braço ao serrar. *Não* force demais para evitar distensões; trata-se de impulsos *controlados* para alongar um pouco mais músculos já aquecidos. Continue a puxar a barriga em oposição ao braço esticado.

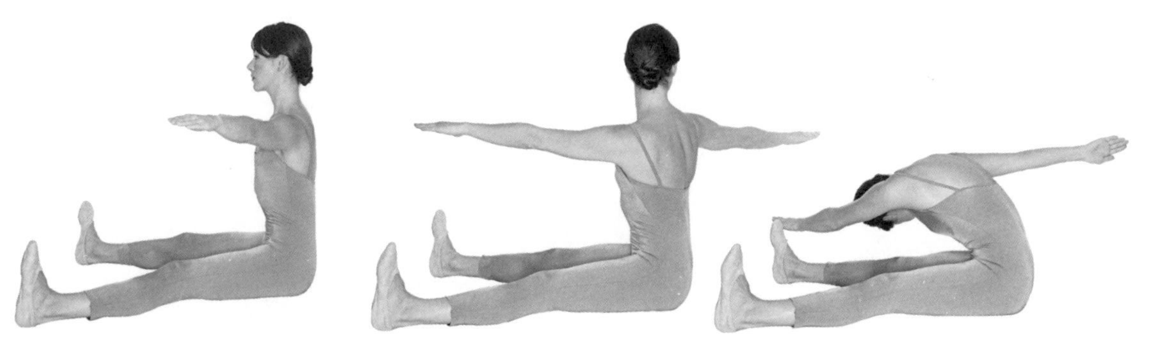

SWAN PREP

(Preparatório para o cisne)

objetivo: Alongar os músculos da região anterior do corpo e aquecer os posteriores.

passo a passo

1. Deite-se sobre a barriga, com a palma das mãos pressionando o colchão, diretamente abaixo dos ombros. Aperte com força uma perna contra a outra. Pressione-as ativamente, assim como o púbis, contra o colchonete.
2. Ao inspirar, puxe o umbigo para cima, em direção à coluna, e inicie o alongamento dos braços. Eleve-se tanto quanto possível, sem causar dor na região lombar. Mantenha o peito erguido e o pescoço alongado, *como se estivesse sendo elevado por cordéis de marionete.*
3. Expire e dobre os braços, abaixando-se lentamente, de volta ao colchonete, enquanto, ao mesmo tempo, se alonga, levando o peito para a frente. Mantenha as nádegas e a área interna das coxas contraídas para sustentar a região lombar!
4. Execute esse alongamento de duas a três vezes para aquecer os músculos posteriores e, ao sentir-se pronto, inicie o *swan dive.* Outra possibilidade é deitar-se com o peito apoiado e os braços dobrados atrás das costas, preparando-se para o *double leg kicks.*

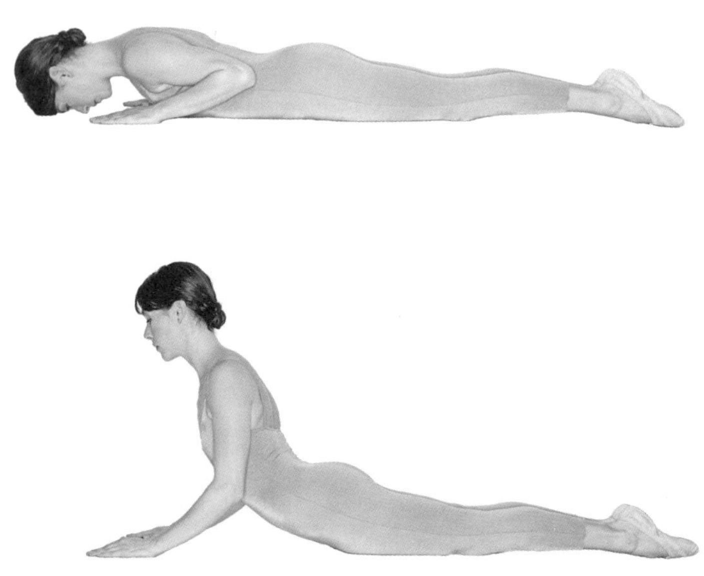

Tonifica os braços e firma as nádegas

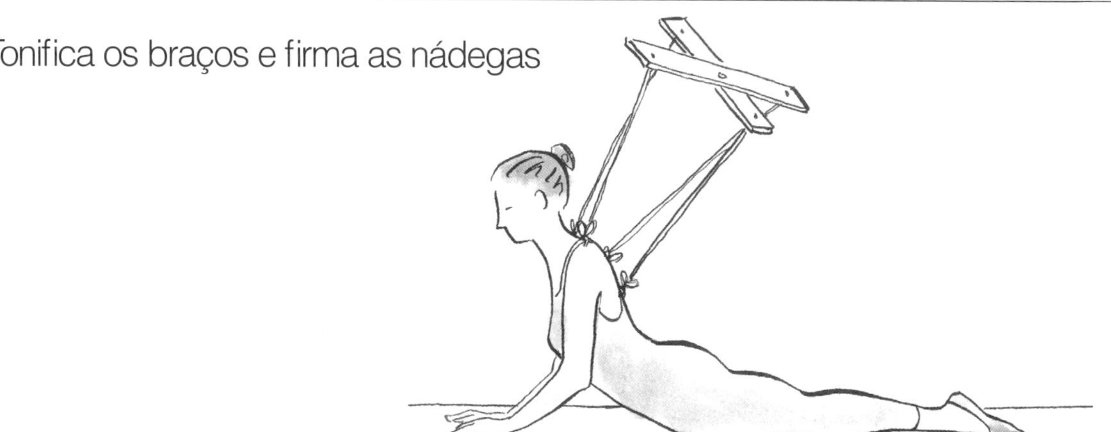

orientações

- Faça pressão com a base das mãos junto ao punho para conectar-se com a lateral do corpo.
- Puxe a casa de força para cima para sustentar a coluna.

precauções

- Afunde-se na região lombar.
- *Não* deixe a cabeça cair para trás.

modificação: A partir do passo um, tente apenas puxar o umbigo em direção à coluna, distanciando-o do colchonete. Repita esse movimento cinco vezes.

progressão: Na última elevação, tente balançar-se para a frente, levantando as pernas atrás de si; em seguida, retorne após apoiar-se na palma das mãos. Tente fazer dois ou três balanços na posição do *swan prep* (veja a foto abaixo).

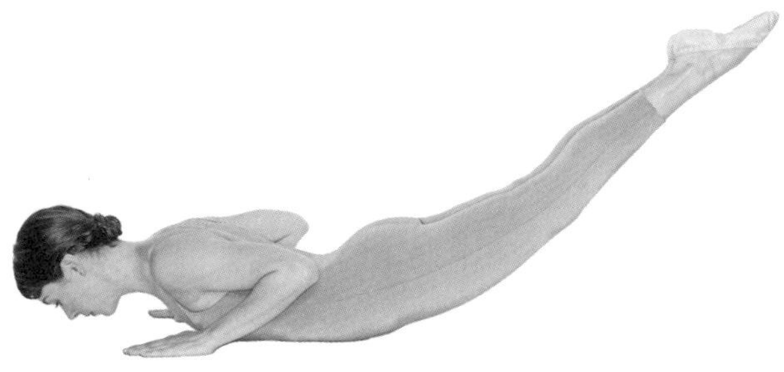

SWAN DIVE

(Mergulho do cisne)

objetivo: Massagear a região anterior do corpo sem permitir que as pernas se afastem.

passo a passo

1. Realize a sequência do *swan prep* e, no último alongamento para cima, com o peito elevado em direção ao teto, solte as mãos e expire, balançando-se para a frente sobre o esterno (osso do peito), com os braços estendidos à frente, a palma das mãos para cima e as pernas estendidas e elevadas atrás de si.
2. *Imagine-se mergulhando para agarrar uma bola de praia.*
3. Com o mesmo impulso, inspire e faça o balanço de volta, elevando o peito e *imaginando jogar a bola para trás, acima da cabeça.* (Mantenha braços e pernas estendidos durante todo o movimento.)
4. Continue balançando-se para a frente e para trás, inspirando quando estiver atrás e expirando na frente.
5. *Imagine ser um grande mata-borrão, tentando absorver a maior quantidade possível de tinta indo da frente para trás e vice-versa.*
6. Repita o movimento no máximo seis vezes, então traga as palmas de volta para o colchonete e sente-se sobre os calcanhares para relaxar a região lombar.
7. Mantenha essa posição de alongamento lombar durante uma ou duas respirações e deite-se novamente sobre a barriga, com os braços dobrados atrás das costas, preparando-se para o *double leg kicks.*

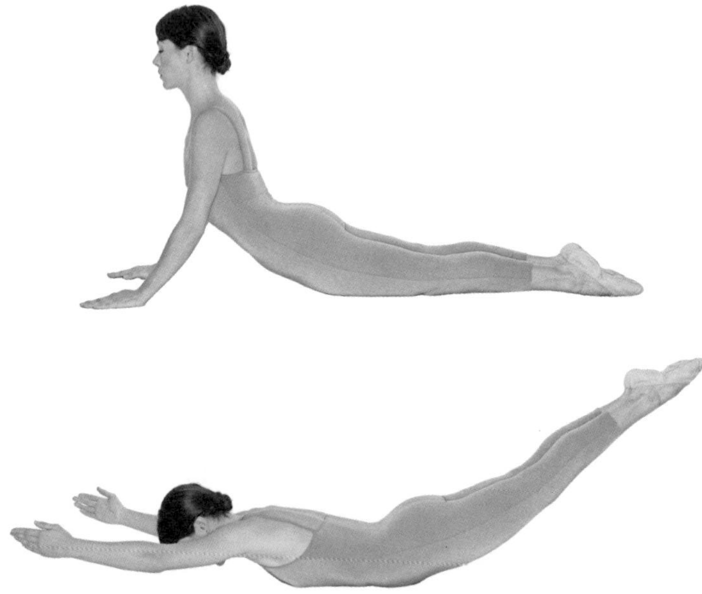

Firma a casa de força, alonga a região anterior e posterior do corpo

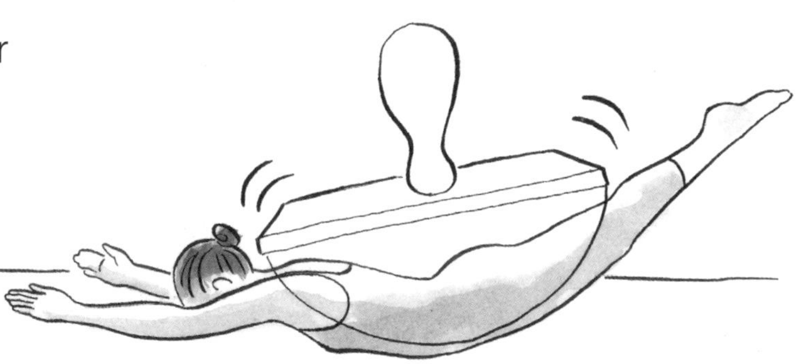

orientações

- Lembre-se de acionar os músculos da casa de força durante todo o tempo, de forma a proteger a região lombar.
- Mantenha os calcanhares *pressionados fortemente um contra o outro* durante toda a sequência.
- Respire dinamicamente durante esse exercício, gerando força para executar os movimentos.

precauções

- Se doer, PARE!
- *Não* jogue a cabeça para trás e para a frente durante o exercício. Eleve-se a partir do peito e aumente a extensão da região posterior do pescoço para suportar o peso da cabeça.
- Não bloqueie os cotovelos nem se afunde entre os ombros ao fazer pressão para cima.

modificação: Afaste a palma das mãos segundo uma distância maior que a largura dos ombros. Também permita que as pernas se estiquem atrás de si, sem apertar uma contra a outra, mas pressionando o dorso dos pés e o púbis contra o colchonete.

progressão: Estique os braços para trás e prenda os tornozelos, balançando-se para trás e para a frente a partir da casa de força.

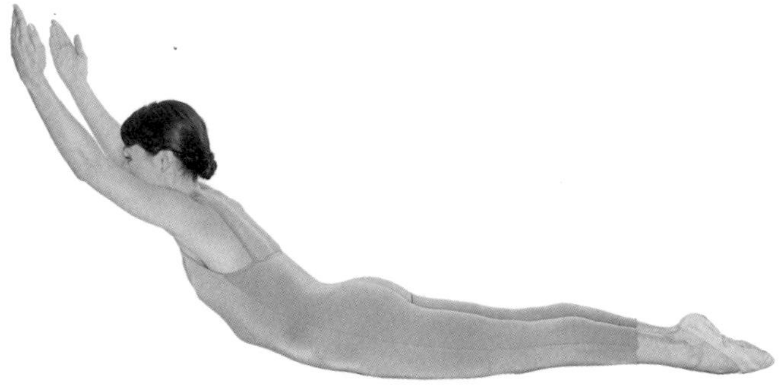

M E R M A I D
(Sereia)

objetivo: Manter-se alongado e elevado em relação aos dois lados da cintura.

passo a passo

Transição a partir do *low back stretch*; role para cima e sente-se sobre os calcanhares.

1. Sente-se sobre a nádega direita, com as pernas dobradas à esquerda, joelho sobre joelho e pé sobre pé. Use a mão esquerda para manter os tornozelos tão próximos quanto possível das nádegas.
2. Inspire enquanto estica o braço direito para cima, paralelamente à orelha. Empurre o ombro para baixo em oposição.
3. Expire enquanto se inclina para a esquerda, aumentando a extensão da lateral direita. Enrole o braço ao redor da cabeça e tente tocar a orelha esquerda. Mantenha o cotovelo oposto aberto e os músculos do braço acionados.
4. Inspire ao levar a mão em direção à parede à esquerda. Volte para o centro, deixando o corpo ereto.
5. Sustente a inspiração e troque os braços, abaixando o braço direito ao levantar o braço esquerdo acima da cabeça. Coloque a palma da mão direita no colchonete (tão longe quanto possível sem cair) e expire todo o ar enquanto se inclina sobre o braço direito, permitindo que se dobre e sempre mantendo a linha da cintura elevada.
6. Utilize a casa da força para impedir que o lado direito caia, *como se estivesse alongando-se acima de um cacto.*
7. Pressione a palma da mão mais fortemente contra o colchonete, contraia os músculos da casa de força e inspire para trazer o corpo de volta ao centro, em um rápido movimento, trocando os braços e repetindo os passos de dois a seis.
8. Faça de três a cinco repetições sentado sobre a nádega direita e depois troque de lado. Termine apoiando-se na palma da mão, elevando o corpo e passando para a posição de joelhos, preparando-se para o *front split.*

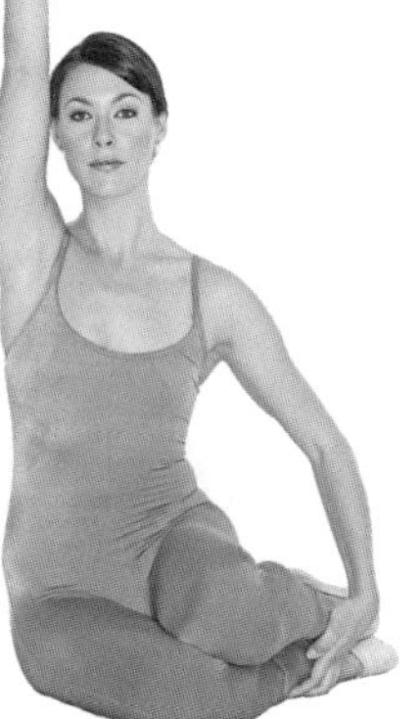

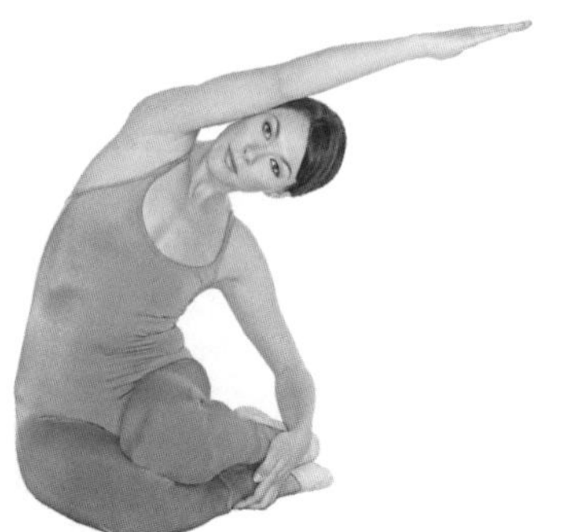

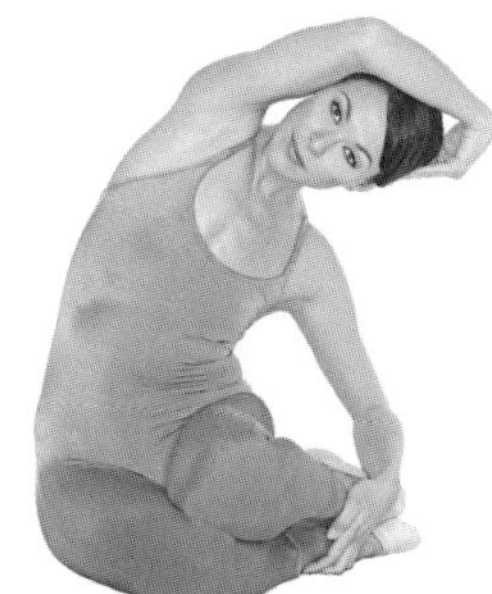

Aumenta a capacidade pulmonar, tonifica braços e pernas

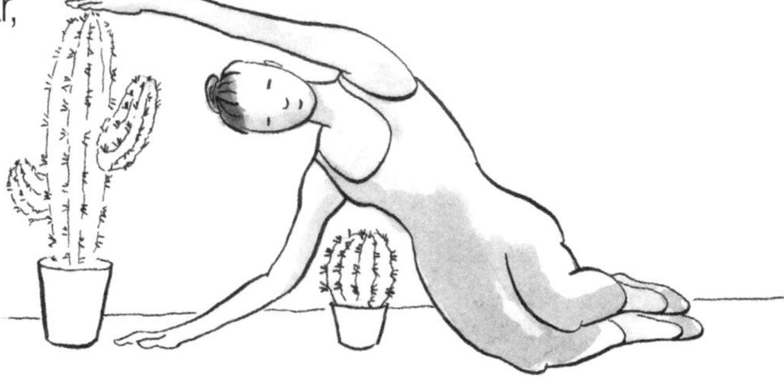

orientações

- Mantenha a mão de apoio (a que fica no colchonete) à *frente* do ombro o tempo todo. *Não* se incline sobre ela se estiver atrás de você, caso contrário poderá causar dano ao ombro.
- Mantenha a região da cintura tão alongada quanto possível para permitir que os braços se movam livremente.

precaução

- Não jogue os braços durante o movimento. *Imagine que se movem como as asas de um moinho.*

modificação: Em vez de colocar joelho sobre joelho, ponha a perna de cima sobre o colchonete. Segure o joelho ou a canela e realize os passos de um a três apenas.

progressão: Esta é uma progressão *superavançada*. Trabalhando com controle total, afaste a mão de apoio o máximo possível a cada repetição (*sempre* mantendo-a à *frente* da linha do ombro).

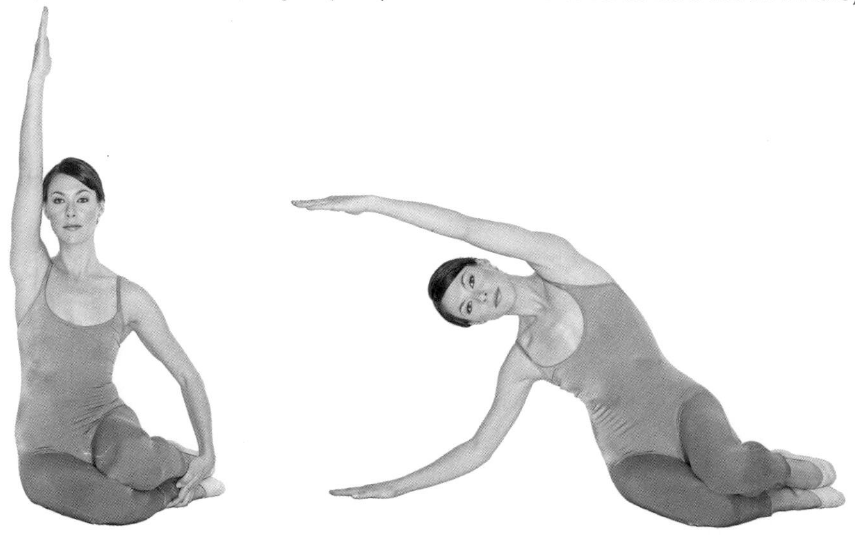

FRONT SPLIT

(Alongamento de frente)

objetivo: Manter a casa de força elevada e os joelhos leves.

passo a passo

1. Ajoelhe-se sobre o colchonete, deixando os joelhos juntos e a barriga contraída. Se necessário, abra os braços para equilibrar-se. Com um dos pés dê um passo gigante à frente e incline o corpo também para a frente, colocando as mãos, ou a ponta dos dedos, ao lado dos pés, sobre o colchonete. Deixe o calcanhar da frente diretamente abaixo do joelho. A perna de trás deve estar esticada o suficiente para formar um ângulo de mais de noventa graus.
2. Apoie a planta dos dedos do pé de trás no colchonete e também pressione-o com as mãos, aprofundando a contração da casa de força.
3. Inspire e estique o joelho de trás, elevando-o do colchonete sem mover o corpo para a frente nem para trás, *como se estivesse bloqueando a dobradiça de uma junção.* Trate de manter a barriga elevada e alongar-se a partir da região posterior do pescoço. Alongue o topo da cabeça e o calcanhar em sentidos opostos.
4. Alongue-se ainda mais, abrindo a região anterior do quadril e contraindo os músculos das nádegas. Expire, cesse o alongamento ao levar o joelho de volta para o colchonete e solte os dedos dos pés.
5. Inspire, sem mover as mãos, alongando a perna da frente e mantendo o peito o mais próximo possível da perna, sem deixar que seu peso caia sobre a coxa.
6. *Imagine-se sendo alçado, a partir do centro, para o teto por uma faixa de suspensão.* Você pode encurvar a cabeça em direção ao joelho, relaxar o pescoço e contar até três.
7. Expire ao retornar à posição inicial. Repita os passos de dois a cinco e retorne à posição ajoelhada, com os joelhos juntos, para então trocar as pernas.
8. Faça duas sequências de cada lado, alternando as pernas.

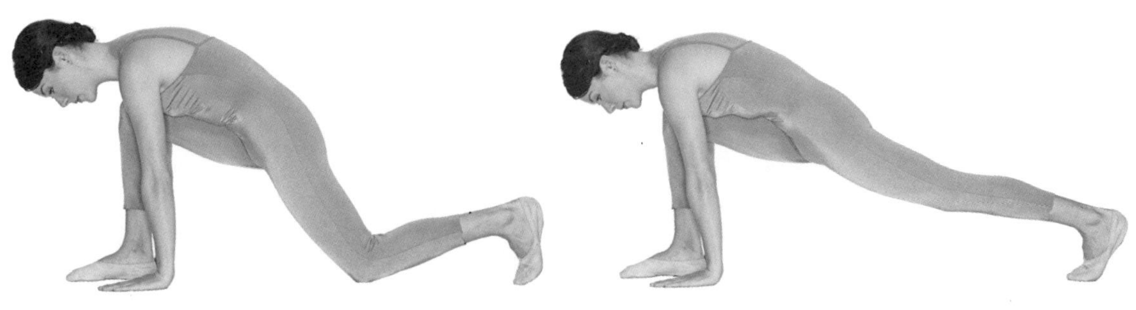

Abre a região lombar, firma as pernas, melhora o equilíbrio

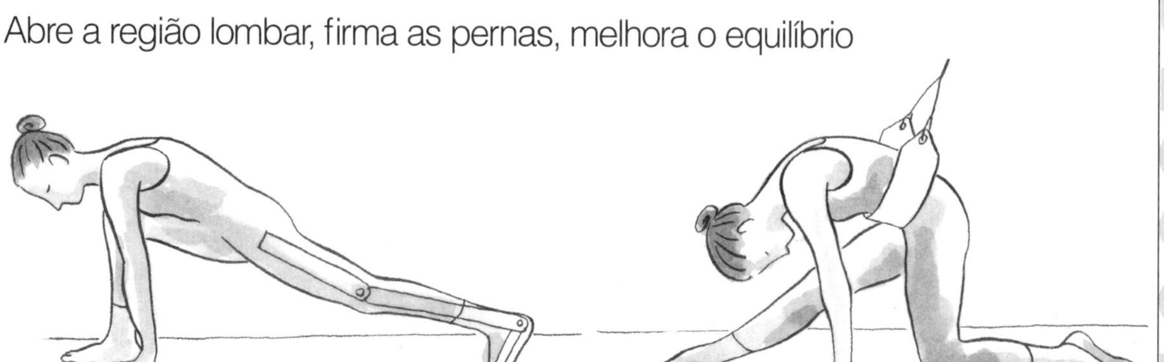

orientações

- Tente manter a sola do pé da frente fortemente pressionada contra o colchonete durante toda a sequência.
- Mantenha certo peso sobre o calcanhar da frente para acionar os músculos das nádegas.
- Faça que a perna esticada fique livre de peso ao acionar a casa de força.

precauções

- Se esse exercício provocar dor no joelho, não o faça.
- Não deixe que a cabeça caia. Alongue-se a partir do topo da cabeça.
- Não prenda ou hiperestenda os joelhos. Mantenha o alongamento a partir dos quadris e coxas.

modificação: Faça apenas o alongamento do passo um.

progressão: A partir da posição do passo um, eleve as mãos e coloque-as na nuca (uma sobre a outra) e levante a região superior do corpo até atingir uma posição ereta. Realize os demais passos nessa posição. (Será necessário curvar-se para baixo, em direção ao joelho, ao esticar a perna da frente.)

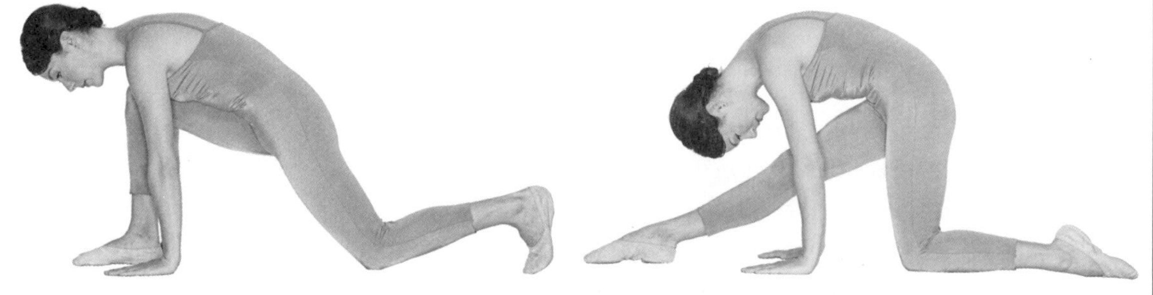

O Trabalho Invisível

Todos sabem que o princípio por trás do forno de micro-ondas é o aquecimento de dentro para fora, mesmo sem entender exatamente como isso funciona. O mesmo ocorre com a casa de força. Quando fazemos que todas as ações se originem na casa de força e permitimos que a energia se irradie em direção aos braços e pernas, trabalhamos com mais força, segurança e eficiência.

Utilizando os princípios do Pilates já identificados, vamos analisar agora quatro movimentos essenciais ou ações fundamentais do dia a dia: ficar em pé, sentar, carregar e elevar. Você pode achar que sabe como ficar em pé ou como sentar... e talvez saiba. A diferença é que, quando você começa a realizar tais movimentos aparentemente básicos de forma consciente, com o alinhamento correto, passa a desenvolver um trabalho diário de alongamento e fortalecimento.

Vamos começar pelas sugestões e precauções referentes a essas quatro ações. Em seguida, mostrarei como usar esse conhecimento em exercícios diários invisíveis, durante as horas em que estamos mais ativos. Como não há numeração de sequências ou repetições, trabalhe seu corpo com constância e consciência, a ponto de sentir o trabalho. Os movimentos são sutis porém eficientes, e servirão para aumentar sua consciência corporal. Finalmente, conectando-se com seu corpo dessa forma, tudo isso se tornará automático, de maneira que, ao ficar em pé, firmará as nádegas, ou, ao sentar-se em sua mesa no trabalho, você se concentrará em seus músculos oblíquos. O chefe vai achar que você está concentrado – e você realmente estará! Só que estará pensando em sua casa de força.

No entanto, antes de começar, vale reiterar alguns dos princípios não negociáveis previamente discutidos. Lembre-se de que há alguns elementos relacionados ao posicionamento que, independentemente do que você estiver fazendo, devem estar em jogo para que seu trabalho corporal seja seguro, forte e eficiente. A seguir, os quatro princípios não negociáveis que devem ser mantidos em mente durante o Trabalho Invisível.

Os itens não negociáveis

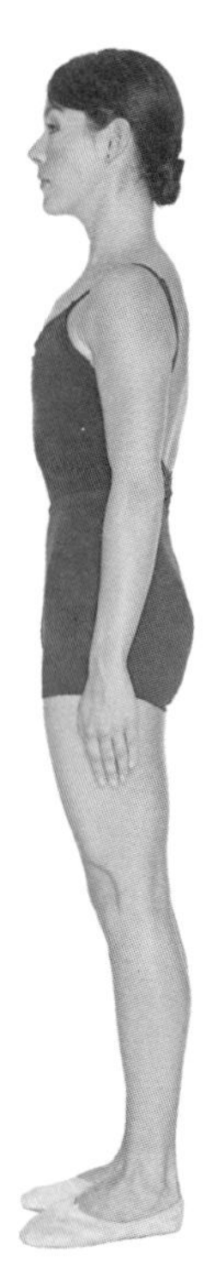

Sua casa de força deve estar sempre acionada: "para dentro e para cima". Iniciar sem considerar esse item é como começar a dirigir sem pisar no acelerador. Pode ser que você consiga rodar durante um tempo, mas só se for ladeira abaixo.

Seu peito sempre deve estar elevado. Isso não só é o melhor para sua coluna como também o é para os sistemas cardiovascular e circulatório. Se estiver encurvado, não conseguirá respirar utilizando sua plena capacidade. Abra o peito e crie um espaço equivalente ao ocupado por uma mansão para abrigar os pulmões.

Sua coluna deve estar reta, até o topo da cabeça. Arredondar as costas, encurvar os ombros, esses procedimentos causam muita pressão sobre as vértebras. Manter a coluna reta é como desfazer os nós de uma mangueira. Isso faz que a energia flua livremente por todo o corpo.

Seu peso deve estar distribuído uniformemente. Deslocar o peso do corpo, seja para uma perna, seja para o encosto do sofá ou o assento do carro, é algo que sempre afetará a curvatura natural e as funções da coluna. Permanecer consciente da importância de manter uma posição com apoio uniforme, seja diante do computador, seja mexendo em caixas no porão, levará o corpo a trabalhar de forma segura e de acordo com seu máximo potencial em tudo que fizer.

Nota: Ao criar as imagens para este capítulo – e foi a primeira vez que minhas dicas secretas de boa forma foram expostas ao mundo –, notei que algumas das coisas que faço para manter-me em forma enquanto estou, por exemplo, em pé em uma esquina esperando que o sinal de pedestres abra podem parecer um pouco embaraçosas para os leitores mais tímidos. A forma como encaro isso é a seguinte: vale parecer um pouco maluca, durante alguns minutos, diante de pessoas que nunca mais vou encontrar para que fique maravilhosa diante de pessoas que quero impressionar. Você não prejudicará ninguém, ajudará a si mesmo e – quem sabe? – servirá de inspiração para alguém. Afinal, alguns agachamentos em uma esquina são mais agradáveis do que ver um doce ir parar nos quadris, certo?

FICAR EM PÉ

Muitos de nós, ao esperar em filas, passam o tempo todo oscilando entre um pé e outro. Se tivermos de trabalhar em pé por muitas horas, tudo que esperamos é chegar em casa, mergulhar os pés em água quente e arranjar alguém para massageá-los. Como podemos aliviar esse desconforto que nos aflige? Acionar de forma adequada a casa de força aliviará a tensão da área lombar, dos arcos plantares e dos joelhos, ao mesmo tempo que proporcionará equilíbrio e postura perfeitos.

Em pé na fila...

orientações

- Eleve-se a partir dos arcos dos pés, de forma a não permitir que seu peso afunde no chão.
- Mantenha os ombros para trás e para baixo, longe das orelhas, e o peito elevado.

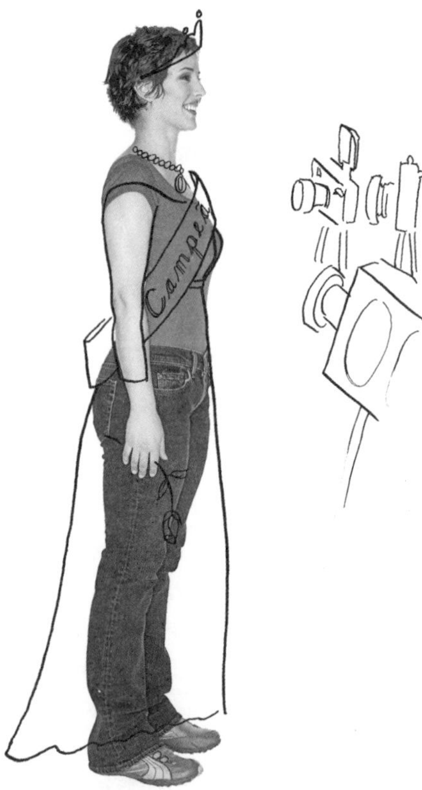

imagine: Estar postado no tapete vermelho, diante de centenas de fotógrafos.

precauções

- Não bloqueie os joelhos. Flexione-os levemente, o que o ajudará a lembrar-se de acionar os músculos das nádegas.
- Não mantenha o peso sobre apenas uma das pernas. Conserve-se em equilíbrio, ancorando ambos os pés firmemente no chão.

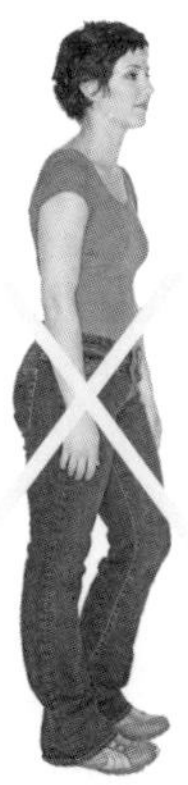

desafio

Em pé na fila – lago dos cisnes. Enquanto você estiver em pé em uma fila interminável – digamos no correio ou no mercado –, aproveite esse momento para trabalhar a casa de força, as nádegas e as pernas fazendo pequenos *arabesques**. Em pé, com os quadris e pés para a frente, puxe a casa de força para dentro e para cima; então, eleve suavemente uma perna para trás, sem mover o tronco para a frente ou retrair os músculos da região lombar. Repita o movimento de ambos os lados até chegar à frente da fila.

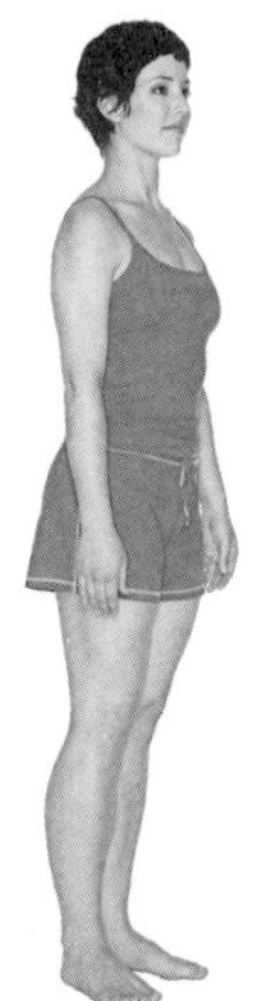

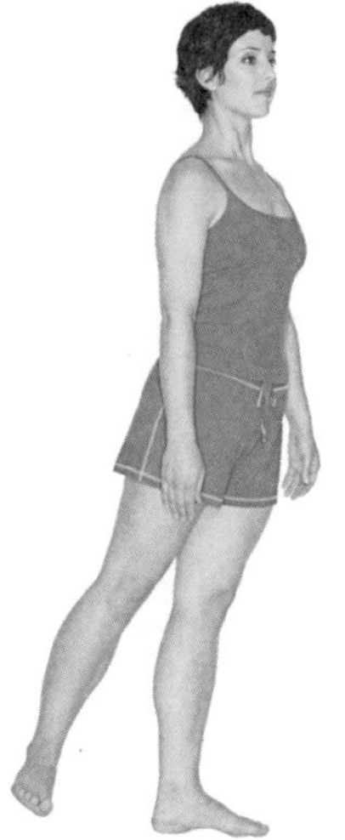

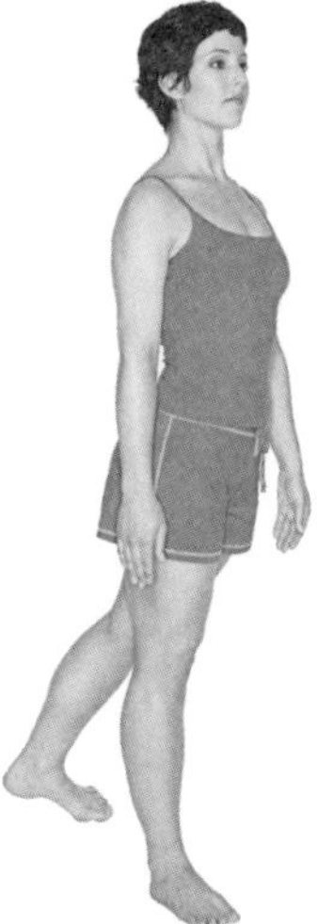

* *Arabesque* – nome de um movimento de dança clássica; como todos os outros, em francês. [N.T.]

Em pé diante da fotocopiadora...

orientações

- Alongue a cintura até sentir que ela está acima da copiadora.
- Pressione as coxas uma contra a outra e contraia os músculos das nádegas.

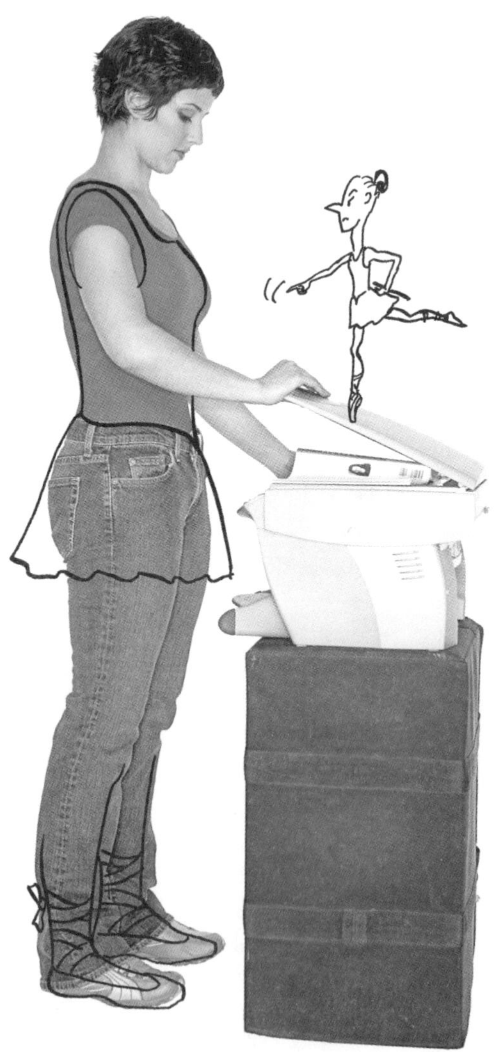

imagine: Estar se preparando para ter sua postura julgada pela principal professora do estúdio.

precauções

- Não se incline, pensando nesse momento como perda de tempo. Na verdade, você está no meio de um exercício!
- Não permita que o peso da cabeça puxe-o para a frente, sobre a máquina. Mantenha o pescoço elevado e alongado.

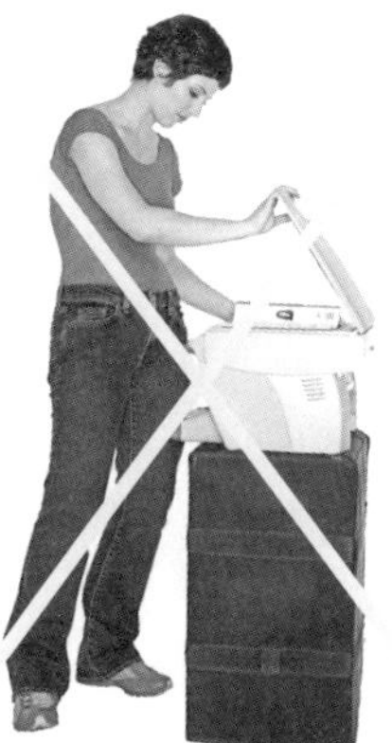

desafio

De 2 × 4 a 9 × 5*. Enquanto você permanece em pé no elevador ou diante da fotocopiadora, é possível fortalecer e tonificar pernas, nádegas e abdominais. Em pé, na postura Pilates, puxe sua casa de força para dentro e para cima e eleve-se sobre a ponta dos pés. Em seguida abaixe-se, como em um *plié***, contando até quatro. Mantenha o cóccix firmemente contraído durante a movimentação. Abaixe os calcanhares e fique em pé, unindo as coxas. Inverta os movimentos.

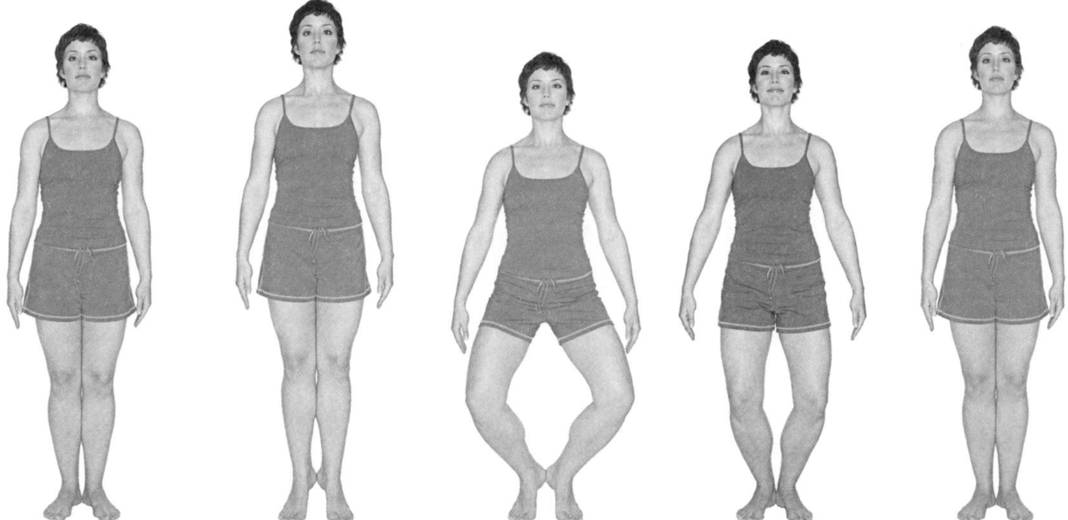

* Possível referência ao tamanho de uma imagem. A pessoa passa de um tamanho maior para um menor e retorna ao maior. [N.T.]

** Movimento de dança clássica. [N.T.]

Em pé no ônibus ou no metrô...

orientações

- Mantenha os joelhos desbloqueados para absorver o chacoalhar do movimento do ônibus.
- Mantenha o cóccix em sentido contrário ao topo da cabeça e a cintura contraída, enquanto respira livre e profundamente.

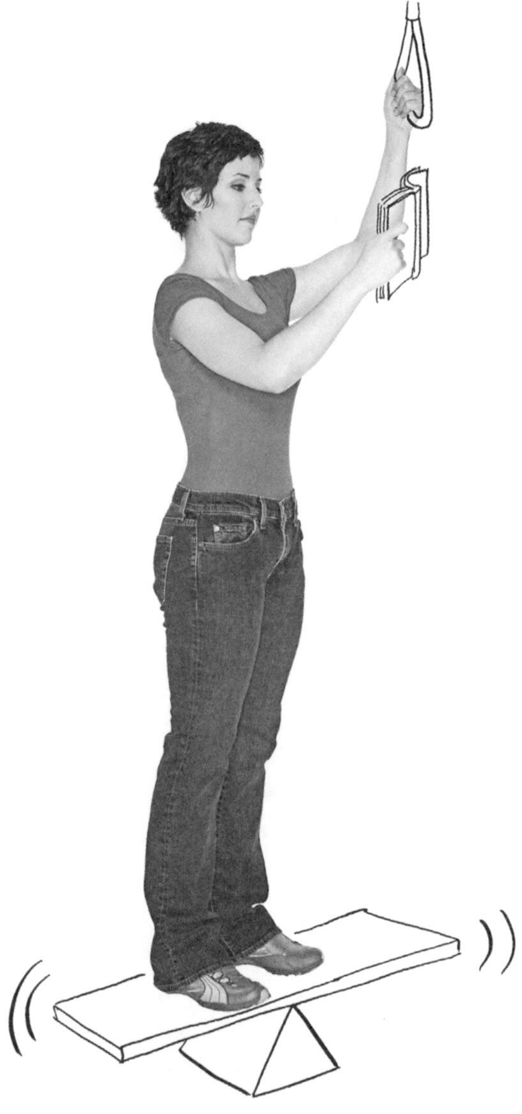

imagine: Estar em pé sobre uma gangorra ou sobre uma prancha de surfe, tentando encontrar o ponto de equilíbrio.

precauções

- Não se pendure nos apoios de mão nem se incline sobre as barras. Mantenha-se erguido e seguro pela casa de força. Use os apoios apenas para equilibrar-se.
- Não deixe que a cabeça penda para baixo ao ler em pé. Mantenha o que estiver lendo no nível dos olhos, conservando o pescoço alongado e sustentado.

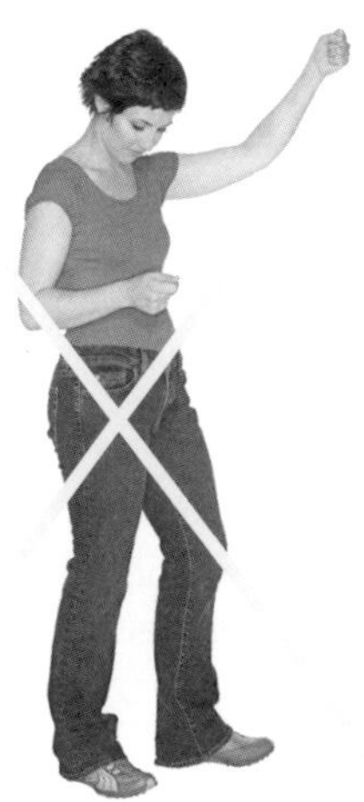

desafio

O passageiro recriador. Enquanto segura no apoio de mão no ônibus ou metrô, faça alguns *pliés* para recriar uma silhueta mais definida. Em postura Pilates, puxe a casa de força para dentro e para cima e suavemente dobre os joelhos, sem tirar os calcanhares do chão. Mantenha os calcanhares alongados e o topo da cabeça elevado. Vá para baixo lentamente. Depois, fique em pé, juntando as coxas.

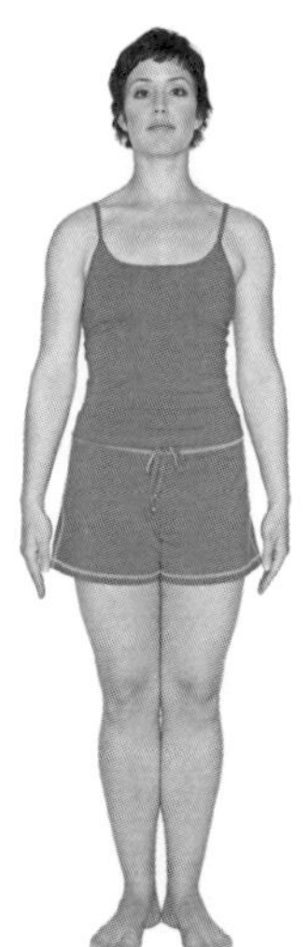

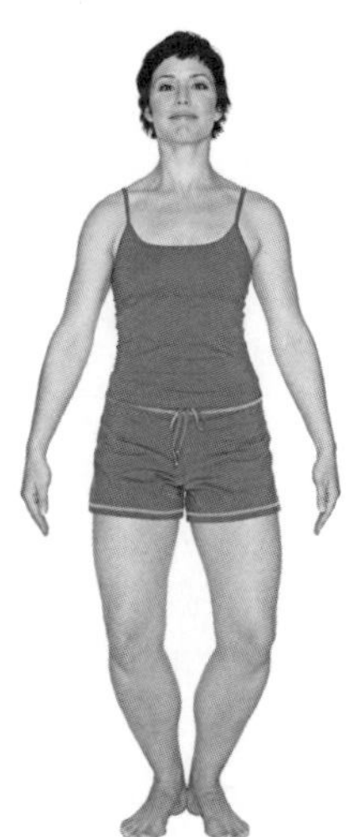

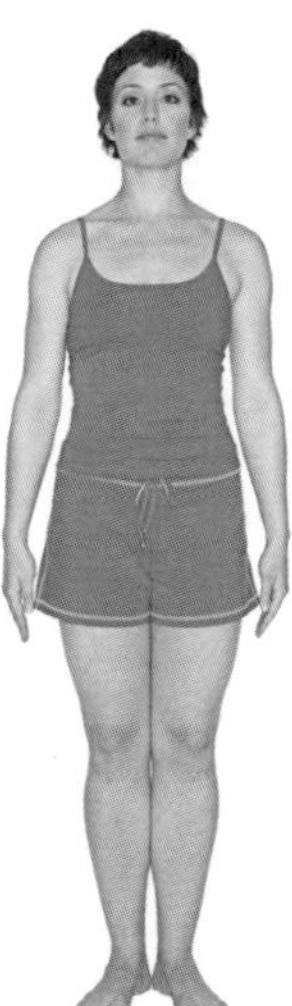

S E N T A R

Tensão no pescoço, dor nas costas... Sentar-se sem que a casa de força esteja acionada pode levar a uma longa lista de indisposições. Precisamos entender o que significa elevar-se a partir da casa de força e criar colunas internas de músculos que nos suportem. Uma vez familiarizados com isso, tendo assimilado a postura ideal, poderemos então acionar nossos músculos periféricos sem risco de lesão e aumentar nossa força central a cada movimento que fizermos.

Sentado em meio ao trânsito diário...

orientações

- Eleve o encosto do carro, formando um ângulo de noventa graus, para endireitar a coluna.
- Utilize as mãos, que seguram a direção, como apoio para ajudá-lo a elevar a região superior do tronco, distanciando-a da cintura, em vez de elevar os ombros até as orelhas.

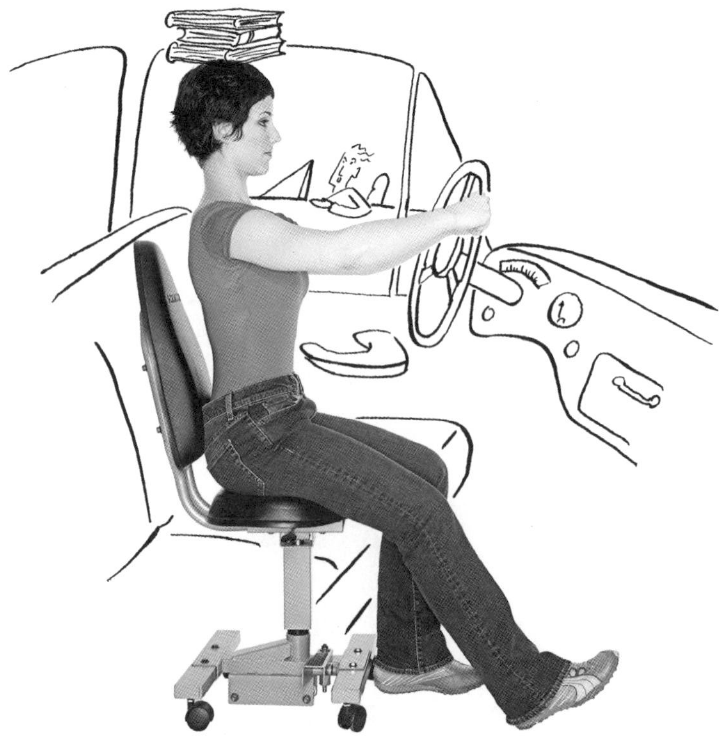

imagine: Estar em uma escola de boas maneiras, em uma aula sobre postura, exercitando-se com livros em cima da cabeça.

precauções

- Não se afunde na região lombar.
- Não permita que as pernas girem para dentro ou voltem-se para fora. Mantenha os joelhos alinhados com os quadris.

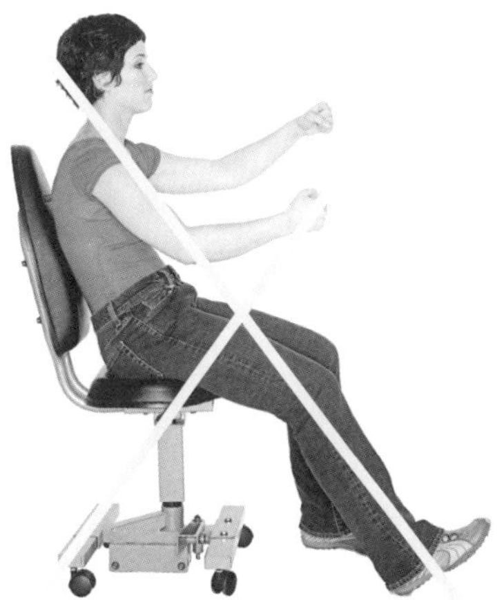

desafio

O semáforo modelador. Perante mais um sinal vermelho, puxe a casa de força para dentro e para cima, contraia os músculos das nádegas e então empurre levemente o volante para baixo, *como se você fosse levantar de seu assento.* Conte até cinco e relaxe. Repita o movimento até que a luz do semáforo mude.

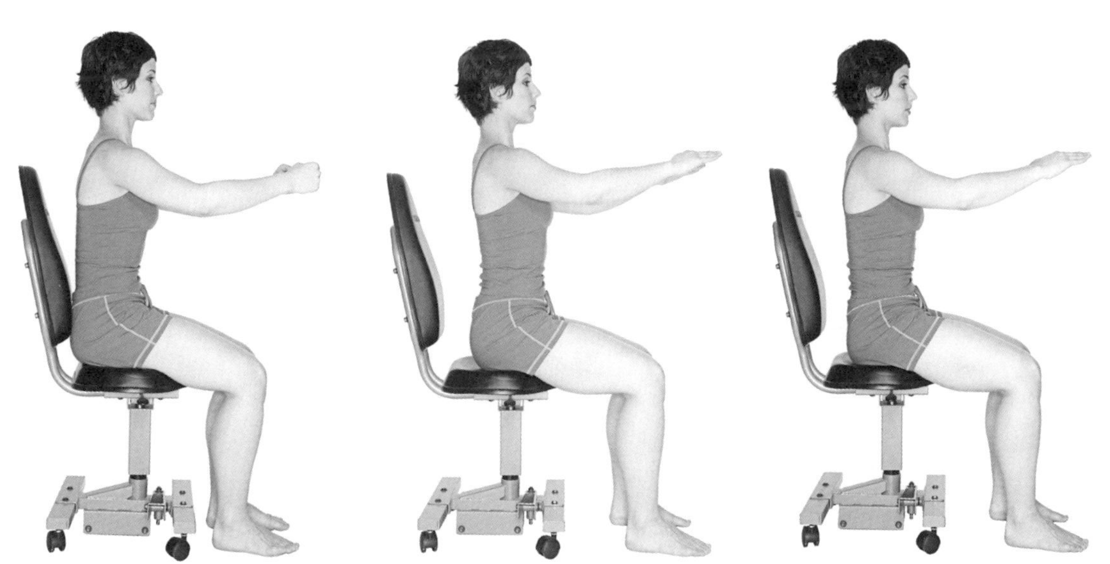

SENTAR

Sentado na frente do computador...

orientações

- Mantenha o peito elevado e incline-se levemente para a frente a partir dos ísquios*. Você deve senti-los sobre o assento.
- Mantenha os pés firmemente no chão, em ângulo reto, de maneira a absorverem parte de seu peso corporal.

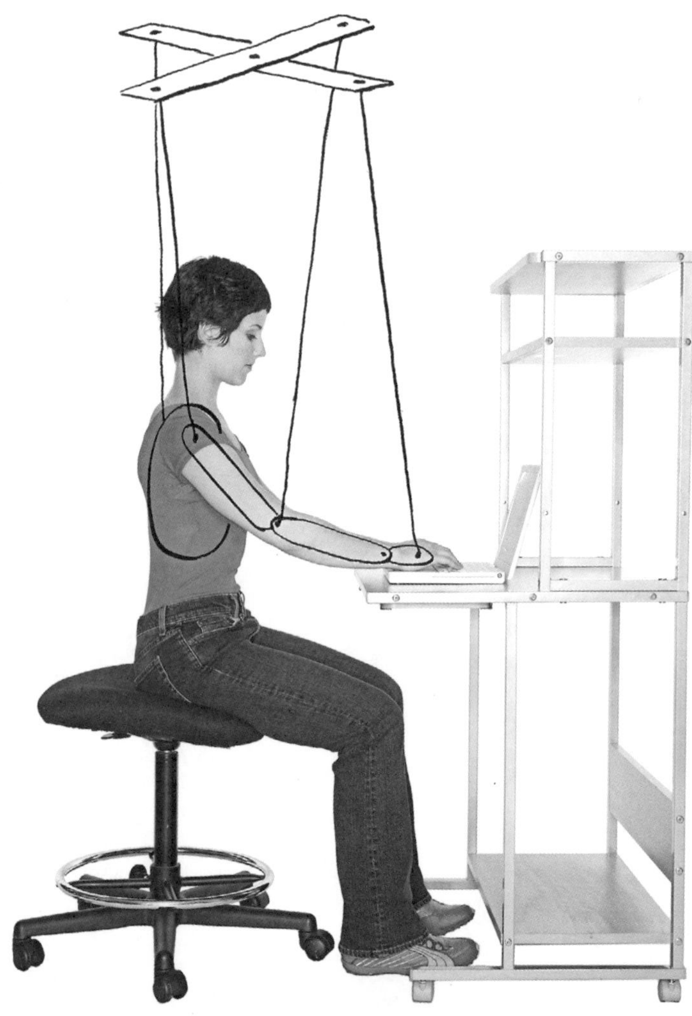

imagine: Ser uma marionete acionada por fios suspensos, vindos do teto.

* Ossos sobre os quais se deve sentar. [N.T.]

precauções

- Não se sente na mesma posição por mais de vinte minutos. Levante-se, alongue-se e chacoalhe os membros.
- Não permita que as nádegas escorreguem para a frente. Mantenha-se elevado a partir da região lombar, colocando uma almofada firme atrás de si – ou sente-se em um banco sem nenhum tipo de encosto.

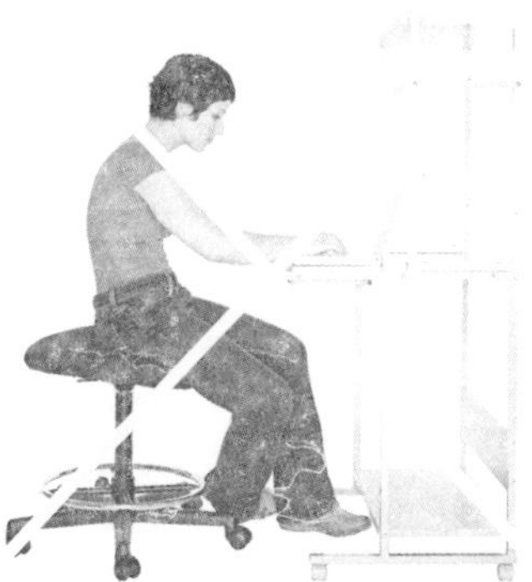

desafio

A cadeira aérea. Coloque as palmas das mãos nos braços da cadeira e pressione-as fortemente para baixo, o bastante para elevar os glúteos do assento a uma distância de cinco ou dez centímetros; mantenha-se no ar, contando até três. Trate de não se afundar entre os ombros; a barriga deve estar puxada para dentro e os joelhos apertados um contra o outro. (Se sua cadeira não tiver braços, apoie as mãos nos dois lados do assento e pressione-o com a base das mãos até elevar-se ao ponto de ficar no ar.) Então, tente elevar os pés do chão. Tome cuidado para que suas mãos não escorreguem nos braços da cadeira.

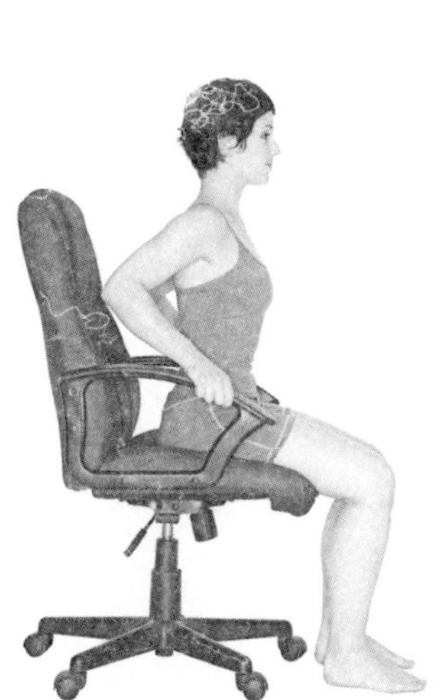

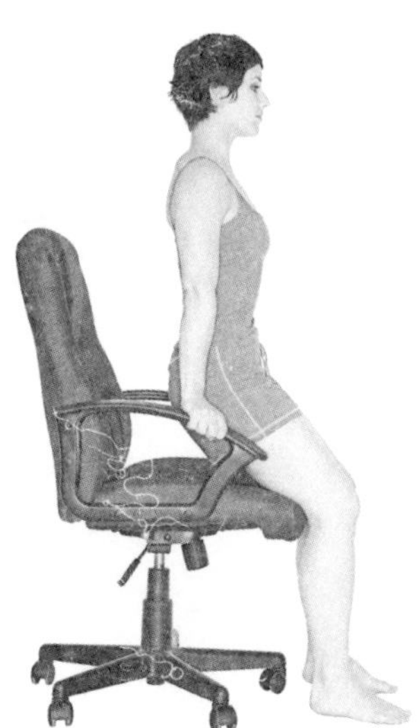

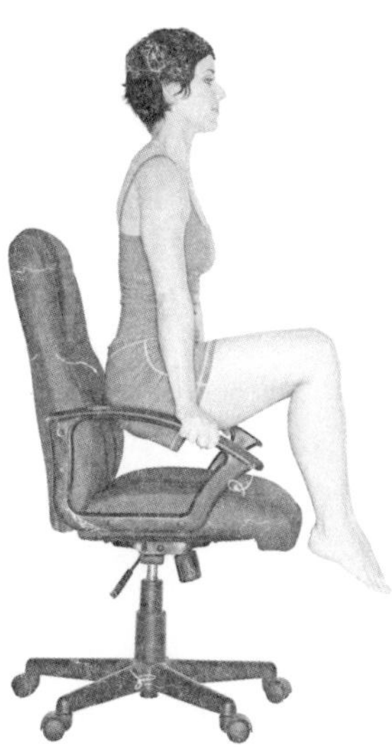

Sentado ao ver TV...

orientações

- Utilize o tempo de forma produtiva alongando-se no chão ou sobre uma bola suíça ou almofada firme. Tente alongar as costas na direção oposta ao assento.
- Levante-se e movimente-se durante os comerciais ou sente-se na beirada do assento, com a postura perfeita.

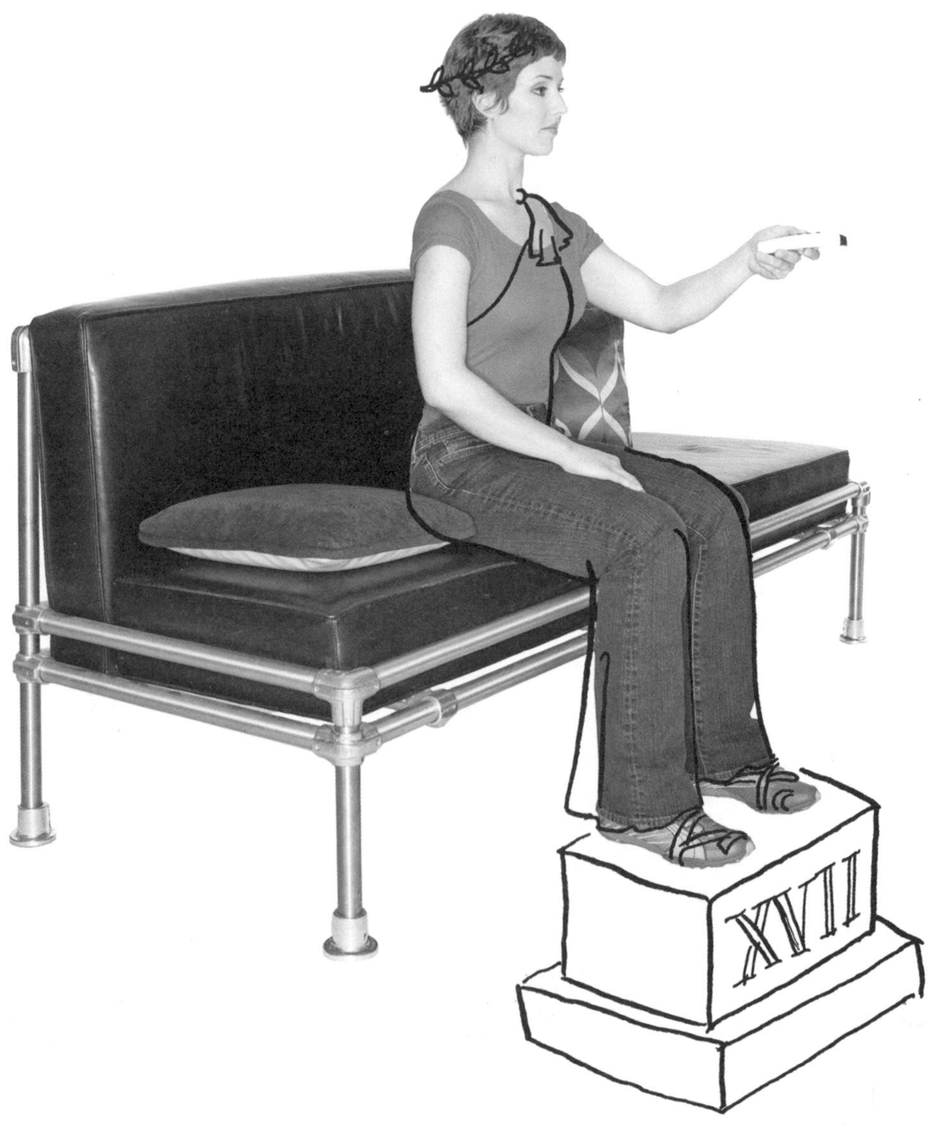

imagine: Ser uma estátua grega. Mantenha a forma pela qual gostaria de ser lembrado.

precauções

- Não fique tão envolvido pelo programa a ponto de perder sua consciência corporal.
- Não fique jogado na cadeira ou no sofá, com o cóccix para a frente. É melhor deitar no chão do que sentar-se de forma incorreta, com a coluna encurvada.

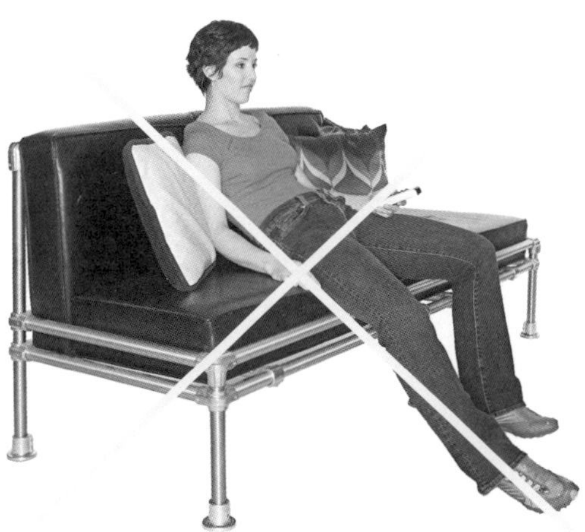

desafio

Exercício para o joelho diante da TV. Ao sentar-se na parte da frente do sofá ou da cadeira, pressione as mãos contra a beirada do assento para que possa elevar a linha da cintura. Eleve os joelhos alternadamente, tanto quanto possível, sem mudar de posição, e mantenha-os elevados o máximo que puder. Tente estender a perna, em seguida dobre-a novamente. Lembre-se de que este é um exercício relativo à casa de força; assim, permaneça ereto e não arredonde as costas! A recompensa será maior se você conseguir manter ambas as pernas elevadas.

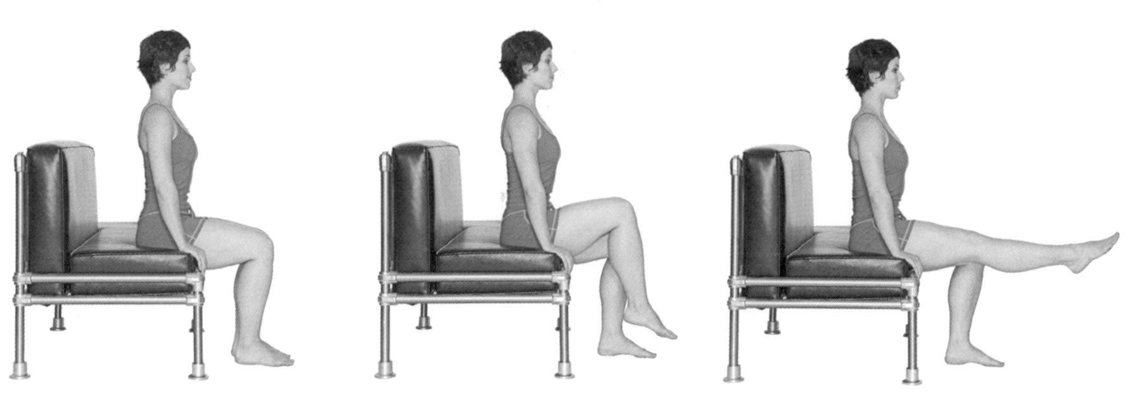

C A R R E G A R

Todos nós já tivemos dores nas costas resultantes do esforço feito para carregar sacolas de supermercado, malas e outras coisas mais de um lado que do outro. Mostrarei aqui como muitos de nós sabotam o próprio corpo e como podemos nos assegurar de que poderemos carregar nossos filhos – e netos – com segurança e como é possível encher as sacolas de supermercado sem preocupação sobre como levá-las para casa.

Ao carregar sua bolsa para ir trabalhar...

orientações

- Equilibre o peso da sacola deslocando a região superior do corpo para o lado oposto.
- Mantenha a linha da cintura elevada para poupar as articulações do ombro e do cotovelo.

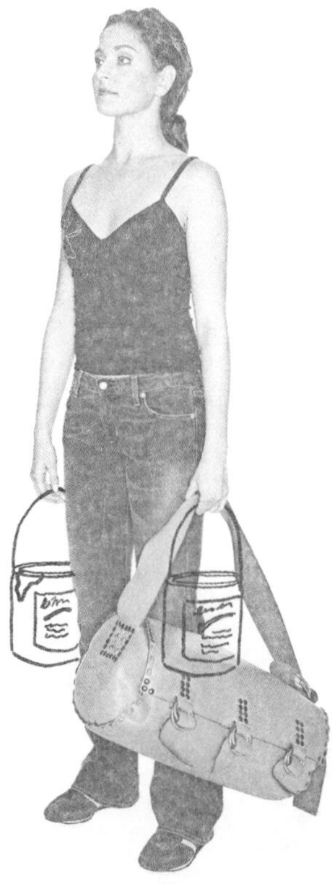

imagine: Estar carregando baldes de tinta, mantendo-os equilibrados de forma a não derramar nenhuma gota.

precauções

- Não coloque a mão livre no bolso porque isso dificultará a criação da força de oposição com esse braço.
- Não se encurve; o peso suplementar da bolsa já exige bastante força dos seus músculos.

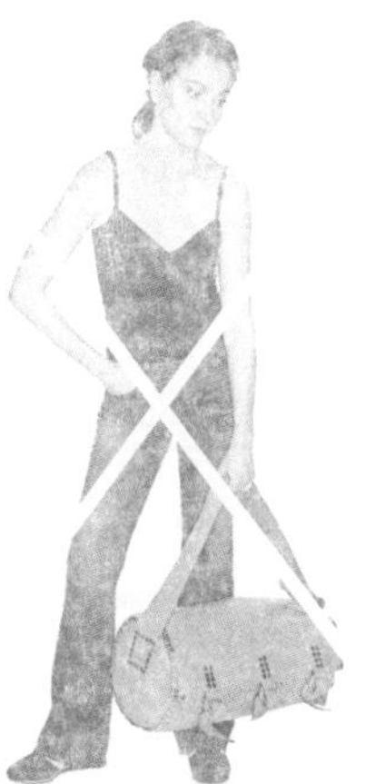

desafio

Flexão de bíceps com a bolsa. Uma nova abordagem de um exercício clássico. Nunca permita que seu braço se estenda completamente, para que possa manter o músculo alongado e acionado, e evite bloquear a articulação do cotovelo. Utilize movimentos amplos e lentos de forma a obter o máximo de resistência nesse exercício. Dependendo da bolsa, ele pode ser realizado com um ou dois braços.

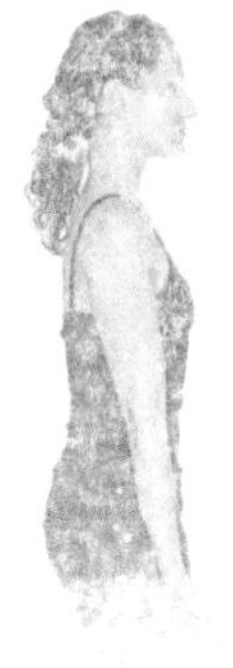

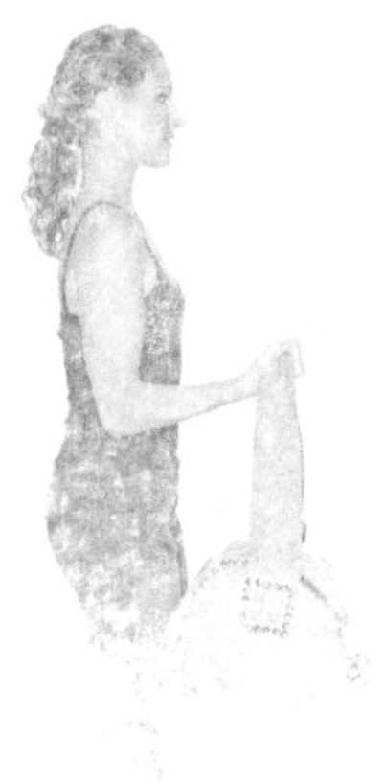

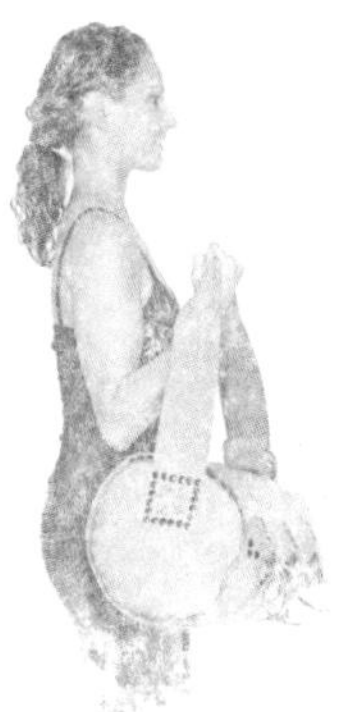

Ao carregar sua bolsa a tiracolo...

orientações

- Tente equilibrar seus ombros empurrando o ombro não envolvido para baixo e para trás.
- Mantenha a linha da cintura elevada e permita que os ombros relaxem e se nivelem.

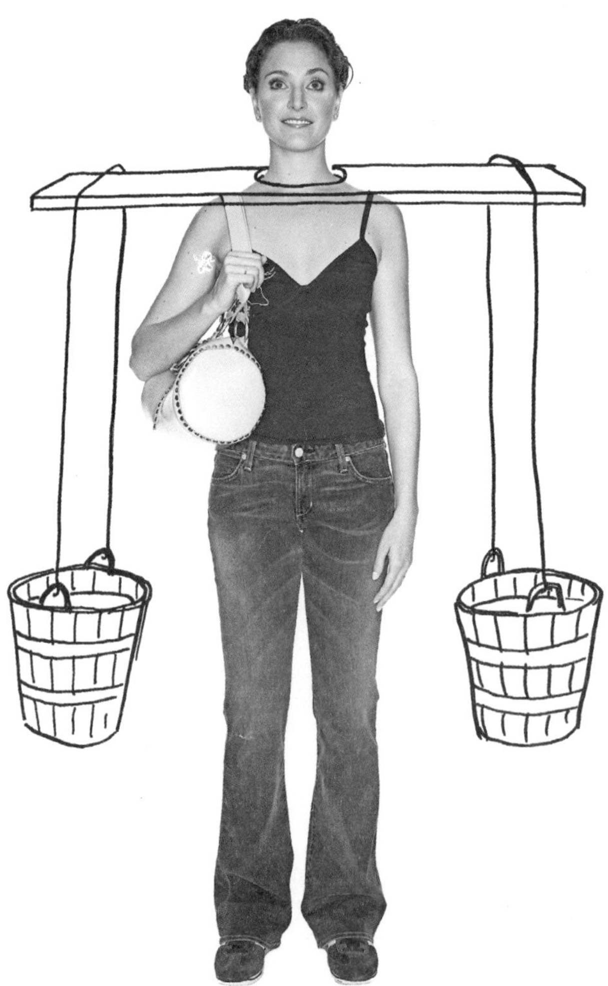

imagine: Ter uma canga através dos ombros, que os mantém pressionados para baixo e equilibrados, permitindo que os músculos que vão do pescoço até o ombro se alonguem.

precauções

- Não permita que seu corpo se incline em sentido contrário à bolsa para compensar o peso.
- Não carregue a bolsa sempre sobre o mesmo ombro; tente mudá-la de lado com frequência.

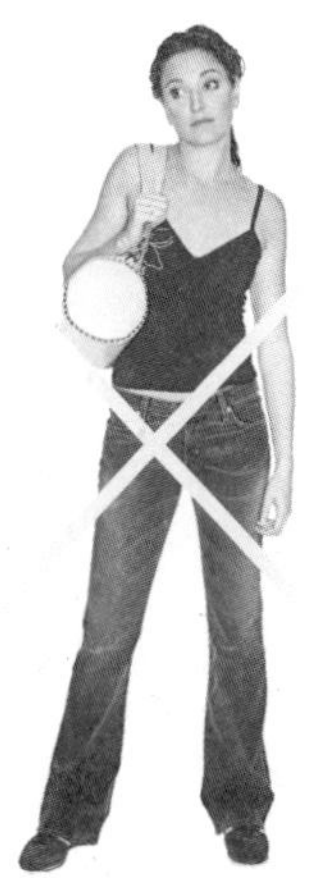

desafio

Círculos de ombro com bolsa a tiracolo. Enquanto realiza movimentos circulares com um ombro, mantenha o outro para baixo e para trás. Estimule o exercício a partir das escápulas e dê ênfase ao movimento circular para baixo. Não encurve os ombros, elevando-os até as orelhas.

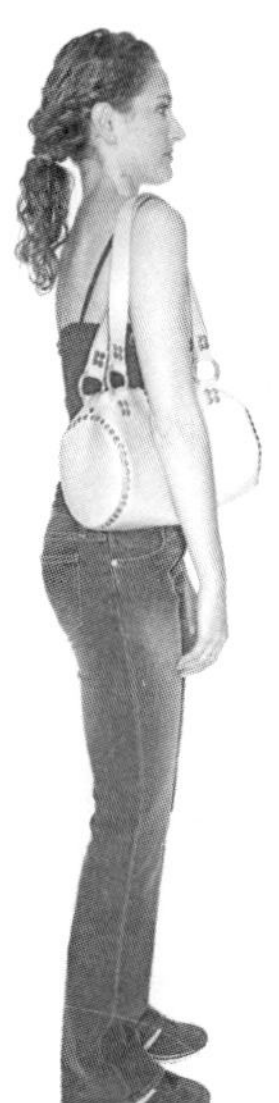

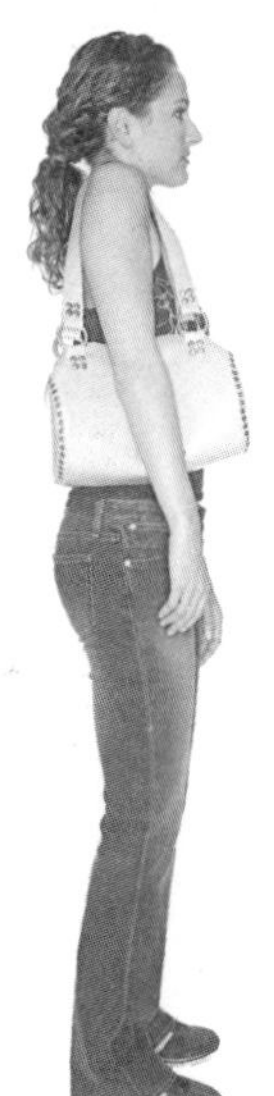

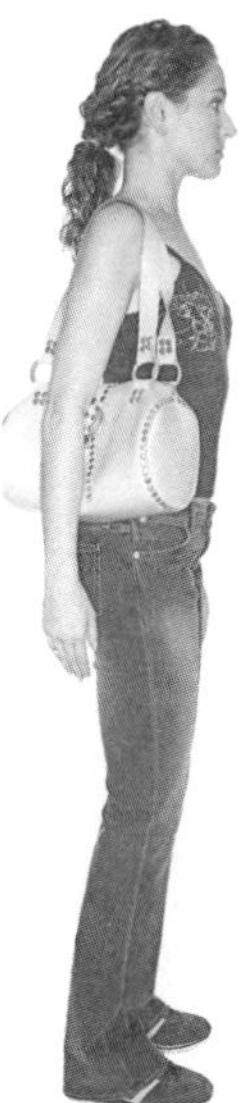

Ao carregar seus filhos...

orientações

- Mude de lado com frequência para evitar o hiperdesenvolvimento ou a retração dos músculos de apenas um lado.
- Tente manter a criança ligeiramente em direção à frente do corpo quando carregá-la sobre o quadril, para que a cintura escapular permaneça reta (assim, sua coluna não ficará constantemente voltada em direção ao bebê).

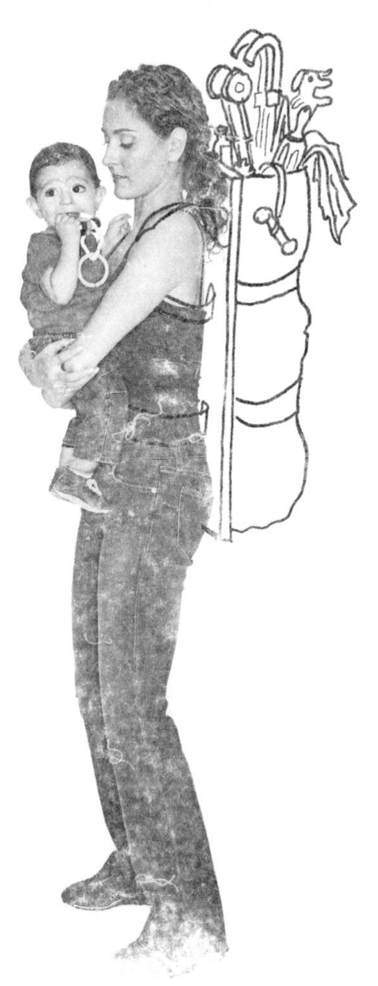

precauções

- Não bloqueie os joelhos quando estiver em pé, imóvel, com o bebê sobre o quadril, para evitar colocar muita pressão sobre as articulações do quadril e do joelho.
- Não use apenas um braço para segurar a criança; tente acionar ambos os lados do corpo e permaneça equilibrado e elevado.
- Não permita que os ombros se curvem para a frente. Puxe as escápulas, de forma contínua, para baixo e uma em direção à outra.

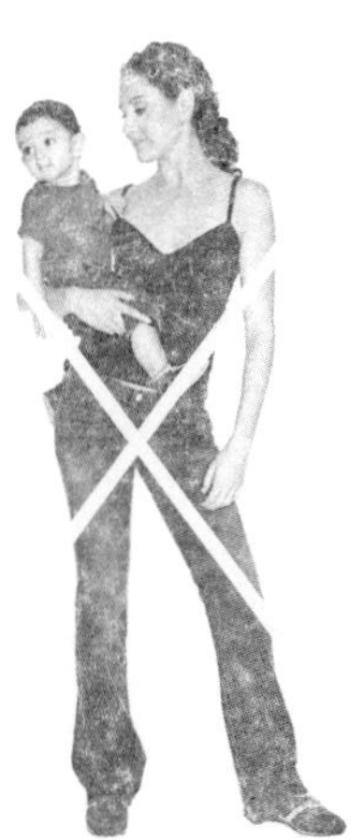

desafio

O giro do bebê. Mantendo-se em pé, com os pés afastados segundo uma distância maior que a largura dos ombros e os joelhos dobrados, em um semiagachamento, mantenha seu bebê à sua frente. Gire o corpo de um lado para outro, mantendo a cintura elevada para trabalhar os músculos oblíquos. Deixe os joelhos desbloqueados e ancore os pés no chão. Não permita que os joelhos se movam enquanto você gira.

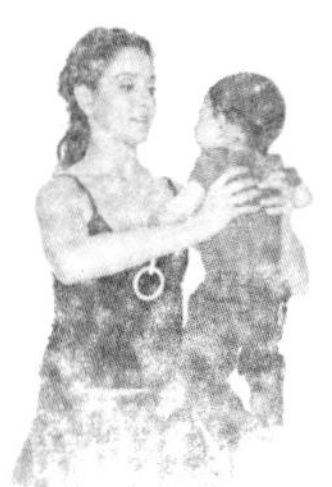

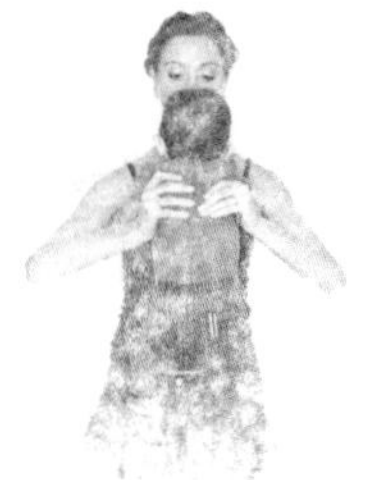

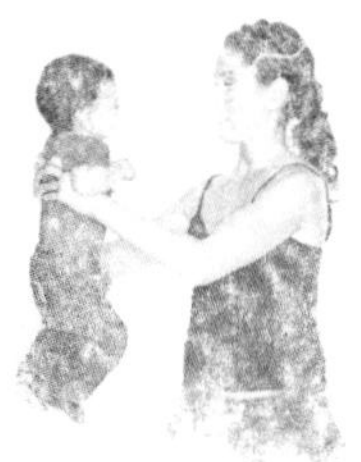

E L E V A R

Caixas, móveis, crianças... A essa altura a maioria de nós já imagina o que não se deve fazer ao elevar um objeto pesado. Sabemos que o movimento de elevar deve ter origem em uma casa de força adequadamente acionada ou começar com os joelhos dobrados, para garantir a segurança de sua coluna, joelhos e ombros. Aqui mostrarei como aproveitar ao máximo esses movimentos comuns – de forma a não serem apenas seguros, mas também eficientes.

Ao elevar seus filhos do chão...

orientações

- Agache até a altura de seu filho antes de começar a elevá-lo.
- Desloque seu peso para os calcanhares e inicie o movimento empurrando o chão.

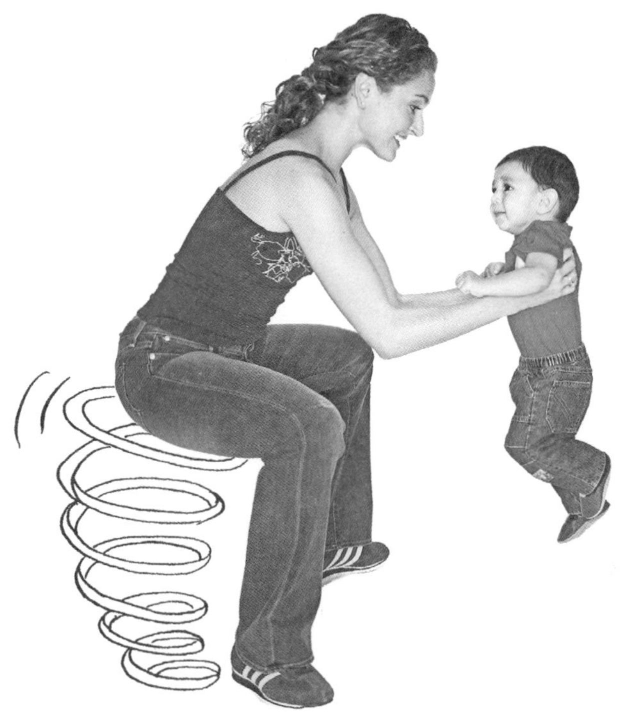

imagine: Estar sentado sobre uma mola potente ao agachar para pegar seu filho. Utilize a energia da mola para quicar suavemente de volta à posição em pé.

precauções

- Não levante seu filho com um único braço.
- Não eleve a criança com o corpo torcido ou com a maior parte do peso sobre uma perna. Fique face a face com seu filho e utilize movimentos lentos e controlados.

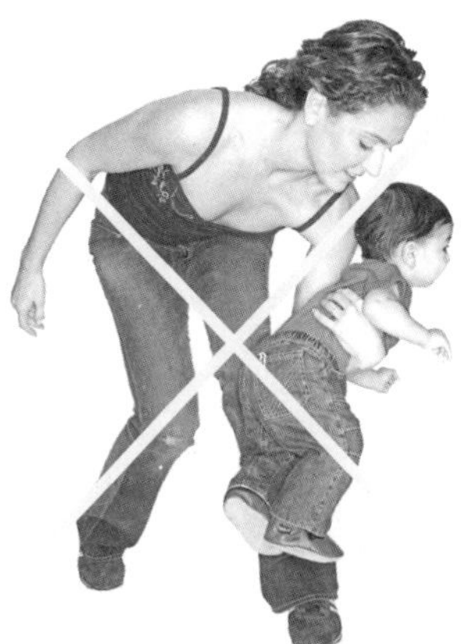

desafio

O agachamento conquistador. Digamos, por exemplo, que ao chegar em casa você coloque suas compras no chão em vez de deixá-las sobre um balcão para tirá-las das sacolas. Como guardar as compras transformando esse processo em exercício físico? Fazendo agachamentos, claro! Mantenha o corpo alinhado, dobre os joelhos e agache-se para pegar um ou dois itens. Cuide para que sua casa de força fique acionada, e o peso firmemente depositado sobre os calcanhares. Em seguida, expire e empurre o chão ao elevar-se, acionando os músculos das pernas assim como os das nádegas.

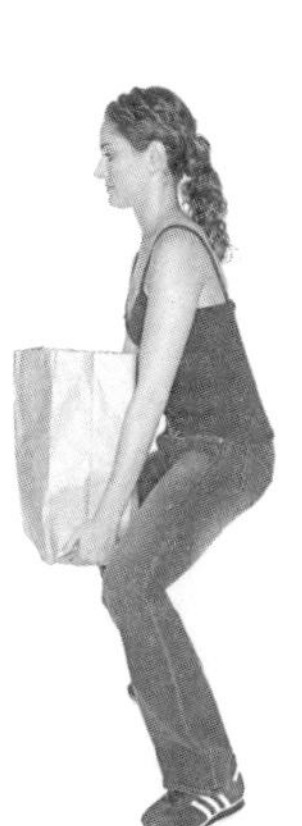

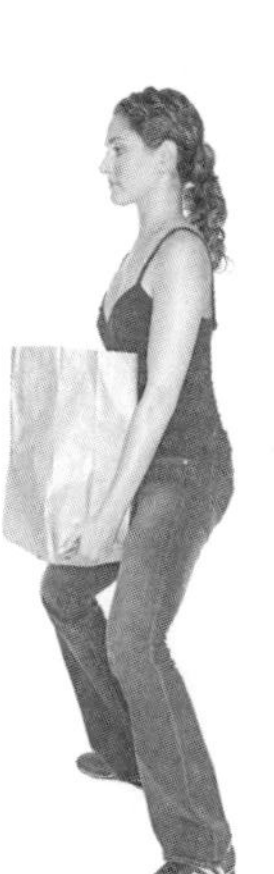

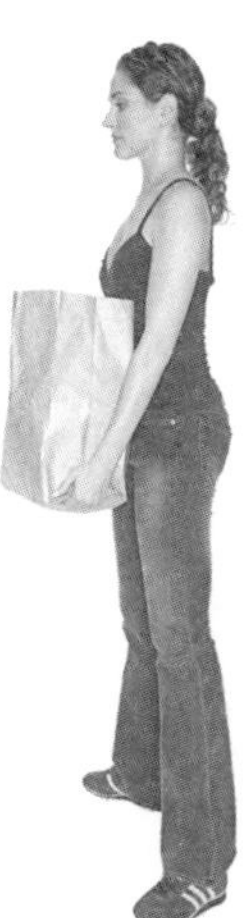

Ao elevar uma caixa para colocá-la na estante...

orientações

- Inicie o movimento pelo centro – puxe a casa de força, de forma contínua, para dentro e para longe da caixa.
- Segure a maior parte do peso com a base das mãos para acionar os músculos do tronco, e não dos braços e costas.

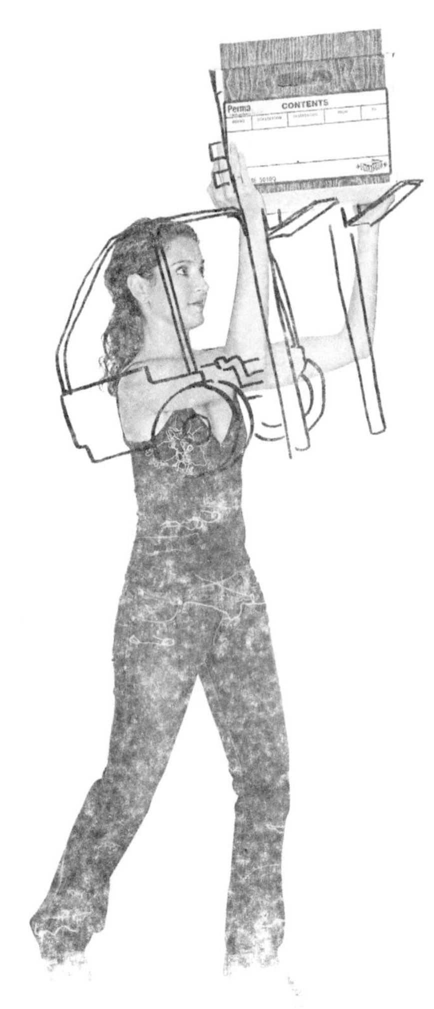

precauções

- Não prenda a respiração! Utilize a respiração para reforçar o movimento: inspire ao pegar a caixa e expire ao elevá-la acima da cabeça.
- Não tente elevar a caixa acima da cabeça dando um impulso. Faça movimentos estáveis e controlados.

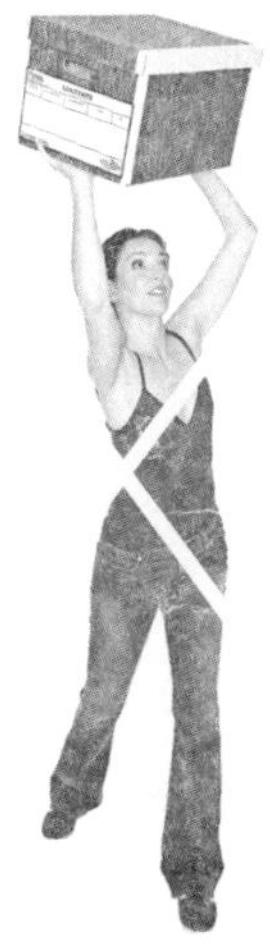

desafio

Levantamento olímpico. Antes de elevar uma caixa (de peso razoável) acima da cabeça para colocá-la na estante, dobre os joelhos para que as nádegas, os abdominais e as pernas desenvolvam um trabalho suplementar. Em seguida, de forma controlada, alongue-se (primeiro o tronco, depois os braços – trabalhe os músculos maiores primeiro!) para cima, colocando a caixa em sua prateleira. Você ganhará mais pontos se puder elevar-se sobre os dedos dos pés no final do movimento. Em seguida, abaixe os calcanhares lentamente.

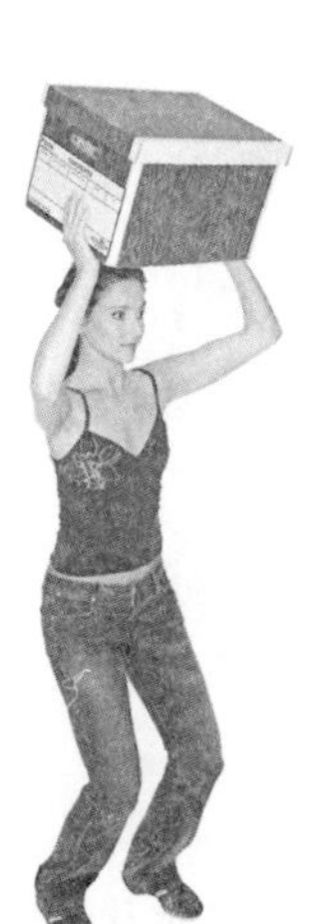

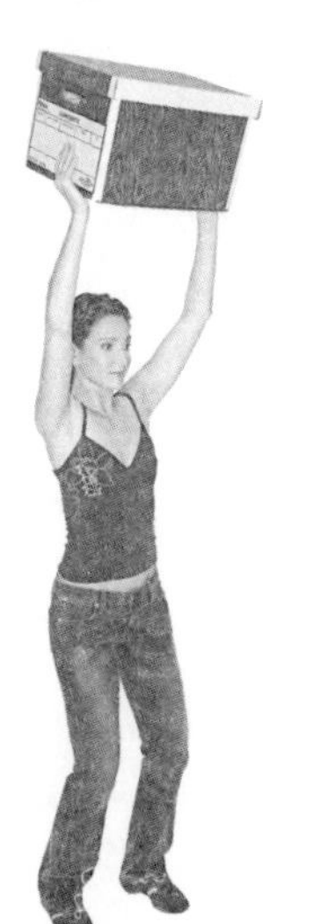

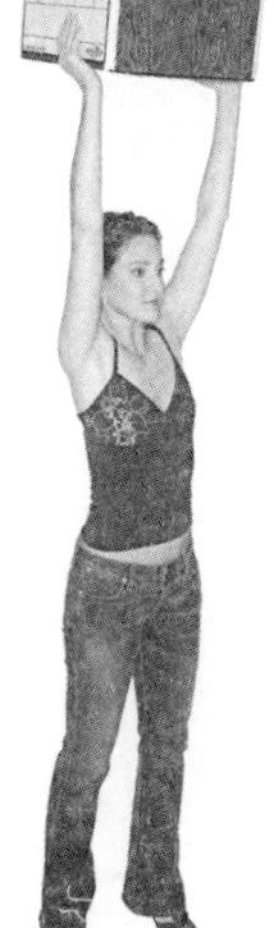

Ao elevar móveis ou bagagens (com uma das mãos)...

orientações

- Equilibre seu peso para poder acomodar o peso do objeto a ser elevado.
- Dobre os joelhos, não a cintura, para liberar a região lombar.

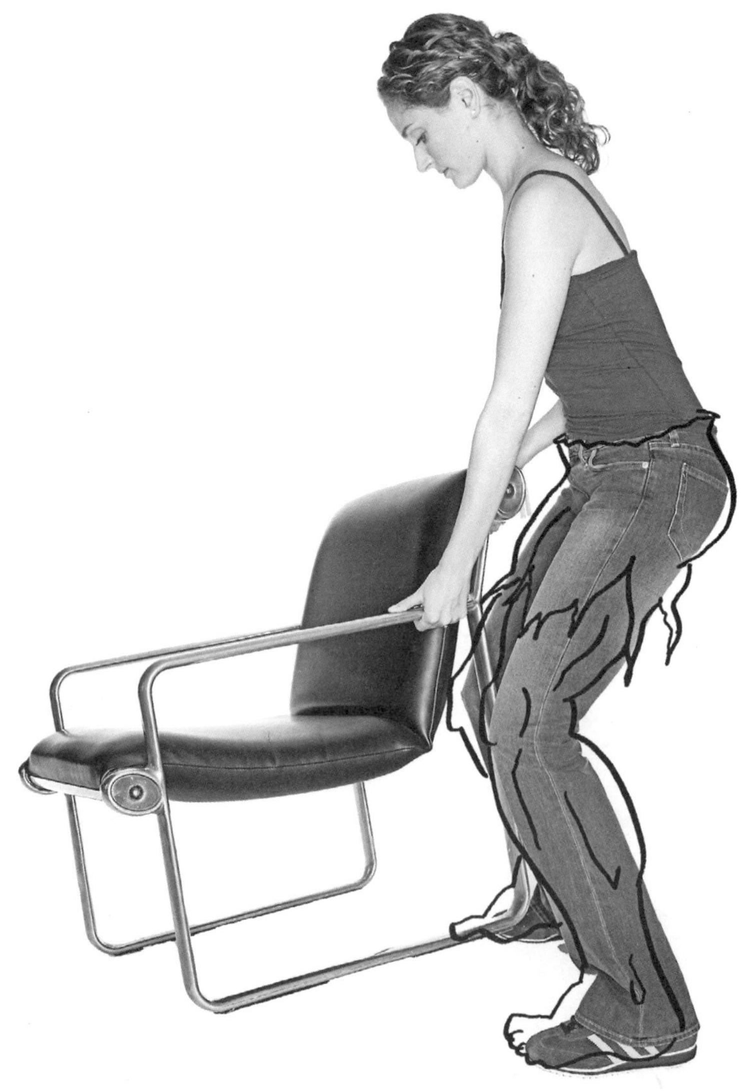

imagine: Estar contraindo a musculatura de suas pernas tão fortemente a ponto de rasgar a calça.

precauções

- Não bloqueie os joelhos para sustentar o peso do objeto elevado. Para tanto, utilize as pernas e nádegas.
- Não permita que os ombros se curvem para a frente, caso contrário o peso estará sendo elevado a partir da região superior das costas, e não da casa de força.

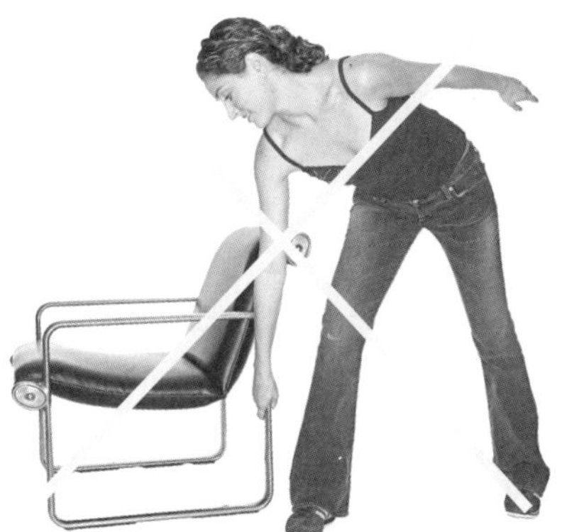

desafio

A triagem do tríceps. No dia a dia, aproveite a oportunidade de fazer de seus móveis os equipamentos da sua academia ao exercitar o tríceps. Em pé, com as costas contra o sofá ou uma cadeira estável, coloque as mãos no braço do móvel, com os dedos apontando para si. Leve as pernas para a frente de modo a formar um ângulo de sessenta graus. Dobre os cotovelos suavemente, realizando um *push-up** invertido. Mantenha o corpo alinhado para que os abdominais e as pernas continuem trabalhando.

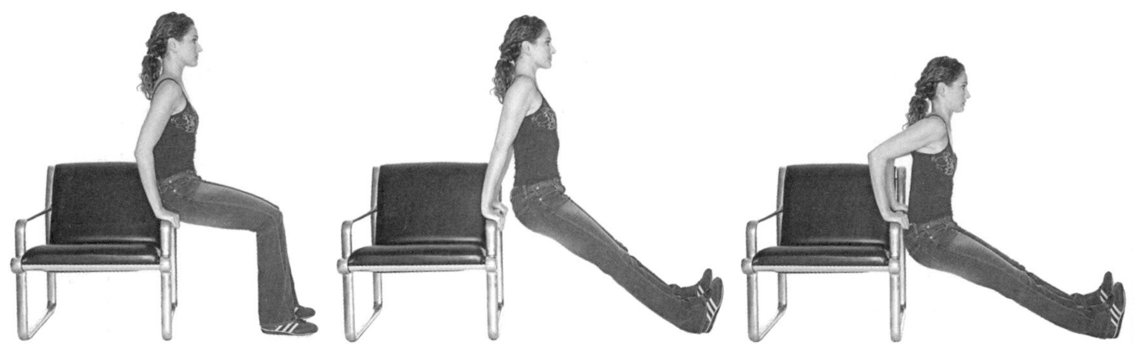

* Termo traduzido em *O corpo Pilates* como "flexão de braços". Movimento de ginástica no qual, voltado para o chão, com as mãos e a planta dos dedos dos pés apoiadas no chão, o cotovelo é flexionado e estendido sucessivamente, elevando e abaixando o corpo inteiro. [N.T.]

Desafios envolvendo as tarefas diárias

Aprenda a fazer do mundo sua academia! Que tal alongar o tendão de Aquiles utilizando o meio-fio enquanto espera o sinal verde para os pedestres? Ou fazer o *roll up* assim que levantar da cama de manhã? Encontre maneiras específicas de utilizar o mundo ao redor para alongar, fortalecer e tonificar seu corpo Pilates. Aqui estão alguns exemplos para começar.

Fique empolgado com o trabalho doméstico

Princípios do Pilates enquanto esfrega o chão? Por que não? Em pé, no centro da área a ser limpa, com os pés paralelos, gire o corpo para um lado e alongue os músculos oblíquos do abdome enquanto empurra o esfregão; em seguida, fortaleça-os ao retornar à posição ereta. Qual é a extensão máxima do seu alongamento sem movimentar os pés, apoiando seu peso no cabo do esfregão ou colocando pressão nos joelhos? Depois de esfregar a área equivalente à máxima circunferência possível, vá para uma nova área e recomece. Lembre-se de trocar de lado com frequência, para que um não seja mais desenvolvido que o outro.

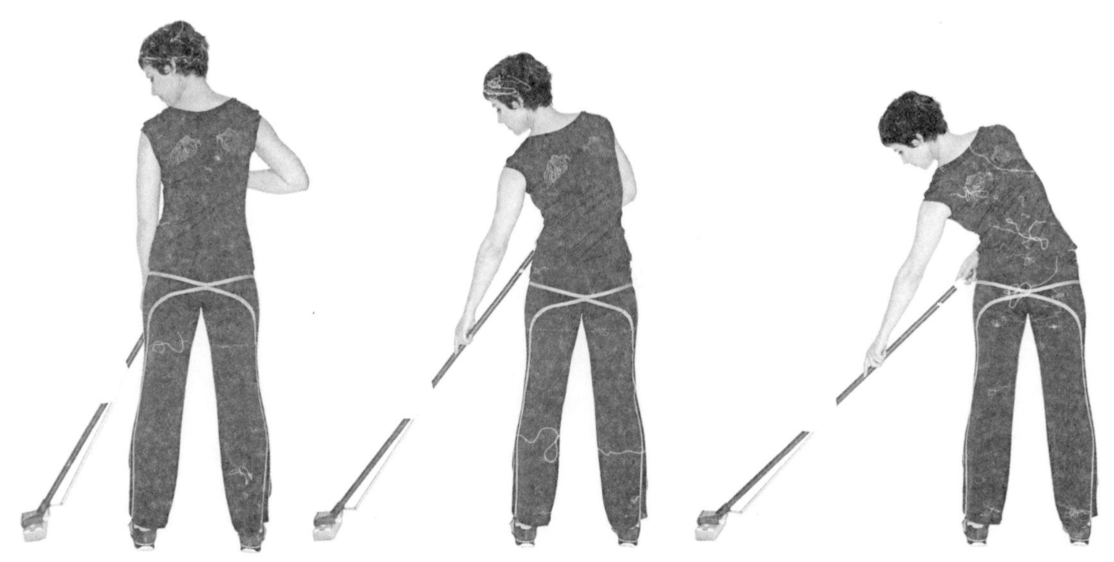

O exercício do telemaníaco

Sente-se na beirada do sofá ou de uma cadeira, com as pernas formando ângulos de noventa graus, afastadas segundo uma distância equivalente à largura do quadril. Coloque uma toalha de rosto ou um pano de prato no chão, em frente aos pés. Sem elevar os calcanhares, primeiro estique e depois dobre os dedos dos pés sobre a toalha. Quando tiver franzido toda a toalha, faça o movimento inverso para desdobrá-la, até que fique novamente esticada. Isso alonga e fortalece todos os músculos dos pés, e é especialmente recomendável para quem sofre de artrite.

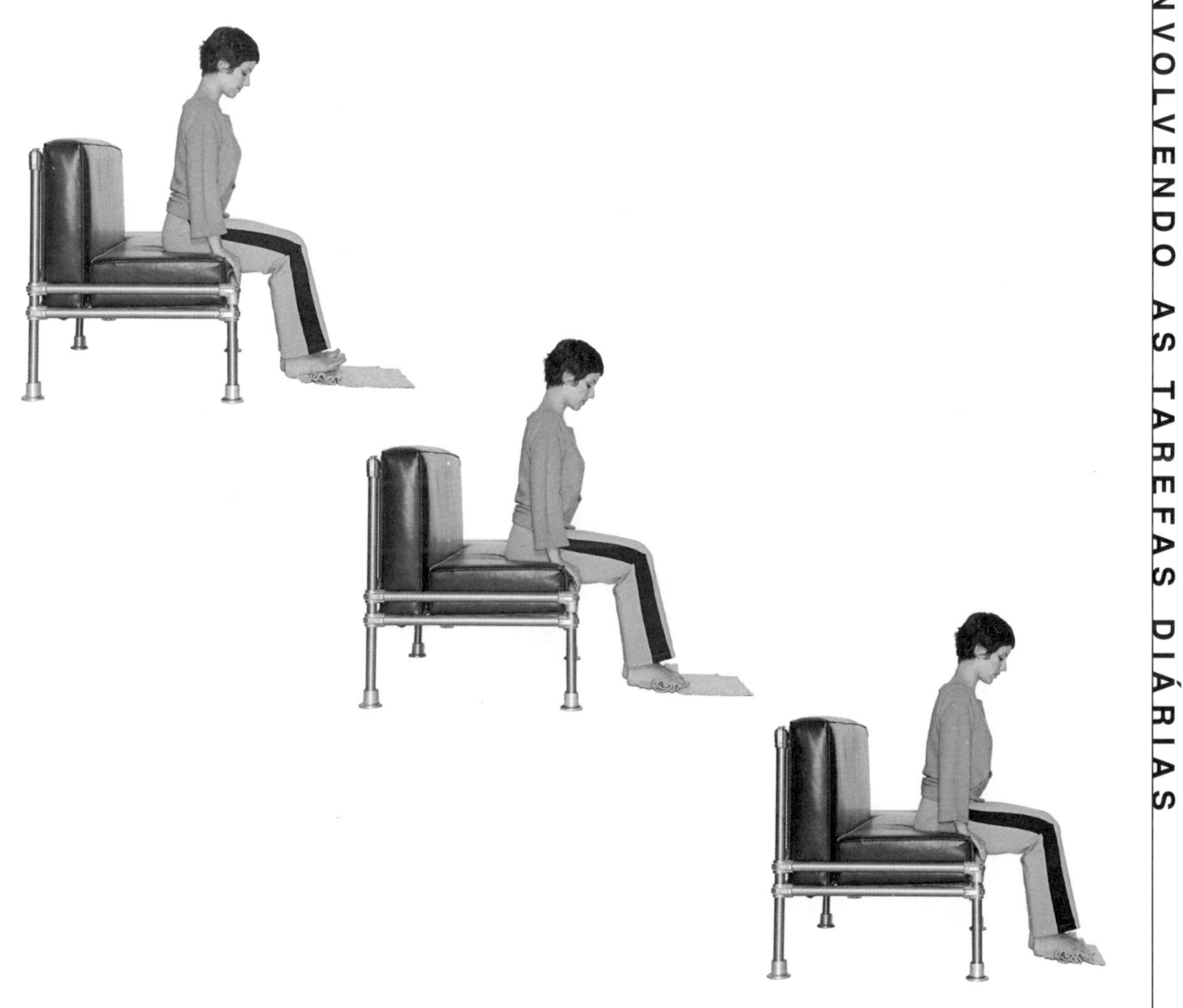

Seu bebê e você

É preciso encarar o fato de que, por mais que queira, você não pode passar o dia inteiro sentada no sofá admirando seu bebê. Às vezes uma mudança de ares é necessária; assim, coloque-o no carrinho e saia de casa! Como mãe de primeira viagem, estou agora especialmente atenta à terrível postura de quem empurra carrinhos. Ao andar com seu carrinho de bebê, pense nos princípios Pilates e em como os coloca em ação na esteira. Não se incline ou apoie sobre o suporte de mãos. Utilize a resistência do carrinho para elevar seu peito. Alongue a cintura e empurre o chão para longe de si, acionando os músculos da casa de força. Apertar o suporte excessivamente faz que você concentre muita energia nos braços e ombros; assim, tente segurar mais suavemente ou empurre-o com as mãos abertas, mas apenas em uma área segura, sem tráfego.

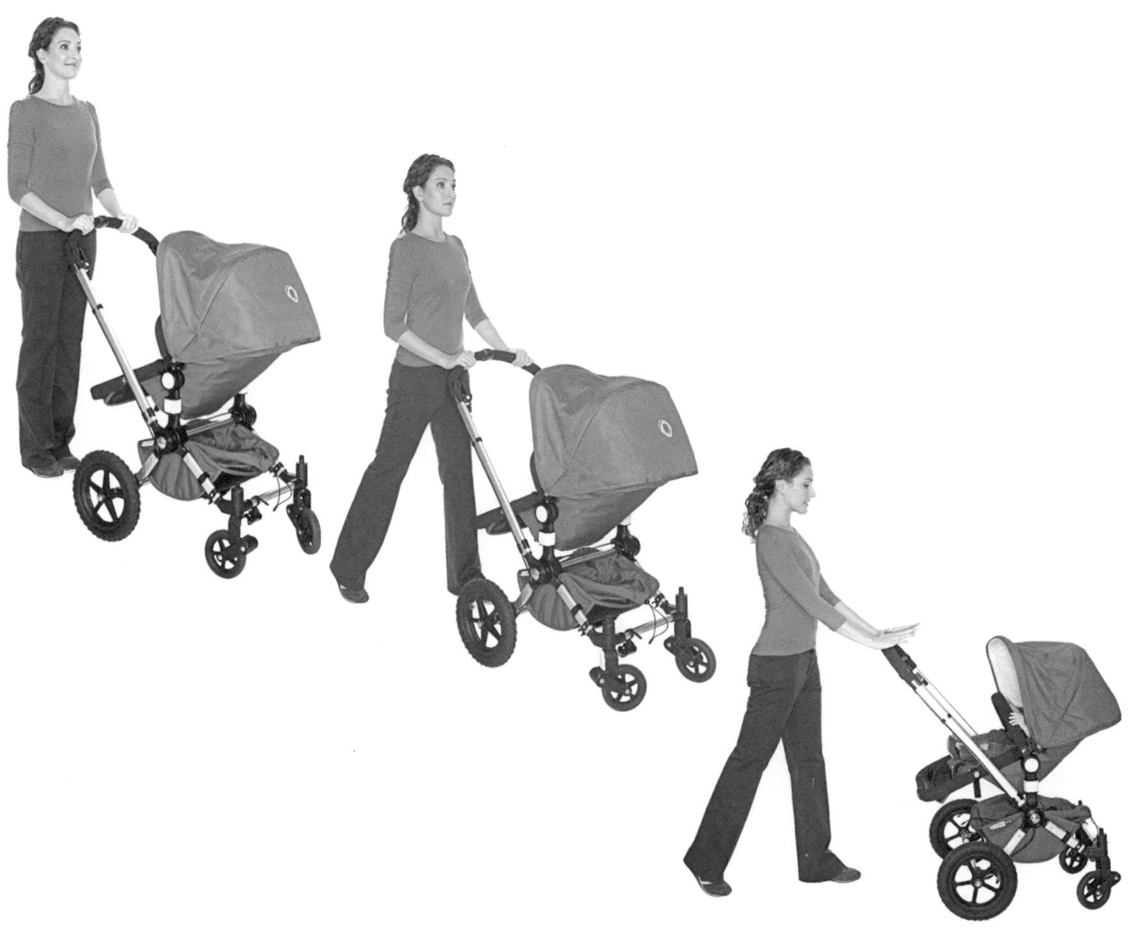

Pilates na neve*

Quando utilizar uma pá, deixe seu pé da frente voltado para o material a ser escavado. Dobre bem o joelho da frente, para conseguir "ficar abaixo" do que estiver elevando, e não tire o pé de trás do chão. Não fique muito longe do que estiver removendo para não ter de inclinar-se ou alongar-se para alcançá-lo, já que assim o peso se concentrará nos braços e ombros, distanciando-se da casa de força.

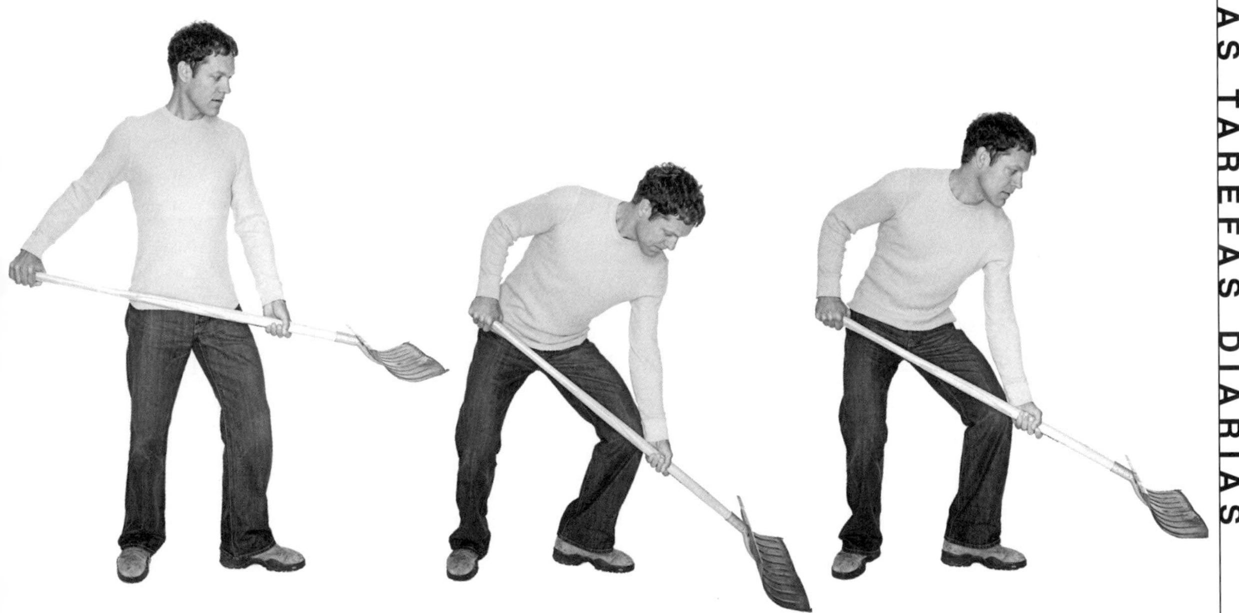

* Os princípios deste exercício aplicam-se também a atividades de escavação na terra. [N.T.]

Pilates para aficionados dos esportes:

desenvolva seu superatleta interior

O que torna um atleta um superatleta? Claro que há centenas de fatores envolvidos, mas as duas constantes que observei são: 1) superatletas têm uma percepção do essencial incrivelmente forte – têm uma fundação sólida sobre a qual se desenvolvem; 2) eles nunca param de aprender, acreditando que sempre há espaço para melhorias.

Tiger Woods é um excelente exemplo desse tipo de dedicação e curiosidade. Com aproximadamente dois anos de carreira profissional, deixou seu jogo voltar ao básico. Durante esse tempo ele renovou completamente a abordagem relativa à sua tacada. Sabe o que ele incorporou ao seu novo programa educacional? O Pilates.

Como o Pilates pode melhorar a sua pontuação, fortalecer o seu serviço ou deixar seu *slalom** mais rápido? Da mesma forma que, como vimos, é possível maximizar sua rotina de ginástica e fazer do trabalho doméstico ou da missão de tirar cópias... bem, se não um prazer, ao menos uma oportunidade para a conscientização. Acionar a casa de força durante qualquer movimento libera uma energia e uma força até então desconhecidas por você. O aprimoramento da concentração e do foco no objetivo ocorrido durante esses últimos capítulos permitirá que você siga em frente com máximo controle e precisão.

Como você perceberá, os exercícios neste capítulo foram concebidos especificamente para incorporar os princípios do Pilates ao mundo dos esportes, visando alongar e fortalecer as áreas corporais normalmente encurtadas ou ignoradas durante a participação em diferentes modalidades.

Um exemplo do encurtamento ao qual estou me referindo pode ser facilmente observado em esportes que enfatizam a ação da região superior do corpo – em especial pela utilização de raquetes ou tacos –, tais como o tênis e o golfe.

* Corrida de esqui, automóvel ou caiaque em ziguezague, realizada entre obstáculos verticais. [N.T.]

Como os praticantes desses esportes concentram-se no lado do corpo que segura a raquete ou o taco, esse lado tende a apresentar músculos encurtados. Os exercícios alongarão e fortalecerão essas áreas, desenvolvendo a estabilidade, tão necessária, e a amplitude de movimento.

Ao tratarmos do esqui e do *snowboarding*, observaremos problemas em comum e serão apresentados alguns exercícios com o intuito de fortalecer e alongar os músculos que também precisam trabalhar para que esses atletas obtenham o condicionamento global necessário para a máxima *performance*.

Antes de iniciar, no entanto, acho prudente mencionar novamente os elementos do Pilates que permanecem não negociáveis.

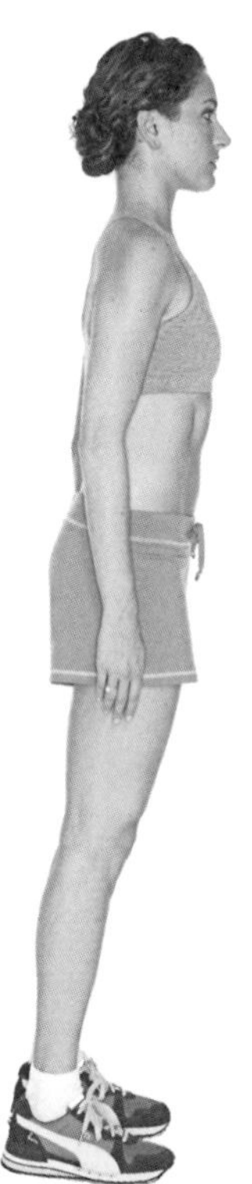

Os itens não negociáveis

Sua casa de força deve estar sempre acionada: "para dentro e para cima". "Para dentro e para cima" era a expressão usada por Joseph Pilates para descrever a ação principal de acionamento da casa de força. Ao puxar os músculos abdominais para dentro e para cima você se lembrará de elevar a linha da cintura, criando mais espaço para a circulação e proporcionando uma estrutura estabilizadora mais confiável para a região lombar.

Seu peito sempre deve estar elevado. O oxigênio é um herói que não é reconhecido como tal em todos os esportes. A respiração eficiente melhora todos os movimentos, acrescentando força e resistência à sua habilidade. Joseph Pilates solicitava que inspirações e expirações profundas sempre fossem realizadas. Isso posto, é essencial manter o peito elevado para permitir a máxima expansão pulmonar possível.

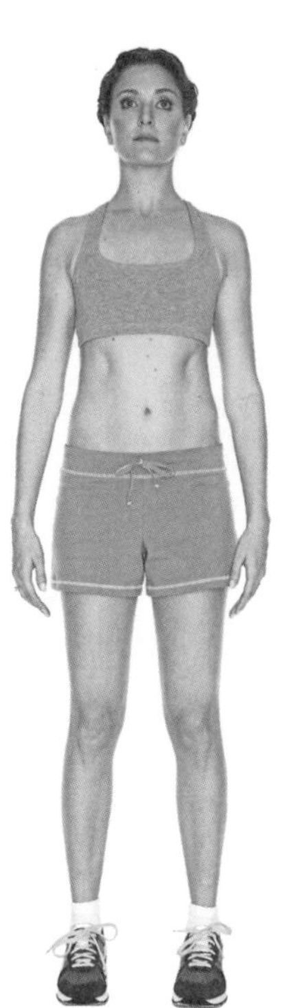

Sua coluna deve estar reta. Isso é indispensável, mesmo sabendo que, ao realizar uma cortada ou acertar um buraco a longa distância, haverá momentos de encurvamento, giro e inclinação. Quero dizer que sua cabeça deveria sempre trabalhar seguindo sua coluna, e não em oposição a ela. O peso da cabeça não deve desalinhar ou desequilibrar seu corpo.

Seu peso deve estar distribuído uniformemente. Obviamente, há numerosos momentos nos quais o deslocamento de peso será crítico, como ao marcar um ponto de saque ou ultrapassar uma inclinação abrupta em uma pista de esqui. Por exemplo, você talvez precise deslocar o peso para um dos pés ao completar um serviço, um giro ou uma curva muito fechada. Mas, ao deixar que seu corpo Pilates entre em contato com o mundo, você aprenderá a trabalhar com a resistência e a oposição de forma que o resto de seu corpo possa compensar esse desequilíbrio.

G O L F E

orientações

- *Pense no taco como uma extensão de seus braços.* Isso permitirá que você utilize os músculos do tronco de maneira mais eficiente em relação à utilização dos punhos e ombros apenas.
- Utilize o chão como uma plataforma de lançamento, a partir da qual você pode puxar energia para seu balanço.
- Utilize o olhar como uma extensão do giro.

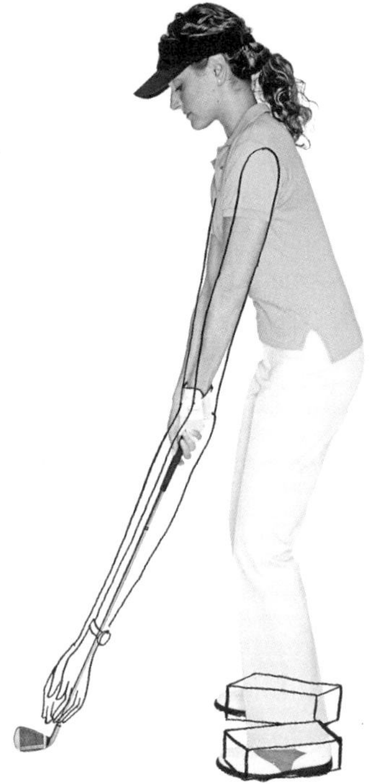

precauções

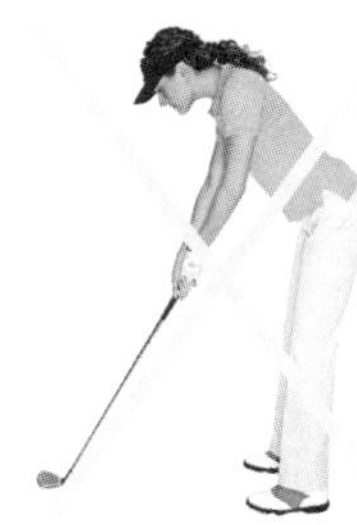

- Não gire o taco a partir dos ombros. Alongue-se a partir da cintura.
- Não acompanhe o sentido do *downswing**. Crie oposição, elevando o corpo enquanto o taco desce; lembre-se da força de alavanca.
- Não incline o corpo para a frente. Mantenha o peso uniformemente distribuído entre a região anterior dos pés e os calcanhares.

* O movimento da tacada no golfe é conhecido como *swing*. O movimento divide-se em dois: *backswing*, quando o taco se posiciona posteriormente ao corpo, e *downswing*, quando, na sequência, o taco é trazido para baixo. [N.T.]

Fortalecedor de punhos: elevação de saco de areia

Sempre que se introduz um exercício feito com equipamento manual, uma das primeiras coisas que se pede é "não quebrar a munheca". É mais fácil falar que fazer – muitos não passaram muito tempo trabalhando a força do punho, o que é necessário para evitar a quebra nessa região. Eis aqui um exercício fácil, que ensino a meus clientes praticantes de tênis e golfe para que tonifiquem e fortaleçam os músculos do punho.

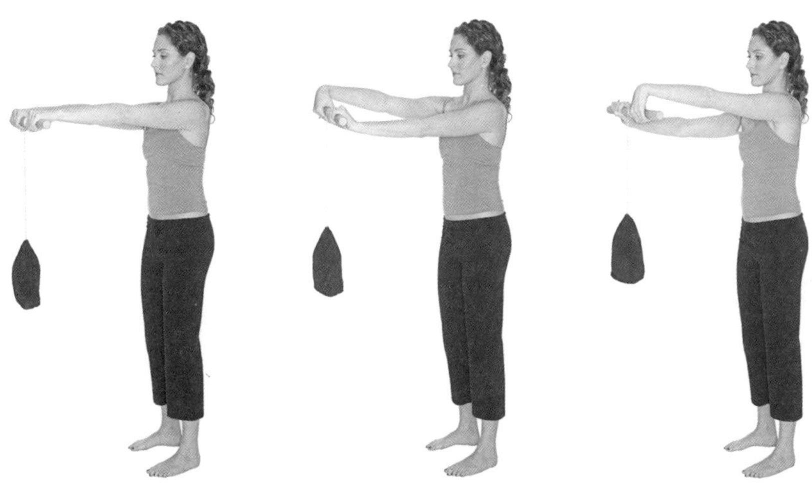

1. Amarre um pedaço de corda (com o comprimento equivalente à distância entre o ombro e o chão) em torno do centro de um bastão de madeira.
2. Na ponta da corda, amarre uma meia ou um saco de pano preenchido com areia ou moedas.
3. Em pé, com os braços estendidos à frente na altura dos ombros, comece a girar o bastão, elevando o saco de areia. Certifique-se de estar utilizando apenas as mãos e os punhos para realizar o movimento; não permita que os cotovelos ou ombros auxiliem a ação.
4. *Imagine-se alçando um saco de diamantes valiosíssimos do fundo do oceano.* Exerça o controle para que não os perca para sempre.
5. Quando o saco de areia chegar ao bastão, inverta o movimento; cuide para que os ombros permaneçam abaixados e a casa de força acionada.

Outros excelentes exercícios para o fortalecimento dos punhos

Swan prep (preparatório para o cisne) – página 174
Mermaid (sereia) – página 178
Kneeling side circles (círculos laterais ajoelhado) – página 144
Long stretch (estiramento alongado) – página 132

Fortalecimento lombar: natação Pilates

Inclinar-se sobre seu *tee** incorretamente pode ser fatal para sua lombar – mesmo quando a posição está correta. Para fortalecer esses músculos tão importantes, recomendo o exercício seguinte:

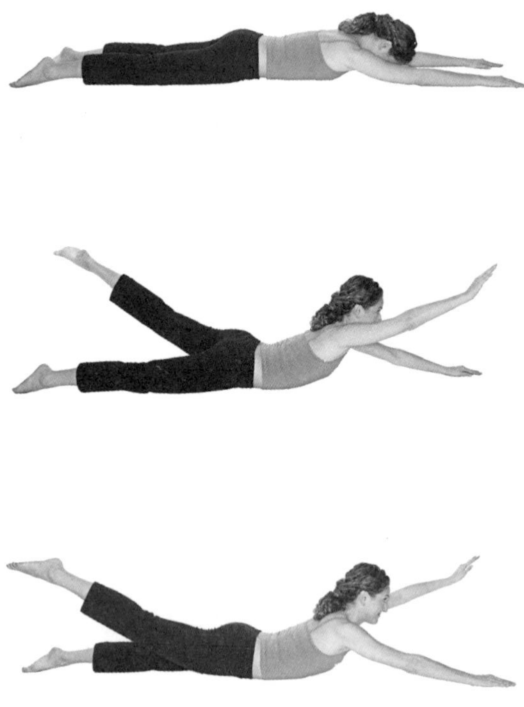

1. Deite-se de barriga para baixo, completamente alongado sobre o colchonete. Estique a ponta dos dedos das mãos em direção à parede à frente e os dedos dos pés em direção à parede oposta.
2. Inspire e puxe o umbigo para dentro, em direção à coluna, ao trazer o braço direito e a perna esquerda para cima ao mesmo tempo. Mantenha-os nesse local enquanto eleva também a cabeça e o peito. Lembre-se de manter a casa de força acionada para proteger a região lombar.
3. Mantendo a cabeça e o peito estabilizados, alterne braços e pernas.
4. *Imagine-se equilibrado sobre uma corda bamba* enquanto continua alternando braços e pernas.
5. Mantenha o campo de visão acima da superfície da "água", sem deixar que a cabeça caia para trás. Mantenha braços e pernas tão esticados quanto possível durante todo o exercício, sem deixar que toquem o colchonete.
6. Faça duas ou tres sequências (inspirando enquanto conta até cinco, e expirando ao contar até cinco). Em seguida, sente-se sobre os calcanhares para relaxar a área lombar.

Outros excelentes exercícios para o fortalecimento da região lombar

Spine stretch forward (alongar a coluna para a frente) – página 114
Grasshopper (gafanhoto) – página 142
The tree (a árvore) – página 168
Reformer teaser (*teaser* no *reformer*) – página 134

* *Tee* é um montículo de terra ou um pino no qual se coloca a bola de golfe para o início do jogo. [N.T.]

Alongamento lateral: inclinações laterais em pé

Como mencionei anteriormente, atletas que utilizam equipamentos que devem ser mantidos em uma das mãos encurtam os músculos de um dos lados do corpo – o lado que manipula a raquete ou o taco é muito forte e acaba tirando os músculos do outro lado de seu alinhamento. Esse simples alongamento lateral trará equilíbrio e flexibilidade para seu corpo e sua prática esportiva.

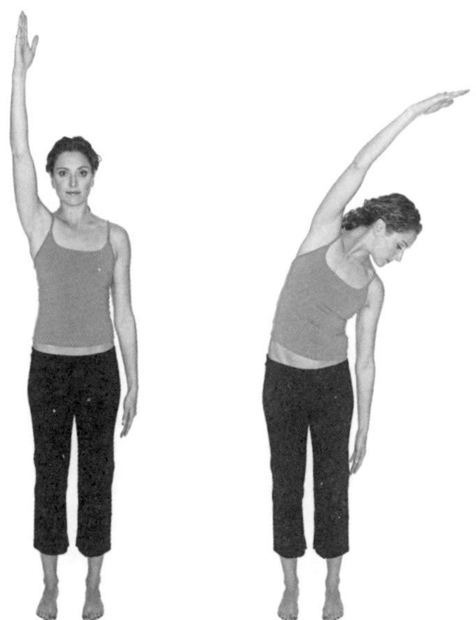

1. Fique em pé, com os pés paralelos, e eleve sua mão direita em direção ao teto. Não permita que o ombro se eleve até as orelhas.
2. Lentamente, eleve e alongue o tronco, inclinando-se para a esquerda. Gire a cabeça para olhar o chão, aumentando, assim, o alongamento do pescoço. Tente manter a extensão do lado esquerdo da cintura.
3. *Imagine ter um ovo entre o quadril e o tórax, que não pode ser quebrado.*
4. Inspire ao inclinar-se; expire ao endireitar-se vagarosamente até o centro.
5. Repita o movimento do outro lado.
6. Faça cinco sequências.

Outros excelentes exercícios de alongamento lateral

Mopping (esfregar o chão) – página 208
Crisscross (entrecruzado) – página 112
The saw (o serrote) – página 172
Stomach massage III (série abdominal III) – página 162

T Ê N I S

orientações

- Mantenha os ombros para baixo para acionar a região média das costas, adicionando força ao seu balanço.
- *Pense em sua coluna e pernas como se estivessem equipadas com molas,* para evitar a carga excessiva nas articulações.
- Lembre-se de manter seu peso equilibrado, em especial ao se encaminhar para uma jogada. Desenvolva a noção da movimentação do corpo no espaço.

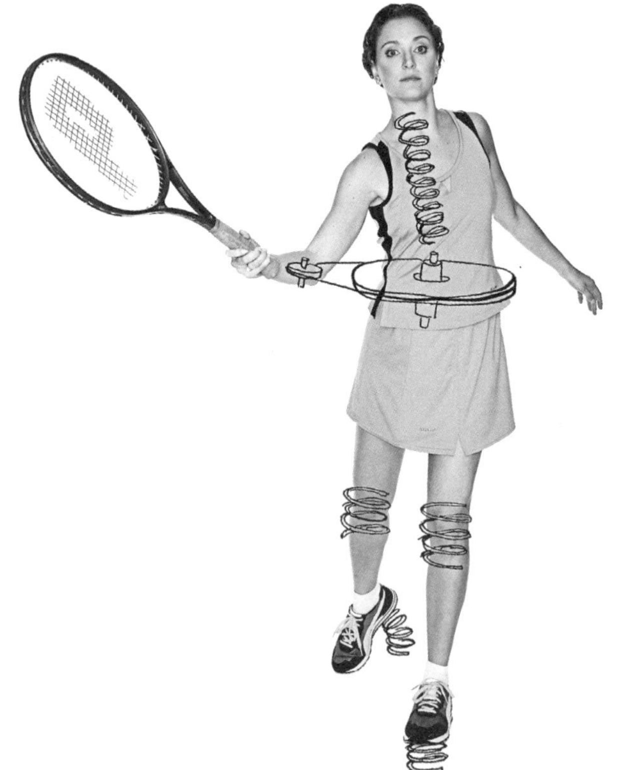

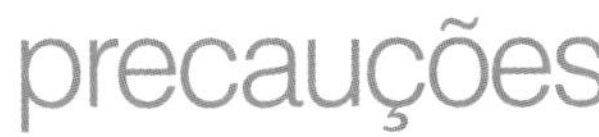

precauções

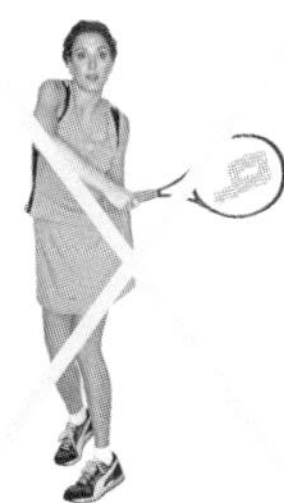

- Não diminua o espaço entre as costelas e os quadris ao girar. Mantenha a cintura alongada para acionar a casa de força.
- Não se apoie apenas sobre a região anterior dos pés. Deslocar o peso para os calcanhares durante uma jogada permitirá acionar a força dos músculos da região posterior do corpo.
- Não permita que o impulso se origine nos ombros. Estimule o balanço a partir da casa de força.

Fortalecimento de pescoço

A maioria de nós não passa muito tempo pensando em fortalecer o pescoço, sendo que quase todos às vezes sentem o pescoço rígido, dolorido ou cansado. Este simples exercício fortalecerá o pescoço, e você sentirá a diferença quando estiver avançando para a missão quase impossível de rebater aquele *forehand volley** ou olhando para cima à procura do ângulo certo para uma cortada perfeita.

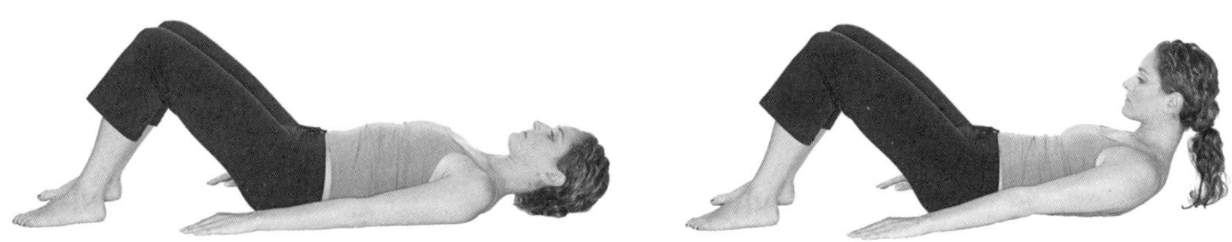

1. Deite-se de costas, com as solas dos pés apoiadas no colchonete, a certa distância das nádegas.
2. Estique os braços para a frente, distanciando os ombros das orelhas. Então, lentamente, eleve a cabeça, deixando um espaço entre o queixo e o pescoço.
3. *Imagine-se enrolando o queixo em torno de uma bola de tênis.*
4. Mantenha a cabeça para cima durante três respirações. Cuide para que a casa de força esteja acionada e as costas apoiadas.
5. Aos poucos, abaixe a cabeça.
6. Repita o exercício de cinco a oito vezes.

Outros excelentes exercícios para o fortalecimento de pescoço

Long strap circles (círculos presos em correias longas) – página 138
Double leg stretch (alongar as duas pernas) – página 106
Chest expansion (expansão do tórax) – página 164
Pull straps II (puxar as correias) – página 154

* Rebatida de bola no ar, em uma jogada de fundo de quadra. [N.T.]

Fortalecimento de isquiotibiais

O desenvolvimento desequilibrado dos isquiotibiais pode ter grande influência no desalinhamento corporal, atrapalhando suas jogadas. Eis aqui um exercício que fortalece e tonifica os isquiotibiais de forma equilibrada, dando a energia necessária para que você alcance a bola em segundos e possibilitando uma sólida fundação para suportar a sua raquetada.

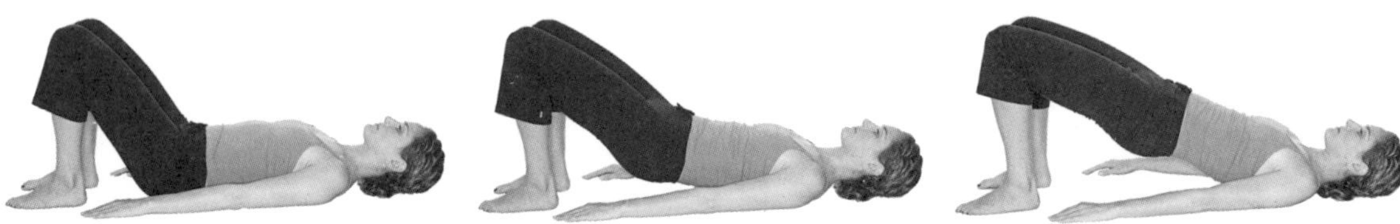

1. Deite-se de costas, com os pés afastados segundo uma distância equivalente à largura do quadril e os calcanhares diretamente abaixo dos joelhos.
2. Acione a casa de força e mantenha o pescoço alongado, ao lentamente elevar os quadris em direção ao teto e pressionar os braços fortemente contra o colchonete.
3. Conte até cinco, mantendo os isquiotibiais e músculos das nádegas contraídos e puxando a casa de força para dentro e para cima.
4. *Imagine que há um ferro quentíssimo sob as nádegas.*
5. Sinta vértebra por vértebra ao rolar as costas em direção ao chão.
6. Faça de cinco a oito repetições.

Outros excelentes exercícios para o fortalecimento de isquiotibiais
The breathing (respiração sustentada) – página 158
Shoulder bridge (ponte sobre os ombros) – página 170
Long back stretch (estiramento de braços com as costas alongadas) – página 156
Double leg kicks (chutes com as duas pernas) – página 118

Alongamento de quadríceps: *single leg kicks*

Como sempre, tudo funciona em conjunto. Assim, ao fortalecermos os isquiotibiais, também é importante alongar o quadríceps, equilibrando a força das pernas. Esse alongamento de quadríceps permitirá seu relaxamento, o que facilitará o alongamento e a tonificação dos isquiotibiais.

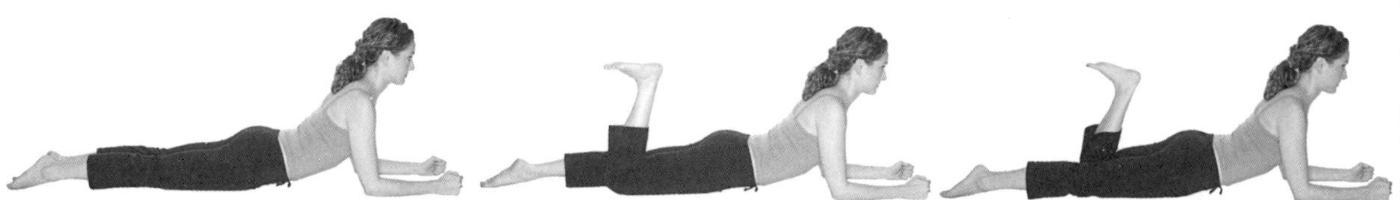

1. Deite-se sobre a barriga, com as pernas juntas, impulsione-se para que fique acima dos cotovelos, com o umbigo para dentro, em direção à coluna, e o púbis contra o chão, fortemente apoiado sobre o colchonete.
2. Contraia os músculos das nádegas e aperte as coxas uma contra a outra para sustentar a região lombar. Certifique-se de que o peito esteja elevado para que você não se afunde entre os ombros e a região posterior do pescoço.
3. Feche os punhos e coloque-os diretamente à frente dos cotovelos. (Se isso for desconfortável, deixe a palma das mãos apoiada sobre o colchonete.) Eleve a região superior do tronco em oposição ao colchonete, pressionando as mãos em sentido contrário aos cotovelos.
4. Alongue a coluna e comece chutando duas vezes, com o calcanhar direito, a nádega direita.
5. Troque de perna e chute duas vezes, com o calcanhar esquerdo, a nádega esquerda. Mantenha a perna que não está chutando esticada. Não deixe que a perna toque o colchonete entre os chutes.
6. Lembre-se de manter a região dos abdominais elevada fazendo pressão em sentido oposto aos cotovelos.
7. *Imagine que você está tentando bater nas suas costas com o pé.*
8. Faça cinco sequências e termine sentando-se sobre os calcanhares, para relaxar a região lombar.

Outros excelentes exercícios de alongamento de quadríceps

Single straight leg stretch (alongar uma perna estendida) – página 108
Grasshopper (gafanhoto) – página 142
Front split (alongamento de frente) – página 180
Balance/control (controle do equilíbrio) – página 140

ESQUI DE DESCIDA

orientações

- Entre em contato com a força de rotação de sua casa de força. Seja fluido e dinâmico. Mantenha a região superior do corpo (incluindo o umbigo) perpendicular à encosta.
- Mantenha a região superior do corpo imóvel. A contrarrotação dos quadris inicia o giro. *Imagine-se desatarraxando da cintura a região inferior do corpo.*
- Mantenha sua postura ereta – quadris, joelhos e pés alinhados. Os joelhos não devem girar para dentro ou para fora.

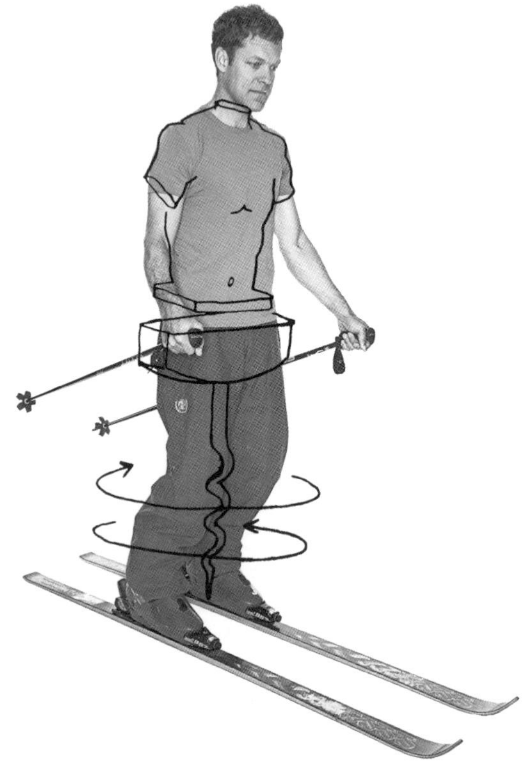

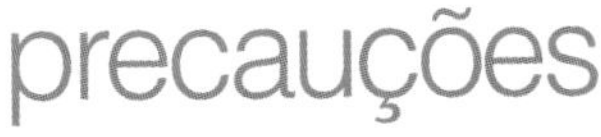

precauções

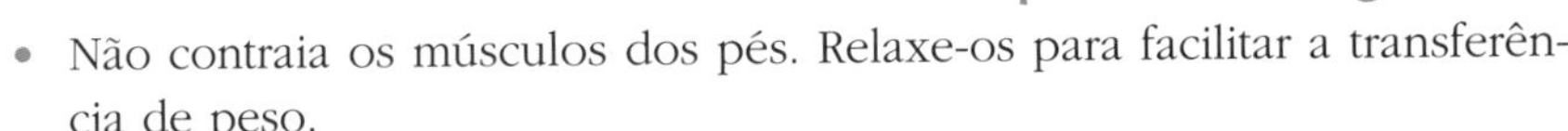

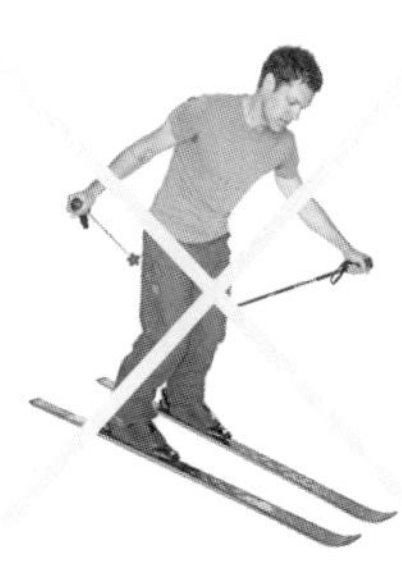

- Não contraia os músculos dos pés. Relaxe-os para facilitar a transferência de peso.
- Não transfira todo o peso para os dedos dos pés. Use todo o pé, acionando músculos da região anterior e posterior do corpo ao mesmo tempo.
- Não abaixe o olhar. Este deve estar três movimentos à frente. Ele determina a direção do corpo.

Fortalecimento de oblíquos: *crisscross*

Como já foi discutido, é preciso que os músculos laterais do tronco sejam fortes e flexíveis de forma a possibilitar a força e a amplitude de movimento necessárias para poder fazer certos giros importantes. Eis um exercício fortalecedor de oblíquos que o ajudará a desenvolver ao máximo seus músculos laterais.

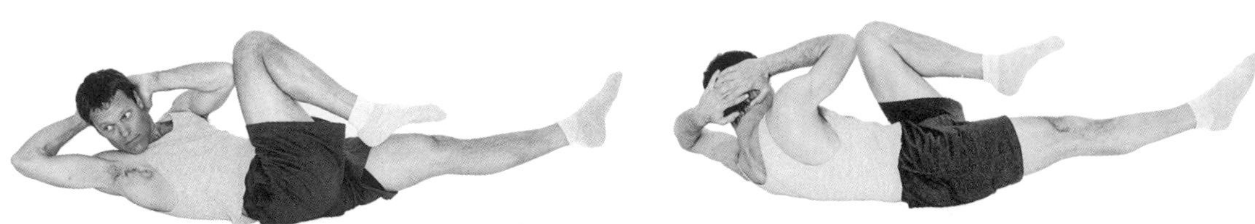

1. Deite-se de costas e eleve a cabeça e os ombros, colocando as mãos atrás da cabeça, com os joelhos dobrados em direção ao peito.
2. Estenda a perna esquerda, afastando-a do colchonete cerca de quinze centímetros, enquanto gira a região superior do corpo até que o cotovelo esquerdo toque o joelho direito. Inspire ao levantar-se. Certifique-se de estar elevando-se a partir da região inferior aos ombros para alcançar o joelho, e não apenas girando a região dos ombros.
3. Olhe para o cotovelo direito para intensificar o alongamento e mantenha a posição enquanto expira. Cuide para que a região superior das costas e dos ombros não toque o colchonete durante o giro e a manutenção do alongamento.
4. Troque de posição, inspirando e trazendo o cotovelo direito para o joelho esquerdo enquanto estende a perna oposta para a frente. Mantenha o alongamento durante toda a expiração.
5. *Imagine torcer o seu corpo como se fosse caramelo em ponto de bala puxa-puxa.*
6. Faça de cinco a dez sequências e puxe os joelhos fortemente em direção ao peito.

Outros excelentes exercícios de fortalecimento de oblíquos

Mopping (esfregar o chão) – página 208
Mermaid (sereia) – página 178
The saw (o serrote) – página 172
Stomach massage III (série abdominal III) – página 162

Alongamento de oblíquos: o giro da cadeira

O alongamento é tão importante quanto o fortalecimento. Este exercício de alongamento dos músculos oblíquos pode ser feito em qualquer lugar onde houver uma cadeira giratória, bastando que você tenha um pouco de tempo e energia sobrando.

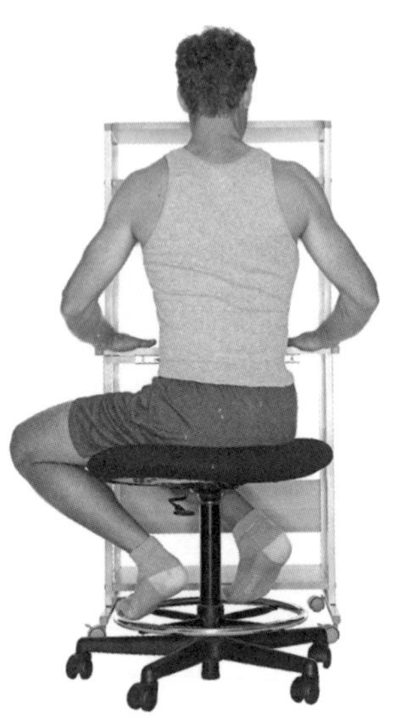
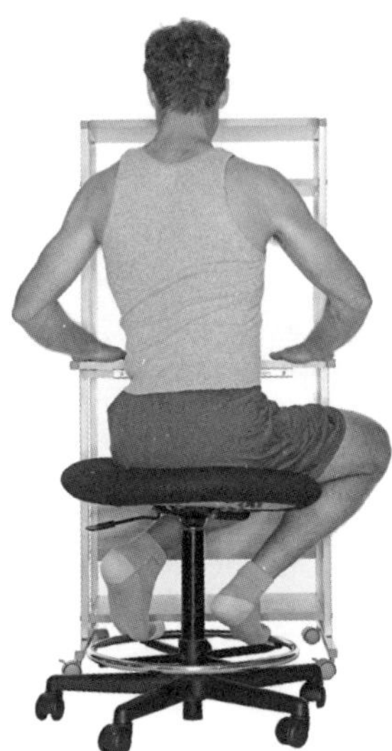

1. Sente-se na beirada de uma cadeira giratória e coloque as mãos com as palmas para baixo sobre a mesa.
2. O ideal seria que os joelhos estivessem apertados um contra o outro e os pés elevados, ficando a cerca de três centímetros do chão. Se não for possível, coloque a região anterior do pé no chão ou no apoio de pés da cadeira.
3. Mantendo a região anterior do peito elevada e ereta, comece a girar a cadeira de um lado para outro, ao mesmo tempo alongando e tonificando os músculos oblíquos.
4. *Imagine-se usando uma armadura muito pesada, que o impede de mover as extremidades superiores um centímetro sequer, enquanto gira a região inferior do corpo.*
5. Realize de dez a vinte rotações.

Outros excelentes exercícios de alongamentos de oblíquos externos

The toddler twist (o giro do bebê) – página 201
Mermaid (sereia) – página 178
Swan prep (preparatório para o cisne) – página 174
Stomach massage III (série abdominal III) – página 162

Fortalecimento de nádegas e pernas: *leg pull down*

Além de uma casa de força totalmente participativa, pernas fortes e tonificadas são obrigatórias para que haja equilíbrio e suporte. Este exercício lida com essas importantes áreas.

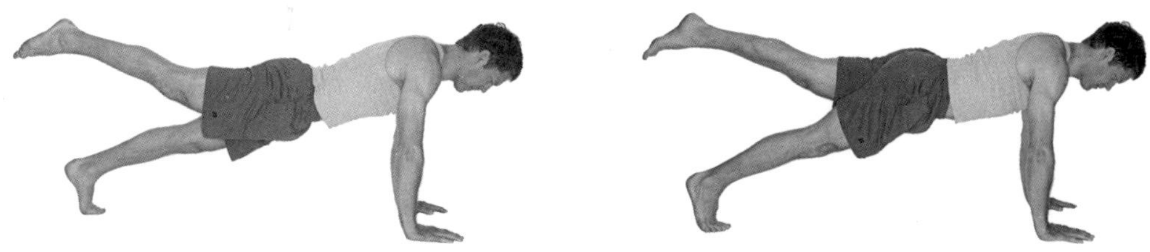

1. Coloque as mãos sobre o colchonete, com as palmas para baixo, abaixo dos ombros, puxe o umbigo para dentro, em direção à coluna, e coloque-se em posição de flexão de braços.
2. Deixe as pernas esticadas e mantenha o corpo em linha reta.
3. *Imagine-se como uma barra de aço, da cabeça aos calcanhares.*
4. Inspire ao chutar uma perna para cima, afastando-a do colchonete e impulsionando-a duas vezes no ar.
5. Expire ao trazê-la de volta para baixo e inverta as pernas.
6. Inverta as pernas a cada respiração. Faça três sequências.

Outros excelentes exercícios de fortalecimento de nádegas e pernas

Shoulder bridge (ponte sobre os ombros) – página 170
Long stretch (estiramento alongado) – página 132
Gondola (gôndola) – página 146
Standing leg press (*leg press* em pé) para trás – página 148

SNOWBOARDING

orientações

- Mantenha o centro de gravidade baixo – na casa de força –, enquanto as pernas permanecem móveis.
- Oriente-se para a frente a partir dos joelhos e conduza cada manobra com a casa de força como seu motor.
- Mantenha a região superior do corpo imóvel e aberta, *como o suporte de um sino.*
- Quando sentir que é necessário subir o morro, percorrendo alguns metros, deixe a casa de força fornecer o impulso para os movimentos. Não deixe essa tarefa por conta dos flexores do quadril ou quadríceps.

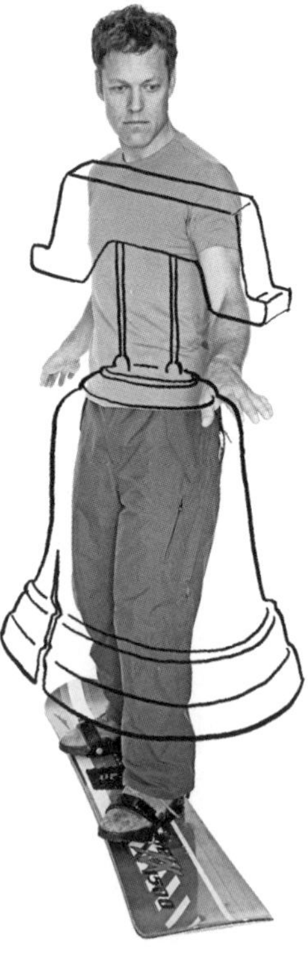

precauções

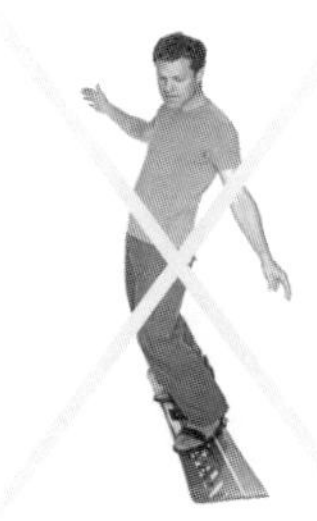

- Não bloqueie as articulações das pernas ao fazer as manobras. Usar a casa de força requer mais esforço, mas garantirá a sua fluidez.
- Não sobrecarregue os quadríceps ao trabalhar na borda anterior da prancha (sobre os dedos dos pés). Utilize a casa de força para manter seu peso no centro.
- Não sobrecarregue as nádegas ao entrar em contato com a borda posterior da prancha (sobre os calcanhares). Mantenha o peso nos calcanhares, mas utilize a casa de força para manter-se no centro.

Alongamento dos músculos dos pés

Ninguém quer deparar com um tornozelo torcido ou uma câimbra no pé, acabando com a diversão. Este exercício é ótimo para fortalecer os tornozelos, alongando os músculos e tendões dos pés.

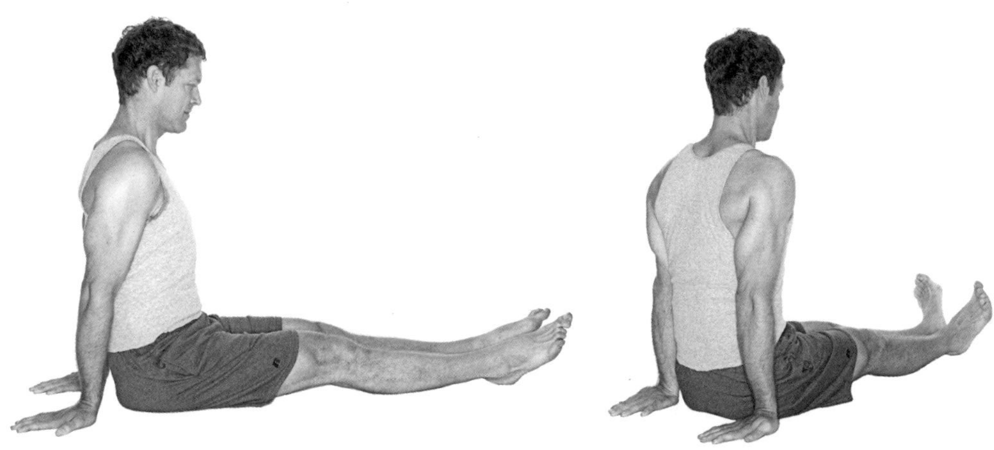

1. Sente-se no chão, com a coluna ereta e os ombros para baixo e para trás.
2. Eleve-se a partir da região lombar, acionando, ao mesmo tempo, a casa de força.
3. Inspire, colocando os pés em ponta com a máxima força possível; em seguida, flexione-os, expirando o máximo possível de ar.
4. *Imagine-se tentando apertar um botão de elevador que está fora de alcance – primeiro, com os dedos do pé; em seguida, com os calcanhares.*
5. Faça cinco sequências.

Outros excelentes exercícios de alongamento da musculatura dos pés

Single straight leg stretch (alongar uma perna estendida) – página 108
Standing leg press (*leg press* em pé) para a frente – página 148
Shoulder bridge (ponte sobre os ombros) – página 170
Front split (alongamento de frente) – página 180

Fortalecimento de panturrilhas

Manter os músculos da panturrilha fortes é imprescindível para o deslizamento em pistas nevadas. Este exercício é excelente para o fortalecimento dessa musculatura tão importante.

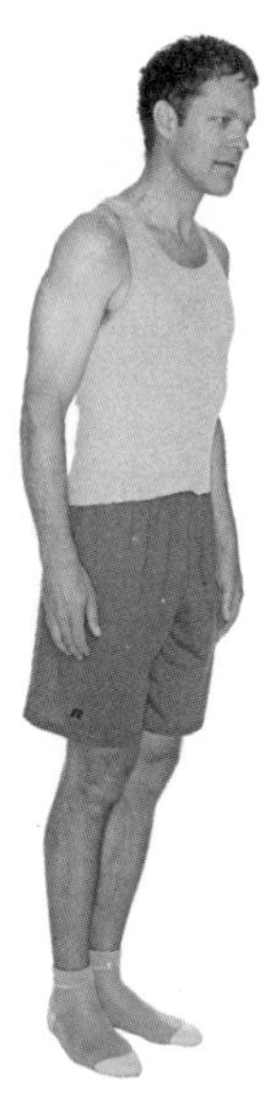

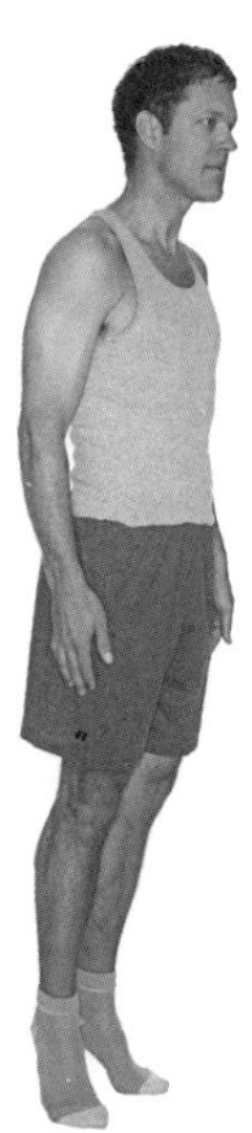

1. Fique em pé na postura Pilates.
2. Acione a casa de força ao inspirar e lentamente se eleve sobre os dedos dos pés. Mantenha os calcanhares juntos.
3. Pressione as coxas uma contra a outra, de forma a acionar ainda mais a musculatura das nádegas e os isquiotibiais.
4. *Imagine-se prendendo um bilhete premiado da loteria entre os calcanhares, com alguém tentando roubá-lo.*
5. Mantenha a posição, contando até três.
6. Expire enquanto volta lentamente para o chão.
7. Faça cinco sequências.

Outros excelentes exercícios para o fortalecimento de panturrilhas

Shoulder bridge (ponte sobre os ombros) – página 170
Long stretch (estiramento alongado) – página 132
The 2 × 4 for 9 to 5 (De 2 × 4 a 9 × 5) – página 187
Standing leg press (*leg press* em pé) para trás – página 148

Fortalecimento dos músculos transversos

Ter músculos transversos fortes é algo essencial para fazer torções, produzir giros e talvez até mesmo para dar saltos mortais nas pistas. Este exercício lhe fornecerá a segurança necessária para realizar tais movimentos.

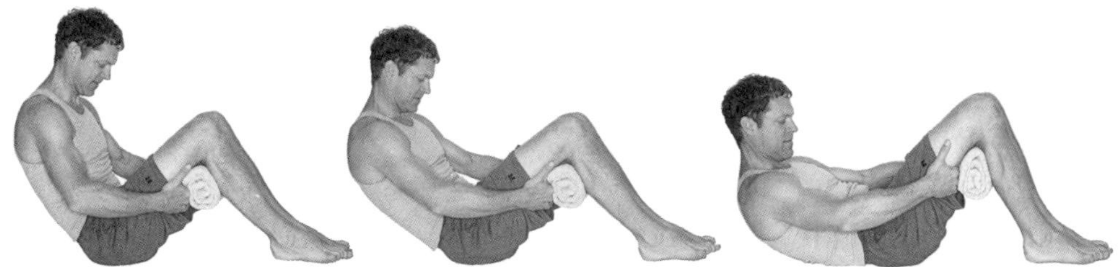

1. Sente-se, com os joelhos dobrados e os pés juntos, a uma distância das nádegas equivalente a uma bola de praia.
2. Coloque uma toalha bem enrolada atrás dos joelhos e aperte-a para acionar os isquiotibiais.
3. Coloque as mãos atrás das coxas, inspire e comece a rolar para trás, colocando uma vértebra por vez sobre o colchonete.
4. Pare quando as escápulas chegarem ao colchonete. Realize uma expiração completa e aprofunde a concavidade da casa de força.
5. *Imagine que sua barriga é uma grande tigela, esperando para ser preenchida com sua comida favorita.*
6. Inspire, apertando a toalha ainda mais, e comece a rolar de volta para cima, até que fique na posição sentada.
7. Faça de cinco a oito repetições.

Outros excelentes exercícios de fortalecimento dos músculos transversos

Rolling like a ball (rolando como uma bola) – página 102
Single leg stretch (alongar uma perna) – página 104
The breathing (respiração sustentada) – página 158
Stomach massage III (série abdominal III) – página 162

desafio

Adapte essa nova consciência adquirida a esportes ou atividades ao ar livre que não foram discutidos: equitação, esqueite, boxe, futebol, artes marciais, patinação, esqui de fundo, surfe, windsurfe, e veja o que você consegue descobrir. Ao trabalhar com os princípios do Pilates, como você acha que o esporte muda?

Pequeno guia de nomes dos exercícios

Os dez desafiadores

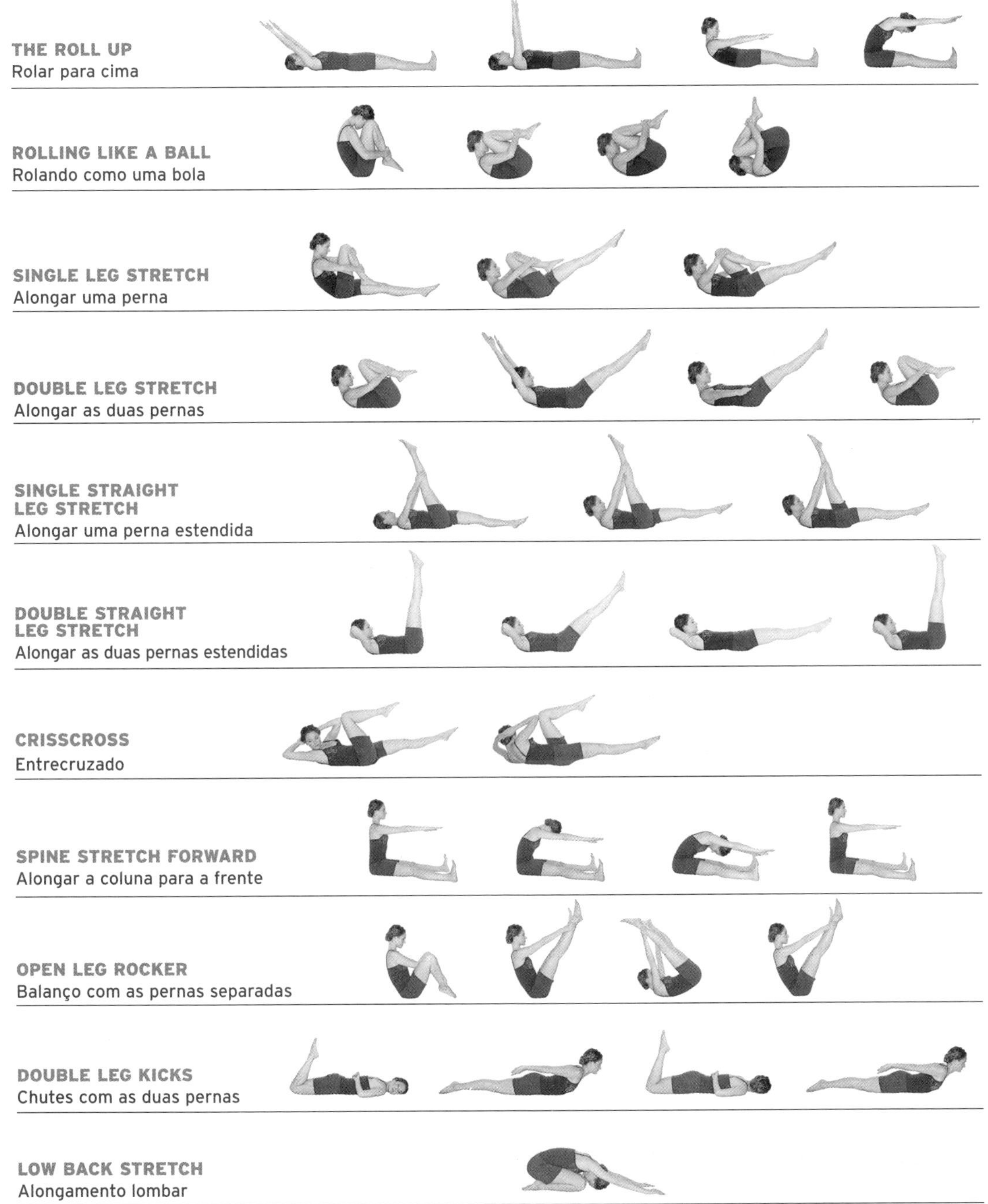

Adicionar abdominais

FOOTWORK
Trabalho de pés

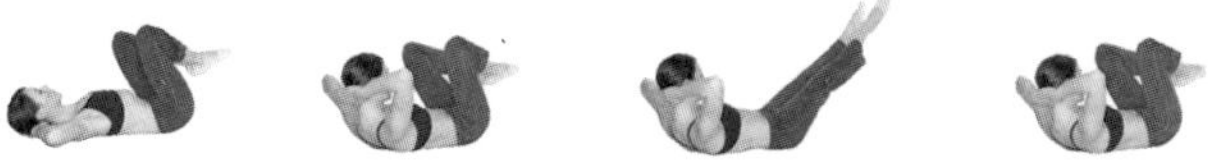

STOMACH MASSAGE I
Série abdominal I

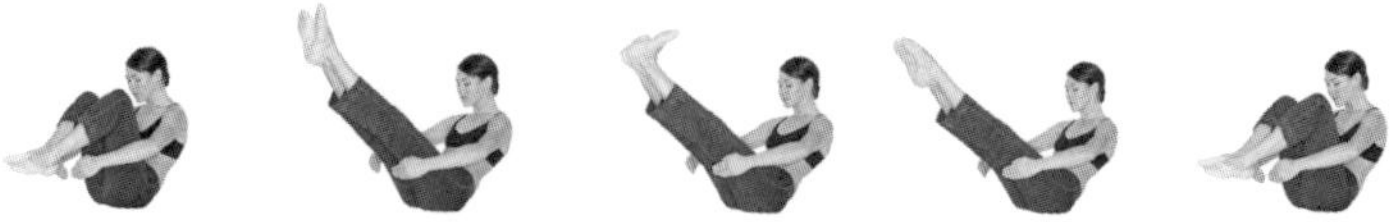

COORDINATION
Coordenação

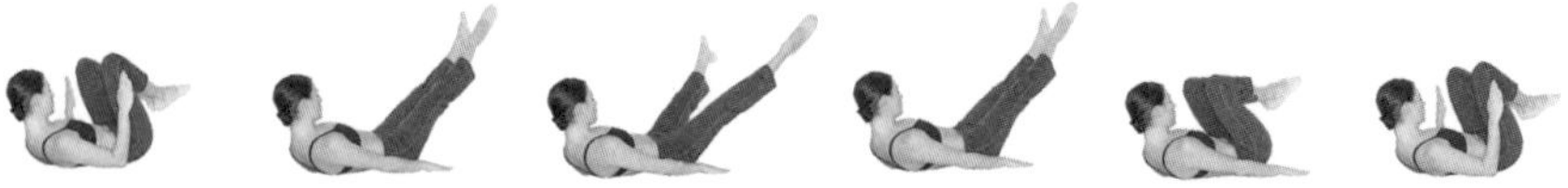

ROWING I
Remada I

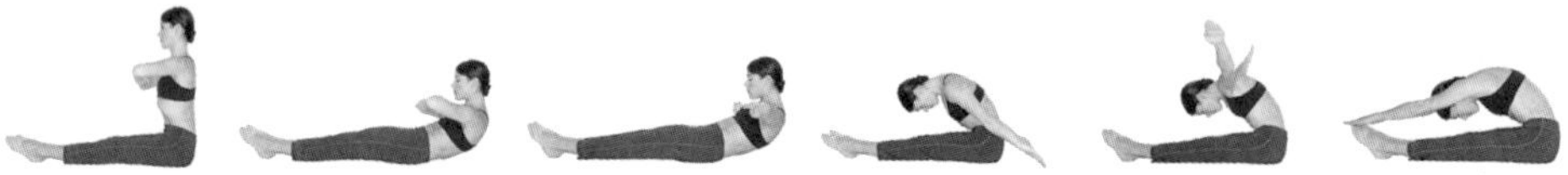

LONG STRETCH
Estiramento alongado

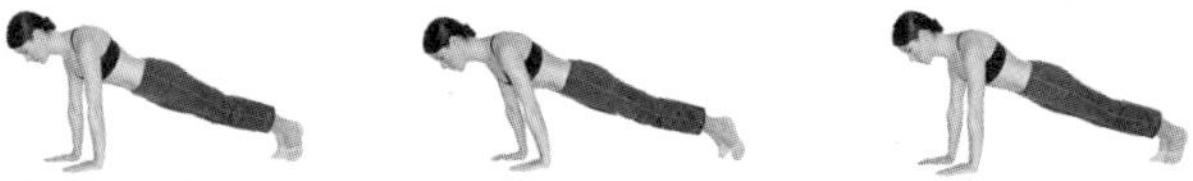

REFORMER TEASER
Teaser no *reformer*

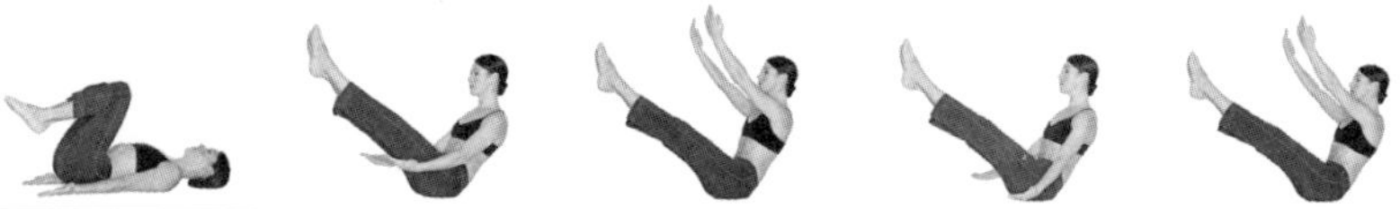

Afinar a região inferior do corpo

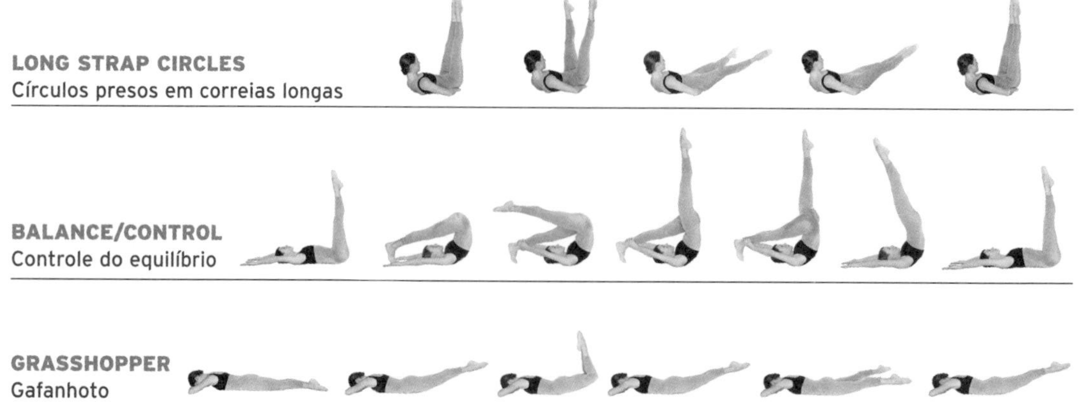

LONG STRAP CIRCLES
Círculos presos em correias longas

BALANCE/CONTROL
Controle do equilíbrio

GRASSHOPPER
Gafanhoto

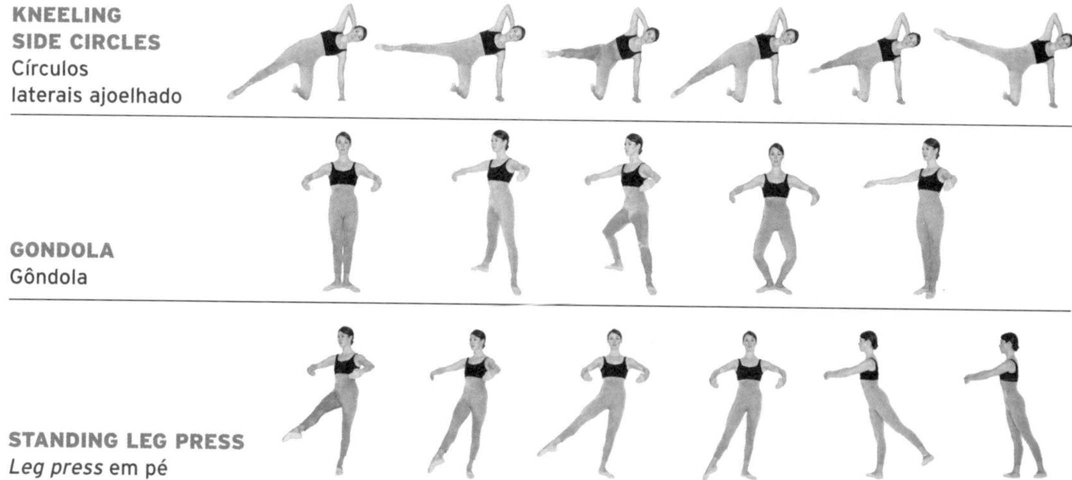

KNEELING SIDE CIRCLES
Círculos laterais ajoelhado

GONDOLA
Gôndola

STANDING LEG PRESS
Leg press em pé

Aperfeiçoar a postura

ROWING FROM CHEST
Remada III

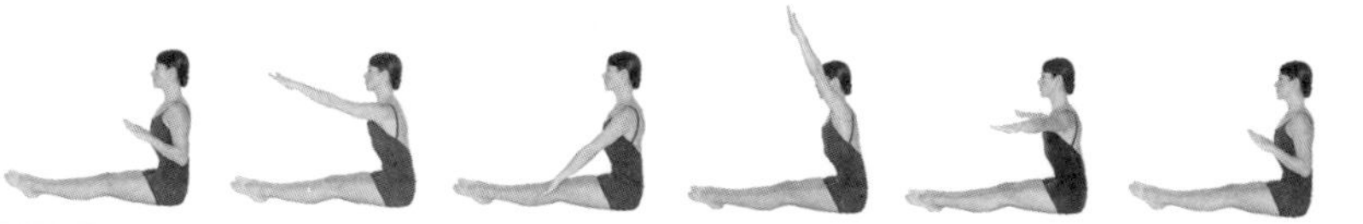

PULL STRAPS II
Puxar as correias

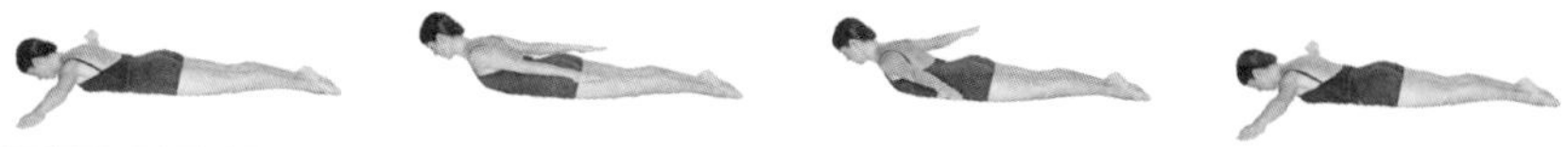

LONG BACK STRETCH
Estiramento de braços com as costas alongadas

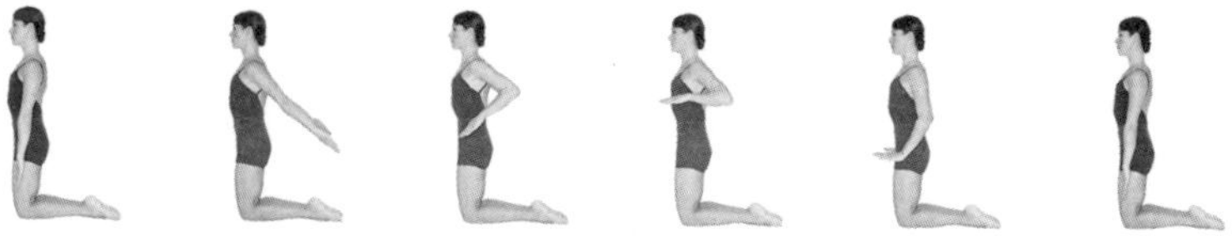

THE BREATHING
Respiração sustentada

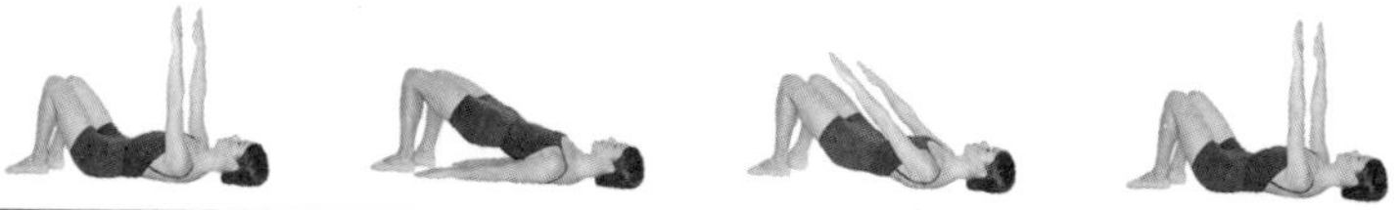

SPINE STRETCH WITH ARM CIRCLES
Alongamento da coluna com círculos feitos pelos braços

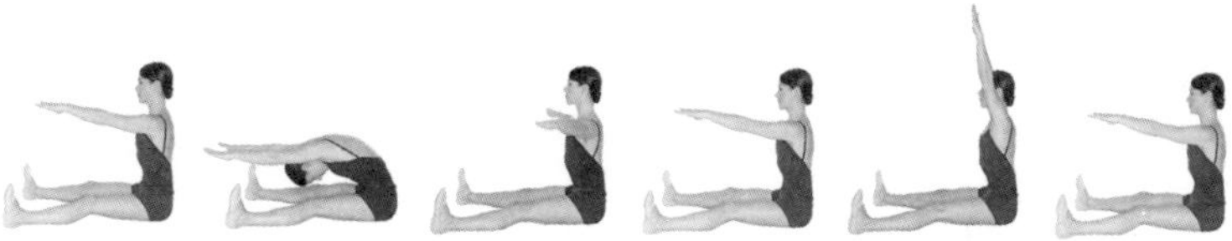

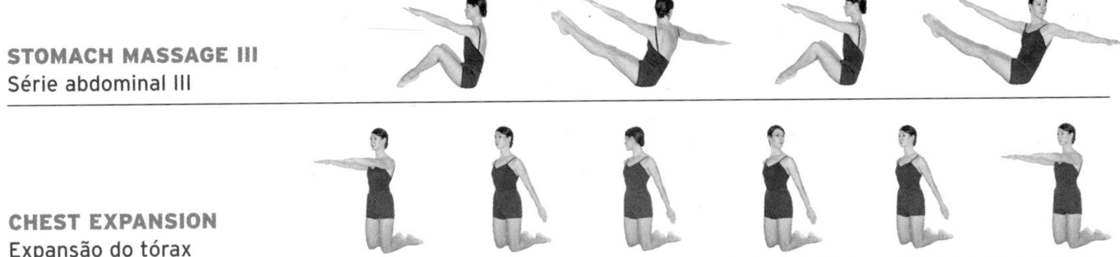

STOMACH MASSAGE III
Série abdominal III

CHEST EXPANSION
Expansão do tórax

Descobrir a flexibilidade

THE TREE
A árvore

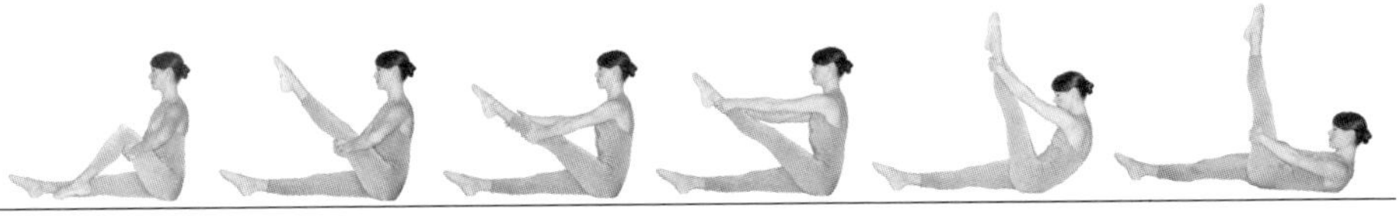

SHOULDER BRIDGE
Ponte sobre os ombros

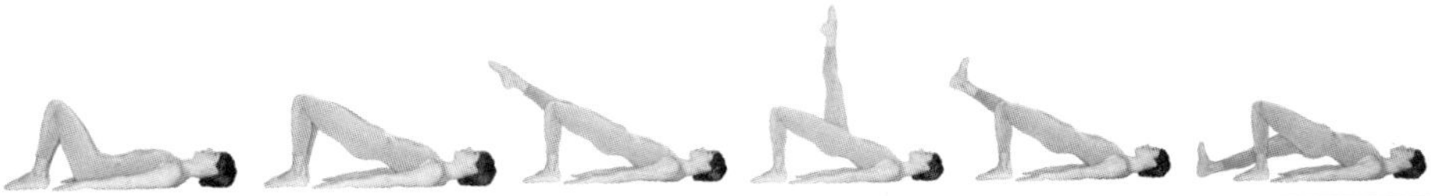

THE SAW
O serrote

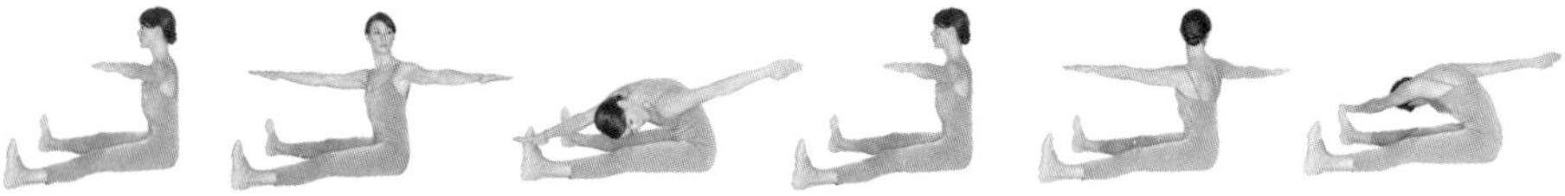

SWAN PREP
Preparatório para o cisne

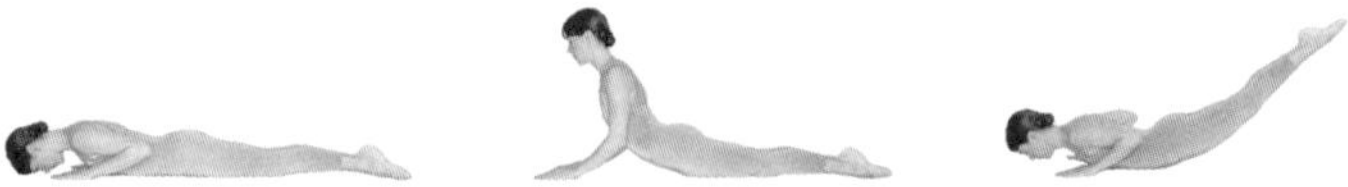

SWAN DIVE
Mergulho do cisne

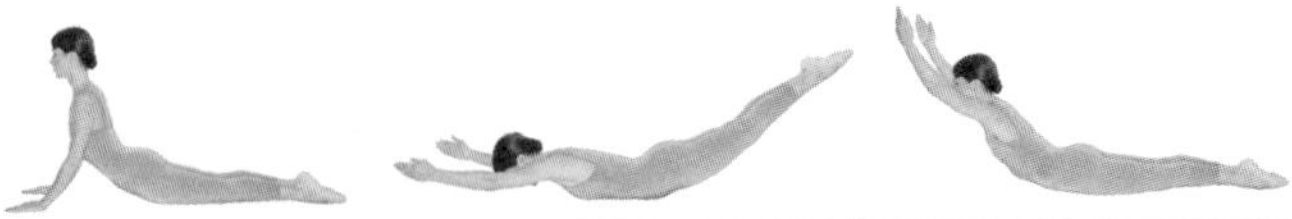

MERMAID
Sereia

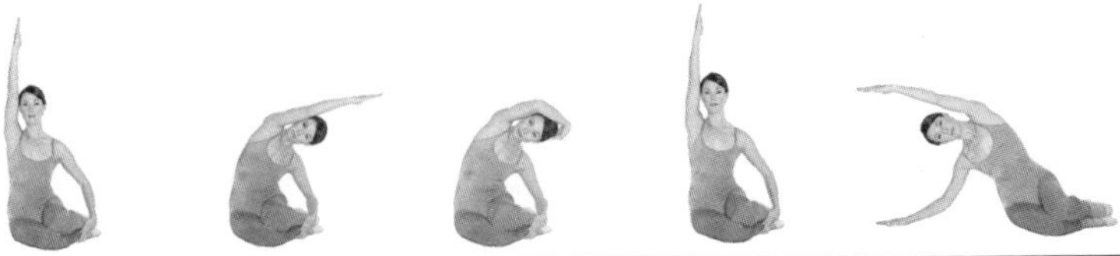

FRONT SPLIT
Alongamento de frente

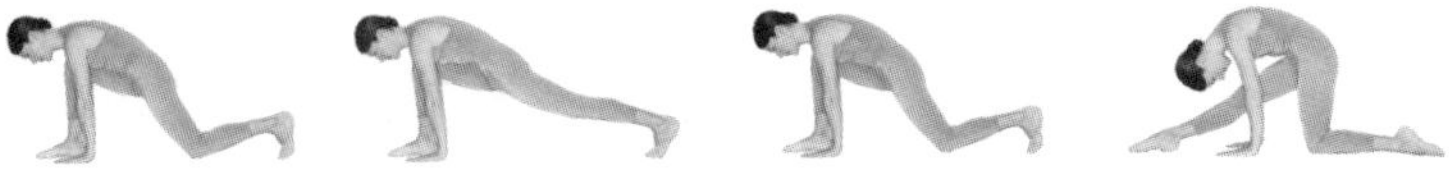

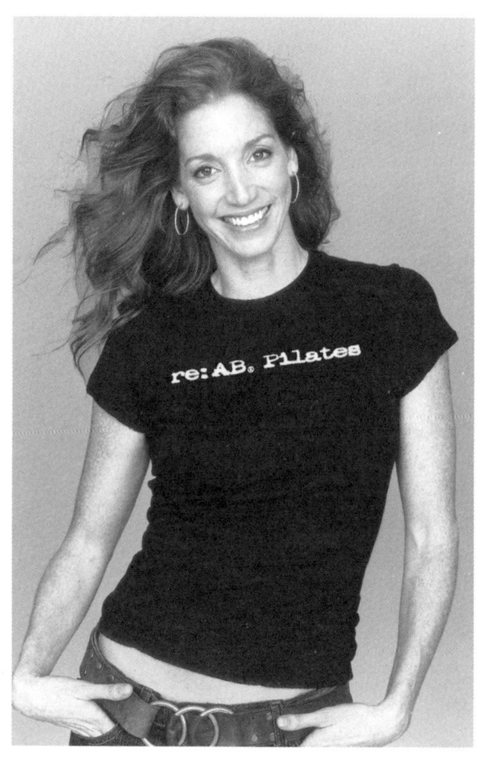

A autora

Brooke iniciou sua carreira no método Pilates em 1994, sob a tutela de Romana Kryzanowska, discípula de Joseph Pilates. Em 1997, coordenou a criação e o desenvolvimento do re:AB, estúdio de Pilates em Nova York. Confiando na ideia de que exercício é mais que esforço físico, Brooke levou seus clientes a novos níveis de condicionamento físico e satisfação pessoal. Seu método único de imagens e sua dedicação determinada aos clientes lhe conquistaram o posto de uma das *personal trainers* mais procuradas dos Estados Unidos. Está reformulando o mundo do condicionamento físico com uma abordagem nova e holística.

Em janeiro de 2000, seu primeiro livro, *O corpo Pilates**, foi publicado. Nesse mesmo ano, entrou na lista dos livros mais vendidos publicada pelo *New York Times*. Foi traduzido para sete línguas e continua a quebrar recordes de vendas em sua área. Sua mais recente obra é uma série de CDs que ajuda a trazer o Pilates para dentro de casa, visando aqueles que não podem ter acesso a um autêntico estúdio de Pilates.

Setembro de 2005 marcou o início da tão esperada certificação de professores re:AB Authentic, programa no qual ela trabalha para criar profissionais que transmitirão o método Pilates para as gerações futuras.

Brooke vive em Manhattan com seu marido e filho; ministra seminários e conferências internacionais.

Para mais informações: www.reABnyc.com

* Publicado em 2008 pela Summus Editorial.

leia também

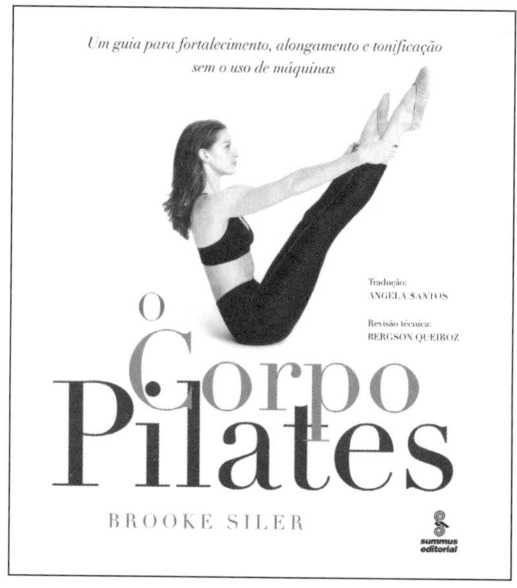

O CORPO PILATES

UM GUIA PARA FORTALECIMENTO, ALONGAMENTO E TONIFICAÇÃO SEM O USO DE MÁQUINAS

Brooke Siler

O método de condicionamento físico criado por Joseph Pilates enfatiza movimentos que utilizam o corpo como ferramenta única para o desenvolvimento de força, resistência e flexibilidade. Esse trabalho corporal, inicialmente realizado no solo, é tão eficiente quanto aquele realizado em máquinas. E, mesmo quando se faz uso dos aparelhos, é imprescindível que o trabalho de solo seja utilizado.

A autora desta obra, Brooke Siler, formou-se com Romana Kryzanowska, uma das discípulas mais proeminentes de Pilates e a grande divulgadora de seu trabalho.

Traduzido por Angela Santos, o livro destina-se aos praticantes do método – que conseguirão maior precisão em cada fase dos movimentos –, assim como aos profissionais já formados ou em formação. Os leitores encontrarão aqui um histórico das origens e do desenvolvimento do método, redigido por Bergson Queiroz, e os exercícios descritos na sequência de movimentos que procura ser fiel às intenções originais de Pilates. Esta obra traz instruções passo a passo, desenhos explicativos, fotografias das posturas e sugestões de imagens mentais que estimulam o corpo a realizar os movimentos com maior exatidão.

REF. 10422 ISBN: 978-85-323-0422-3

IMPRESSO NA

sumago gráfica editorial ltda
rua itauna, 789 vila maria
02111-031 são paulo sp
telefax 11 **2955 5636**
sumago@terra.com.br

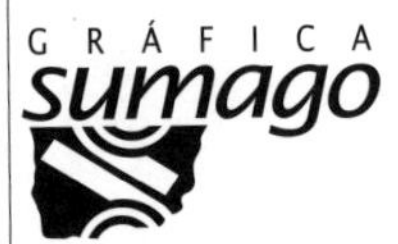

dobre aqui

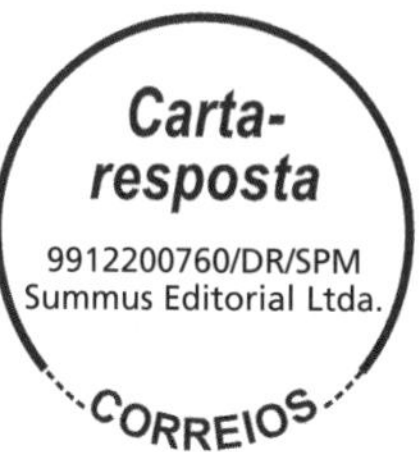

CARTA RESPOSTA

NÃO É NECESSÁRIO SELAR

O SELO SERÁ PAGO POR

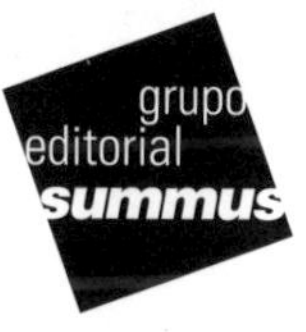

AC AVENIDA DUQUE DE CAXIAS
01214-999 São Paulo/SP

dobre aqui

recorte aqui

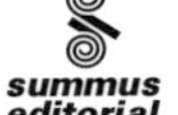

CADASTRO PARA MALA-DIRETA

Recorte ou reproduza esta ficha de cadastro, envie-a completamente preenchida por correio ou fax, e receba informações atualizadas sobre nossos livros.

Nome:__________ Empresa:__________
Endereço: ☐ Res. ☐ Com. __________ Bairro:__________
CEP: _____-____ Cidade: __________ Estado: ____ Tel.: ( ) __________
Fax: ( ) __________ E-mail: __________ Data de nascimento: __________
Profissão:__________ Professor? ☐ Sim ☐ Não Disciplina: __________

1. Você compra livros:

☐ Livrarias ☐ Feiras
☐ Telefone ☐ Correios
☐ Internet ☐ Outros. Especificar:__________

2. Onde você comprou este livro?

____

3. Você busca informações para adquirir livros por meio de:

☐ Jornais ☐ Amigos
☐ Revistas ☐ Internet
☐ Professores ☐ Outros. Especificar:__________

4. Áreas de interesse:

☐ Educação ☐ Administração, RH
☐ Psicologia ☐ Comunicação
☐ Corpo, Movimento, Saúde ☐ Literatura, Poesia, Ensaios
☐ Comportamento ☐ Viagens, *Hobby*, Lazer
☐ PNL (Programação Neurolingüística)

5. Nestas áreas, alguma sugestão para novos títulos?

____

6. Gostaria de receber o catálogo da editora? ☐ Sim ☐ Não

7. Gostaria de receber o Informativo Summus? ☐ Sim ☐ Não

cole aqui

Indique um amigo que gostaria de receber a nossa mala-direta:

Nome:__________ Empresa:__________
Endereço: ☐ Res. ☐ Com. __________ Bairro:__________
CEP: _____-____ Cidade: __________ Estado: ____ Tel.: ( ) __________
Fax: ( ) __________ E-mail: __________ Data de nascimento: __________
Profissão:__________ Professor? ☐ Sim ☐ Não Disciplina: __________

Summus Editorial
Rua Itapicuru, 613 7º andar 05006-000 São Paulo - SP Brasil Tel. (11) 3872-3322 Fax (11) 3872-7476
Internet: http://www.summus.com.br e-mail: summus@summus.com.br